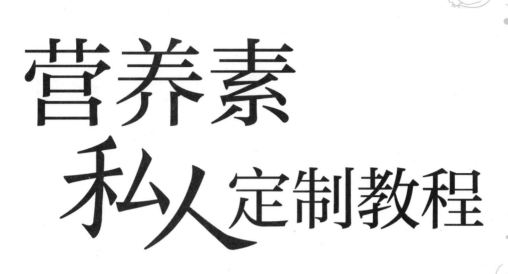

营养素
私人定制教程

主编：陆平国

编委：邵旭东　肖志飞　林承雄　张冬明　尹　逸
　　　朱永华　马丽萍　陈　琼　邱良元

U0311175

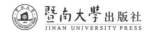

暨南大学出版社
JINAN UNIVERSITY PRESS

中国·广州

图书在版编目（CIP）数据

营养素私人定制教程/陆平国主编. —广州：暨南大学出版社，2017. 12
ISBN 978 - 7 - 5668 - 2274 - 1

Ⅰ. ①营… Ⅱ. ①陆… Ⅲ. ①营养卫生—教材 Ⅳ. ①R15

中国版本图书馆 CIP 数据核字（2017）第 299398 号

营养素私人定制教程
YINGYANGSU SIREN DINGZHI JIAOCHENG
主编：陆平国

出 版 人：徐义雄
责任编辑：古碧卡　姚晓莉
责任校对：邓丽藤　苏　洁
责任印制：汤慧君　周一丹

出版发行：暨南大学出版社（510630）
电　　话：总编室（8620）85221601
　　　　　营销部（8620）85225284　85228291　85228292（邮购）
传　　真：（8620）85221583（办公室）　85223774（营销部）
网　　址：http://www.jnupress.com
排　　版：广州市天河星辰文化发展部照排中心
印　　刷：佛山市浩文彩色印刷有限公司
开　　本：787mm×1092mm　1/16
印　　张：17.25
字　　数：385 千
版　　次：2017 年 12 月第 1 版
印　　次：2017 年 12 月第 1 次
定　　价：86.00 元

前　言

营养与慢性病的发生、发展有着非常紧密的关系。中国保健协会理事长秦小明曾指出，"健康不只是治病就可以了，医疗对健康的促进作用不到 10%，而营养状况占 80%"。

日前，国务院办公厅发布了《中国防治慢性病中长期规划（2017—2025 年）》，明确了今后 5～10 年实施慢性病综合防控战略的总体思路，提出要坚持正确的卫生与健康工作方针，以提高人民健康水平为核心，以深化医药卫生体制改革为动力，以控制慢性病危险因素、建设健康支持性环境为重点，以健康促进和健康管理为手段，坚持统筹协调、共建共享、预防为主、分类指导，推动疾病治疗向健康管理转变。

早在 2013 年，中华预防医学会就发起了"营养与疾病预防"（Nutrition & Disease Prevention，NDP）全国医生营养继续教育项目，目的是向医务工作者传递科学的营养和疾病预防知识，纠正不健康的饮食行为，降低与营养相关的慢性疾病的发病率。原卫生部部长陈竺也曾提出，未来医生必须会开两张处方：一张是针对病情的药方，另一张是膳食营养处方。未来的医生必须具备营养保健学的知识，对于慢性病特别要发挥营养保健治疗的作用。

正所谓"解铃还须系铃人"，要解决不合理的饮食结构和营养素摄入失衡所造成的慢性病难题，就需要每个人了解营养、关注饮食，并在生活中付诸行动，充分发挥营养治疗的作用，达到健康的最终目标。这也是我们编写此书的初衷和目的所在。

本书以现代营养学理论知识为基础，结合"药食同源"的实践应用，力求科学性与实用性相结合，专业性与科普性相统一。全书共分 9 章：从基础的营养知识到药食同源的食药两用中药成分；从各类食物的营养价值到天然食物中的功能性活性成分；从最新的膳食指导到各类营养相关性疾病的营养防治；从与健康密切相关的运动营养到让广普大众受益的社区营养，力求让读者全面、正确地认识营养，科学、合理地运用营养，专业、有效地选择营养，让自己成为真正的"营养医生"。或者，正如我们所期待的：帮助别人成为自己的"营养医生"。

在本书的编写过程中，编者参阅了国内外众多营养学专家的著作，得到了诸多营养学者的指导和帮助，在这里一并表示深深的感谢！同时，由于编者水平有限、编写时间比较紧迫，难免会有疏漏之处，还望读者朋友及时关注、营养专家及时指正、营养工作者及时反馈，以便再版时更正提高。

最后，希望这本书能够给正在阅读和学习的你带来健康和幸福！

编　者
2017 年 10 月于广州

目　录

第1章 营养素分类

1.1 营养学概念

概 述

营养指人从外界摄取食物以满足身体需要的过程。

营养素指食品中具有特定生理作用的物质。

营养成分既包括营养素也包括其他有益成分。

食物是人类赖以生存的物质基础，是人类能量和营养素的来源，人们每天必须摄入一定数量的食物来维持自己的生命与健康，以保证身体正常新陈代谢及从事各项活动。

食品指各种供人食用或者饮用的成品和原料，也包括传统生活习惯中一些药食两用的物品，但不包括以治疗为目的的物品。食品的作用是为人体提供必要的营养素，满足人体的营养需要。

营养指人从外界摄取食物，经过消化吸收和代谢，利用食物中身体需要的物质以维持生命活动的整个过程。

营养素指食品中具有特定生理作用，能维持机体生长、发育、活动、繁殖以及正常代谢所需的物质，包括蛋白质、脂肪、碳水化合物、矿物质、维生素五大类。正常人体需要的各种营养素都需从饮食中获得，一种食品不可能包含所有的营养素，人体需要从多种食品中才能获取足够和平衡的各种营养素，因此必须科学地安排每日膳食，以获取数量及质量适宜的营养素。

蛋白质、脂肪、碳水化合物因为需要量多，在膳食中所占比重大，称宏量营养素；矿物质（包括常量元素和微量元素）、维生素（包括脂溶性维生素和水溶性维生素）等，因需要量小，称微量营养素。

营养成分指食物中具有的营养素及其他有益成分，包括营养素、水分、膳食纤维、植物活性物质等。

1.2 能量

概 述

碳水化合物、脂肪和蛋白质是三大产能营养素，其中脂肪产生的能量最高。

人体能量的消耗包括四个方面，基础代谢是主要的能量消耗。

食物能量指食物中的蛋白质、脂肪和碳水化合物等营养素在人体代谢中产生的能量。能量是营养学的基础，是食物的第一营养属性。食物中的碳水化合物、脂类和蛋白质是三大产生能量的营养素。

1.2.1 能量的单位

能量的单位以千焦（kJ）或焦耳（J）标示，当以营养学过去习惯使用的千卡（kcal）标示食品能量值时，应同时标示千焦（kJ）。

1千卡（kcal）＝4.184千焦（kJ）

1千焦（kJ）＝0.239千卡（kcal）。

1.2.2 能量的来源

1. 产能营养素

碳水化合物、脂肪和蛋白质经体内氧化可释放能量，三者统称为产能营养素。

碳水化合物：体内的主要供能营养素。人体所需能量的60%是由碳水化合物提供的。脑组织所需的能量主要来自葡萄糖，这使碳水化合物对大脑的能量供给具有特殊的重要性。

脂肪：机体贮存能量的重要形式。提供能量最多。摄入过多会在体内堆积，引起能量过剩。长时间进行身体活动，机体将动用脂肪。

蛋白质：提供能量是食物蛋白质的次要功能。但摄入过多也会引起能量过剩。机体在长期不能进食或体力消耗剧烈时，蛋白质会分解并产生能量。

2. 营养素的热价

每克产能营养素在体内分解产生的能量称为生理热价（或称为能量系数）。碳水化合物的能量系数为4.0kcal/g，脂肪的能量系数为9.0kcal/g，蛋白质的能量系数为4.0kcal/g。

1.2.3 能量的消耗

1. 基础代谢

基础代谢（BM）是维持人体最基本生命活动所必需的能量消耗，是人体能量消耗的主要部分，占人体总能量消耗的60%～70%。机体一天的基础代谢的能量消耗称为基础代谢量（BEE），在基础状态下，单位时间内代谢所消耗的能量，即为基础代谢率（BMR）。

基础代谢的影响因素：①性别。男性BMR高于女性，但妇女在妊娠期时增加。②体形。体表面积越大，基础代谢越高。③年龄。婴幼儿基础代谢率高，随年龄的增长逐渐下降。④其他。内分泌、应激状态、季节、营养状态、体力活动强度、睡眠、情绪等因素都可能影响基础代谢。

2. 身体活动

身体活动也消耗能量，指由于骨骼肌收缩产生的机体能量消耗增加的活动，包括职业活动、交通活动、家务活动及休闲活动等，是影响人体总能量消耗的最重要部分，为总能量消耗的 15% ~ 30%。

根据生活方式及习惯性体力活动，可将身体活动划分为轻体力活动、中体力活动及重体力活动三个等级（见表 1 - 1）。

表 1 - 1　中国成人（18 ~ 79 岁）身体活动分级

分类	生活方式	从事的职业或人群
轻体力活动	静态生活方式/坐位工作，有时需走动或站立，但很少有重体力的休闲活动	办公室职员、学生、精密仪器机械师、实验室助理、教师、司机等
中体力活动	主要是站着或走着工作	家庭主妇、销售人员、装配线工人、服务员、机械师、交易员等
重体力活动	重体力职业工作或重体力休闲活动方式	建筑工人、农民、林业工人、矿工、运动员等

3. 食物热效应

食物热效应（TEF）也称食物特殊动力作用（SDA），是指人体在摄食过程中引起的额外能量消耗，是人体在摄食后对营养素的一系列消化、吸收、合成、代谢转化过程中所消耗的能量。

摄食不同的营养素增加的 TEF 也有差异，如蛋白质为 20% ~ 30%，碳水化合物为 5% ~ 10%，脂肪为 0 ~ 5%。一般成人摄入混合膳食食物热效应的能量消耗，相当于基础代谢的 10%。

4. 生长发育及孕妇、乳母对能量的需求

婴幼儿、儿童和青少年生长发育所需要的能量，主要包括两方面：一是合成新组织所需的能量；二是这些新组织需要储存的能量。怀孕期间，胎儿、胎盘的增长和母体组织（如子宫、乳房、脂肪储存等）的增加需要额外的能量，此外也需要额外的能量来维持这些增加组织的代谢。哺乳期的能量附加量亦由乳汁中含有的能量和产生乳汁所需的能量两部分组成。

1.2.4　能量的食物来源及推荐摄入量

1. 能量的食物来源

人体能量来源于碳水化合物、脂肪和蛋白质三大产能营养素。碳水化合物主要存在于谷类和薯类食物中，是人类主要的能量来源，也是最经济的能量来源。脂肪主要来源于油料作物和动物性食物，如花生、大豆和动物脂肪，一般脂肪含量高的食物能量更高。蛋白质主要来源于动物性食物。

根据中国人的膳食特点和习惯，成年人膳食中碳水化合物提供的能量应占总能量的50%~65%，脂肪占20%~30%，蛋白质占10%~15%。年龄越小，脂肪供能占总能量的比重应适当增加，但成年人脂肪的摄入量不宜超过总能量的30%。

❉ **小贴士**

如何判断食物能量含量高低？

脂肪产生能量最多。一般来说，食物脂肪含量越高，能量就越高；水分含量越高，能量则越少。

高能量的食物脂肪含量高，包括油脂类、干果类、肉类等食物。油脂类如各种纯动物或植物油类，干果类如杏仁、葵花子、核桃、花生仁、腰果等，肉类如牛肉干、猪肉、腊肠等。巧克力、桃酥、全脂奶粉等的能量也比较高。

谷物、薯类及杂豆类能量适中；蔬菜水果属于低能量的食品。

表1-2 高能量食物（以100g可食部计算）

食物名称	能量（kcal）	食物名称	能量（kcal）
棕榈油、橄榄油、花生油、豆油、茶油	899~900	榛子（炒）	594
		花生（炒）	594
芝麻油、玉米油	895~898	巧克力	586
奶油	879	腊肠	584
牛油	835	腰果	552
猪油	827	牛肉干	550
猪肉（肥）	807	曲奇饼	546
松子仁	689	鸭皮	538
蛋黄粉	644	麻花	524
核桃（干）	627	白芝麻	517
芝麻酱	618	开口笑	512
葵花籽（炒）	616	香肠	508
油炸土豆片	612	油面筋	490
杏仁（炒）	600	全脂加糖奶粉	490
葵花籽	597	方便面	472
花生酱	594	月饼（五仁）	416

表1-3　**低能量食物**（以100g可食部计算）

食物名称	能量（kcal）	食物名称	能量（kcal）
西葫芦	10	莴笋叶	18
冬瓜	11	苦瓜、红萝卜	19
油菜	11	芥蓝	19
节瓜	12	香菇	19
海带	12	丝瓜	20
西红柿	12	草菇	23
生菜	13	辣椒	23
大白菜	14	菠菜	24
芹菜	14	西瓜	25
莴笋	14	木瓜	27
小白菜	15	草莓	30
黄瓜	15	李子	36
佛手瓜	16	梨	44

2. 能量的推荐摄入量

"中国居民膳食营养素参考摄入量（DRIs）"列出了各年龄组、不同生理阶段人群的能量需要量。我国居民成人（18～49岁）膳食推荐摄入量（kcal/d）为：轻体力活动水平男2 250、女1 800，中体力活动水平男2 600、女2 100，重体力活动水平男3 000、女2 400。

1.3　蛋白质

概　述

蛋白质是一切生命的物质基础，是机体细胞、组织和器官的重要组成结构。

蛋白质以氨基酸为基本组成单位，人体有8种必需氨基酸。

限制氨基酸是食物蛋白质中含量相对较低的必需氨基酸。

蛋白质可分为完全蛋白、半完全蛋白、不完全蛋白。

蛋白质的营养价值可以从蛋白质的含量、被消化吸收的程度、被人体利用的程度三个方面进行判断。

多种食物搭配可以达到蛋白质互补。

蛋白质是以氨基酸为基本单位组成的含氮有机化合物。蛋白质是一切生命的物质基础。每一种生物，包括动物和植物，身体中的每一个细胞都是由蛋白质构成的。

1.3.1 蛋白质的组成

组成蛋白质分子的元素主要有碳（50%～55%）、氢（6%～7%）、氧（19%～24%）、氮（13%～19%）和硫（0～4%）。蛋白质的基本单位是氨基酸，组成人体蛋白质的氨基酸有20种。蛋白质分子由1条或几条肽链组成，每条肽链大约含有20到几百个氨基酸残基。蛋白质有一到四级结构。

1.3.2 蛋白质的生理功能

1. 构成机体细胞、组织和器官

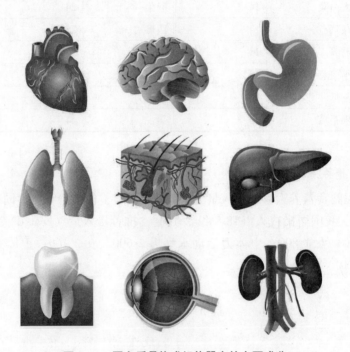

图1-1 蛋白质是构成机体器官的主要成分

蛋白质是一切生命的物质基础，是机体细胞、组织和器官的重要组成结构。人体的任何组织和器官都以蛋白质作为重要的组成成分，在生长过程中蛋白质在不断增加。蛋白质约占人体总重量的16%，占细胞内除水分以外物质的80%，是组成机体所有细胞、组织和器官的主要成分。人体生长发育、机体各种损伤修补、消耗性疾病的恢复，以及细胞和组织的更新，都需要合成大量的蛋白质。成人体内每日有1%～3%的蛋白质更新。

2. 构成体内多种具有重要生理作用的物质

蛋白质是构成人体内多种具有重要生理作用的物质的重要成分，如催化人体物质代谢的酶蛋白，维持机体免疫功能的免疫球蛋白，调节肌肉收缩的肌球蛋白，血液中运送营养物质的运铁蛋白、载脂蛋白、视黄醇结合蛋白，携带、运送氧的血红蛋白。

3. 调节体内水分的平衡，维持和调节体内的酸碱平衡及血浆胶体渗透压调节生理功能

血液中的白蛋白、球蛋白参与调节和维持体内的酸碱平衡、胶体渗透压、水分在体内的正常分布。

4. 供给能量

一般情况下，供给能量不是蛋白质的主要功能，但在糖和脂肪摄入不足时，也用于供能。1g 蛋白质在体内能产生 9kcal 能量。

1.3.3　氨基酸

1. 肽

蛋白质被水解后的次级结构称为肽，由氨基酸以肽键相连而成。肽键指一个氨基酸的 α - 羧基与另一个氨基酸的 α - 氨基脱水缩合形成的键。含 10 个以上氨基酸残基的肽称为多肽，含 10 个以下氨基酸残基的肽称为寡肽，含 3 个或 2 个氨基酸残基的肽分别称为三肽和二肽。

2. 氨基酸的分类

天冬氨酸和谷氨酸含有两个酸性的羟基，称为酸性氨基酸。精氨酸和赖氨酸含有两个碱性的氨基和一个酸性的羧基，组氨酸的含氮杂环具有微碱性，称为碱性氨基酸。其他氨基酸称为中性氨基酸。

3. 必需氨基酸

必需氨基酸指在体内不能合成，或合成速度不能满足机体需要，必须从食物中直接获得的氨基酸。正常成人的必需氨基酸有 8 种，即异亮氨酸、亮氨酸、赖氨酸、蛋氨酸、苯丙氨酸、苏氨酸、色氨酸、缬氨酸。此外，对婴幼儿来说，组氨酸是必需氨基酸。必需氨基酸及其代谢产物具有特殊的生理功能，如蛋氨酸是体内最重要的甲基供体，很多含氮物质如肌酸、松果素、肾上腺素、肉碱等在生物合成时需蛋氨酸提供甲基。

4. 条件必需氨基酸或半必需氨基酸

半胱氨酸可节约蛋氨酸，酪氨酸可节约苯丙氨酸，这些能减少对某些必需氨基酸需要的氨基酸就是条件必需氨基酸或半必需氨基酸。此外，随人体体内代谢的变化而需要增加的氨基酸也称为条件必需氨基酸。

5. 非必需氨基酸

在人体内能合成的氨基酸。

6. 氨基酸模式

人体对必需氨基酸不仅有数量上的需要，还有比例上的要求。所以，为了保证人体合理营养的需要，一方面要充分满足人体对必需氨基酸所需要的数量，另一方面还必须注意各种必需氨基酸之间的比例。蛋白质中各种必需氨基酸之间的相互比例就称为氨基酸模式。

一般来说，食物蛋白质中的氨基酸模式与人体蛋白质中的氨基酸模式越接近，那么这种食物提供的必需氨基酸的利用价值就越高，其蛋白质的营养价值也越高。

蛋、奶、鱼、肉等动物蛋白质以及大豆蛋白质的氨基酸模式与人体蛋白质的氨基酸模式接近，称为优质蛋白质。人奶和鸡蛋蛋白的氨基酸模式与人体蛋白质的氨基酸模式最接近。

7. 限制氨基酸

与人体氨基酸模式相比，食物蛋白质中一种或几种必需氨基酸相对含量较低，导致其他必需氨基酸不能被人体充分利用，从而降低了蛋白质的营养价值，这些含量相对较低的必需氨基酸称为限制氨基酸。按其缺乏程度可称为第一、第二、第三限制氨基酸。赖氨酸是谷类蛋白质的第一限制氨基酸，蛋氨酸则是大豆、花生、牛奶和肉类蛋白质的第一限制氨基酸。此外，小麦、大麦、燕麦和大米还缺乏苏氨酸，玉米缺乏色氨酸，分别是它们的第二限制氨基酸。所以，通过将不同种类的食物互相搭配，在谷物中添加赖氨酸和蛋氨酸等，均可改进必需氨基酸的平衡和提高蛋白质利用率。

✿知识链接

限制氨基酸与木桶效应

木桶效应，也可称为短板效应，指一只木桶能盛多少水，并不取决于最长的那块木板，而是取决于最短的那块木板。食物蛋白质中的限制氨基酸由于含量较低，导致其他必需氨基酸不能被人体充分地利用，从而降低了蛋白质的营养价值。

8. 特殊氨基酸

（1）牛磺酸：是体内氧化物的清除剂，包括对游离自由基的清除。植物性食物中没有牛磺酸，动物性食物含量丰富，如肉类、蛤类、贝壳类。

（2）谷氨酰胺：对维持肠代谢与功能十分重要。

（3）精氨酸：在肌酸合成中起重要的作用。

1.3.4 蛋白质的分类

根据氨基酸的组成，蛋白质可分为完全蛋白质、半完全蛋白质和不完全蛋白质；根据结构，蛋白质可分为单纯蛋白质和结合蛋白质；根据功能，蛋白质可分为活性蛋白质和非活性蛋白质。

表 1 - 4　蛋白质的分类

按氨基酸的组成分类	按结构分类	按功能分类
完全蛋白质（优质蛋白质）：指食物中的蛋白质所含的必需氨基酸种类齐全，数量充足，比例适当，不仅能维持人体健康，也能促进生长发育。如大多数动物性食物蛋白质和大豆蛋白质。	单纯蛋白质：包括动植物中的白蛋白、球蛋白、谷蛋白、醇溶蛋白及动物组织中含碱性氨基酸较多的鱼精蛋白、组蛋白	活性蛋白质：在生命活动中一切有活性的蛋白质，如酶、激素蛋白、输送和储存蛋白、肌动蛋白、受体蛋白等
半完全蛋白质：食物中的蛋白质所含的必需氨基酸种类齐全，但含量多少不均，比例不合适，若膳食只食用此种蛋白，可以维持生命，但不能促进生长发育，如米、面的蛋白质	结合蛋白质：磷蛋白、脂蛋白、糖蛋白、血红蛋白等	非活性蛋白质：不具活性但有保护和支持作用的蛋白质，如胶原蛋白、角蛋白、弹性蛋白等
不完全蛋白质：指食物中的蛋白质所含的必需氨基酸种类不全，不能维持人体正常发育和健康，如胶原蛋白、鱼翅蛋白		

1.3.5　蛋白质的消化、吸收

蛋白质的消化首先在胃内开始，胃酸激活胃蛋白酶分解蛋白质，不过消化蛋白质的主要场所在小肠，在小肠中经胰蛋白酶和小肠黏膜蛋白水解酶的作用，蛋白质被分解为氨基酸、二肽和三肽，经小肠黏膜细胞吸收。煮过的蛋白质因变性而易于消化。

1.3.6　食物蛋白质的营养评价

各种食物的蛋白质含量、氨基酸模式都不一样，人体对不同蛋白质的消化、吸收和利用程度也存在差异。可从三方面评价蛋白质的营养价值：

1. 食物蛋白质的含量

蛋白质含量是食物蛋白质营养价值的基础，一般用微量凯氏定氮法测定。

蛋白质（g/100g）＝总氮量（g/100g）×蛋白质换算系数（6.25）

表 1 - 5　常见食物蛋白质含量

食物	蛋白质（g/100g）	食物	蛋白质（g/100g）
小麦粉（标准粉）	11.2	绿豆	21.6
稻米	7.7	赤豆	20.2
玉米（黄、干）	8.7	花生仁	24.8
玉米面	8.1	猪肉（肥瘦）	13.2

（续上表）

食物	蛋白质（g/100g）	食物	蛋白质（g/100g）
小米	9.0	牛肉（肥瘦）	19.9
高粱米	10.4	羊肉（肥瘦）	19.0
马铃薯	2.0	鸡肉（平均）	19.3
蘑菇（干）	21.1	鸡蛋	13.3
紫菜（干）	26.7	草鱼	16.6
大豆	35.0	牛奶（平均）	3.0

2. 食物蛋白质的消化率

食物蛋白质的消化率反映蛋白质在消化道内被分解的程度，以及消化后氨基酸和肽被吸收的程度。

根据是否考虑粪代谢氮因素，可分为真消化率和表观消化率。

（1）蛋白质的真消化率。

真消化率（%）＝［摄入氮－（粪氮－粪代谢氮）/摄入氮］×100%

（2）蛋白质的表观消化率。

表观消化率（%）＝（摄入氮－粪氮/摄入氮）×100%

表1-6　几种食物蛋白质的真消化率

食物	真消化率	食物	真消化率	食物	真消化率
鸡蛋	97±3	大米	88±4	大豆粉	87±7
牛奶	95±3	面粉	96±4	菜豆	78
肉、鱼	94±3	燕麦	86±7	花生酱	88
玉米	85±6	小米	79	中国混合膳食	96

3. 食物蛋白质的利用率

食物蛋白质的利用率是评价食物蛋白质营养的生物学方法，指蛋白质消化吸收后在体内被利用的程度。衡量食物蛋白质利用率的指标主要有：

①生物学价值（生物价BV）：反映蛋白质消化吸收后被人体利用的程度。

②蛋白质净利用率（NPU）：反映食物中蛋白质被消化和利用的程度。

蛋白质净利用率（NPU）＝消化率×生物价

③蛋白质的功效比值（PER）：能反映蛋白质的营养价值。

④氨基酸评分（AAS）：能反映蛋白质构成和利用率的关系。

表1-7　几种常见食物的蛋白质的营养价值

食物	BV	NPU（%）	PER	AAS
全鸡蛋	94	84	3.92	1.06
全牛奶	87	82	3.09	0.98
鱼	83	81	4.55	1.00
牛肉	74	73	2.30	1.00
大豆	73	66	2.32	0.63
精制面粉	52	51	0.60	0.34
大米	63	63	2.16	0.59
土豆	67	60		0.48

1.3.7　蛋白质的互补作用

两种或两种以上食物蛋白质混合食用，其中所含有的必需氨基酸取长补短，相互补充，达到较好的比例，从而提高蛋白质利用率，称为蛋白质互补作用。蛋白质的互补作用在饮食调配、烹饪原料的选择配料和提高蛋白质的质量方面有重要的实际意义。

表1-8　几种食物混合后蛋白质的氨基酸评分

蛋白质来源	蛋折质氨基酸含量（%）				氨基酸评分（限制氨基酸）
	赖氨酸	含硫氨基酸	苏氨酸	色氨酸	
WHO/FAO标准	5.5	3.5	4.0	1.0	100
谷类	2.4	3.8	3.0	1.1	44（赖氨酸）
豆类	7.2	2.4	4.2	1.4	18（含硫氨基酸）
奶粉	8.0	2.4	3.7	1.3	83（苏氨酸）
混合信用	5.1	3.2	3.5	1.2	88（色氨酸）

❉小贴士

蛋白质互补的方法

（1）食物搭配的种类越多越好。

（2）食物的生物学种属越远越好。混食：动植物性搭配有利于提高蛋白质生物价。

（3）食用时间越近越好，同餐食用最好。

1.3.8　蛋白质缺乏与摄入过多

蛋白质缺乏会导致如下情况：①认知能力下降；②情绪不好；③头发变脆、易脱落；④口角炎、唇炎；⑤皮肤色素沉着；⑥肌肉萎缩；⑦肝功能受损、脂肪肝；⑧贫血；⑨消化不良、稀便、腹泻；⑩营养性水肿；⑪月经不调、闭经、生殖功能下降；⑫抗体合成减少、免疫力下降；⑬影响胶原合成、伤口难愈合；⑭应激能力下降；⑮营养不良、体重过轻。

　　蛋白质摄入过多会有以下影响：①加重肝肾负荷；②造成含硫氨基酸摄入过多，可加速骨骼中钙质的丢失，易产生骨质疏松（一般建议不超过 120g/d）。

　　蛋白质—能量营养不良（PEM）：指由于热能和/或蛋白质缺乏，迫使机体消耗自身组织，从而出现生长发育停滞和全身各系统功能紊乱的综合征，多见于 3 岁以下的婴幼儿。可分为：①浮肿型（Kwashiorker 氏征）：指能量摄入基本满足而蛋白质严重不足的儿童营养性疾病。症状为全身浮肿、体重降低、肝肿大、毛发稀少无光泽、表情呆板、反应冷淡。②消瘦型（Marasmus 氏征）：指蛋白质和能量摄入均严重不足的儿童营养性疾病。症状为体重降低、皮下脂肪减少或消失、肌肉萎缩、无浮肿，多因喂养不当、饥饿、疾病导致，多发生于贫穷国家。

　　成人蛋白质摄入不足可引起体力下降、浮肿、抗病力减弱等情况。

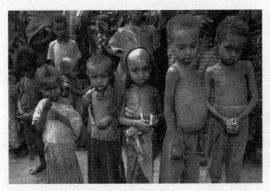
消瘦

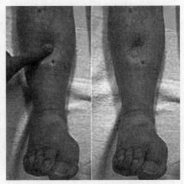
水肿

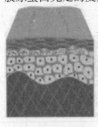
胶原蛋白充足的皮肤

皮肤表面纹理整齐，表皮细胞健康。真皮内的蛋白及弹力蛋白亦充满弹性，没有松弛、皱纹迹象

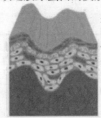
缺乏胶原蛋白的皮肤

表皮干燥，失去弹力。脸部的表情纹、干纹变为细纹甚至皱纹深刻，这在眼部、嘴角、眉头等尤为明显

皮肤弹性差

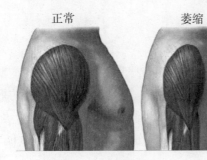
正常　　　　萎缩

肌肉萎缩

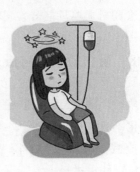
贫血

1.3.9 蛋白质的供给量与食物来源

我国成人蛋白质推荐摄入量男性为 65g/d，女性为 55g/d。成人蛋白质摄入量应占总能量的 10%～12%，儿童为 12%～14%。蛋白质的食物来源可分为植物性和动物性两大类。优质蛋白质主要来自动物性食物如牛奶、蛋类和各种肉类（包括禽、畜和鱼的肌肉），植物性食物如大豆等。

表 1-9 蛋白质含量丰富的食物

食物名称	蛋白质含量（g/100g）	食物名称	蛋白质含量（g/100g）
墨鱼干	65.3	紫菜（干）	26.7
鱿鱼（干）	60.0	奶酪	31.5
豆腐丝	57.4	酱牛肉	31.4
牛肉干	45.6	虾皮	30.7
腐竹	44.6	榛子（炒）	30.5
虾米	43.7	紫菜（干）	26.7
口蘑	38.7	花生仁（生）	24.8
肉松	38.6	葵花籽（生）	23.9
黑豆	36.0	全脂加糖奶粉	22.5
猪蹄筋	35.3	牛肉（里脊）	22.2
黄豆	35.0	猪瘦肉	21.3
青豆	34.5	鸡蛋	13.3

❋生活小常识

优质蛋白质指蛋白质中的氨基酸利用率高，各种氨基酸的比率符合人体蛋白质氨基酸比率的蛋白质，包括动物性食物和豆类的蛋白质。豆类含丰富的蛋白质，特别是大豆，其蛋白质含量高达 35%～40%，氨基酸组成也比较合理，在体内的利用率较高，是植物蛋白质中的优质来源。蛋类含蛋白质 11%～14%，奶类（牛奶）一般含蛋白质 3%～3.5%，氨基酸组成比较平衡，都是人体优质蛋白质的重要来源，常作为参考蛋白质。

❋营养素链接

您有以下现象吗？抵抗力差，易疲劳，易生病；脸色苍白，贫血头晕；发育慢、精神难集中；减肥导致营养不良。

营养解读——蛋白粉

蛋白质是保证机体健康最重要的营养素，它是维持和修复机体以及细胞生长所必需的物质，不仅影响机体组织如肌肉的生长，还参与激素的产生、免疫功能的维持、其他营养物质和氧的转运以及血红蛋白的生成、血液凝结等多方面。

①蛋白质是生命的物质基础，人体的细胞、组织和器官都主要由蛋白质构成，缺乏蛋白质，肌肉和骨骼无法生长，人体坏死细胞无法更新，免疫系统失去防御力。

②蛋白质不足，孩子发育迟缓、体重低，成人易疲劳早衰，中老年人易生病、病后难复原。

③研究证明，补充蛋白质最科学的方式是动物蛋白和植物蛋白同时补充。

1.4 脂类

概　述

脂类分为脂肪和类脂。

脂肪酸按饱和程度可分为饱和脂肪酸、单不饱和脂肪酸、多不饱和脂肪酸。

必需的脂肪酸有 n-3 系列的 α-亚麻酸和 n-6 系列的亚油酸。

各种脂肪酸与人体健康的关系不一样。

人应该减少饱和脂肪酸、反式脂肪酸的摄入。

膳食脂肪主要来源于动物的脂肪组织和肉类，以及坚果和植物的种子。

脂类是人体必需的一类营养素，包括脂肪和类脂。

1.4.1 脂类的分类

1. 脂肪

脂肪由碳、氢、氧组成，既是人体重要的组成成分，又是热量密度最高的营养物质。人体脂肪主要分布于腹腔、皮下和肌肉纤维之间；溶于有机溶剂，不溶于水，可溶解脂溶性维生素。脂肪的生理功能如下：

①贮存和供给能量。1g 脂肪在体内产生约 9kcal 的能量，比碳水化合物和蛋白质产生的能量多 1 倍以上。全身组织所需能量的 40%～50% 是由脂肪转化的。

②肌体组织和生物膜的构成成分。

③维持体温和保护脏器。

④促进脂溶性维生素的吸收。

⑤增加饱腹感。

2. 类脂

类脂主要包括磷脂和固醇类。

①磷脂（甘油磷脂、鞘磷脂）：指甘油三酯中一个或两个脂肪酸被含磷酸的其他基团所取代的异类脂类。可溶于水也溶于脂。可与蛋白结合成络蛋白，并构成细胞的各种膜。磷脂在新陈代谢上起着重要作用，和神经兴奋性有关，是血浆脂蛋白的重要组成成分。

②固醇类（胆固醇、胆固醇酯、植物固醇）：胆固醇是人和动物体内重要的一种固

醇类，大部分与脂肪酸结合形成胆固醇酯，是体内固醇类物质的贮存形式。植物不含胆固醇但含植物固醇。

1.4.2　脂肪酸

1. 分类

脂肪酸根据碳链长短可分为短链脂肪酸（4－6C）、中链脂肪酸（6－12C）和长链脂肪酸（＞12C），根据空间构象可分为顺式脂肪酸和反式脂肪酸（TFA），根据饱和程度可分为饱和脂肪酸（SFA，碳链中不含双键）、单不饱和脂肪酸（MUFA，碳链中只含有一个双键）和多不饱和脂肪酸（PUFA，碳链中含有两个或两个以上双键）。

2. 饱和脂肪酸

饱和脂肪酸是碳链上不含双键的脂肪酸。饱和脂肪酸与其他脂肪酸一样，除了构成人体组织外，其重要的生理功能是提供能量。饱和脂肪酸还可促进食品中胆固醇的吸收，过多摄入时可使胆固醇增高。膳食中饱和脂肪酸是使血清胆固醇升高的主要脂肪酸，而血清胆固醇水平升高是动脉粥样硬化的重要因素，故 WHO 建议膳食中饱和脂肪酸提供的能量应低于总能量的 10%。

✿知识链接

反式脂肪酸

反式脂肪酸被称为"餐桌上的定时炸弹"，过多摄入反式脂肪酸可使血液胆固醇增高，从而增加心血管疾病发生的风险。它的主要来源是部分氢化处理的植物油，在蛋糕、饼干、速冻比萨饼、薯条、爆米花等食品中使用比较普遍。一般来说，口感香、脆、滑的多油食物就可能使用了部分氢化植物油，诸如蛋糕、饼干、面包、印度抛饼、沙拉酱、薯条、薯片、爆米花、巧克力、冰淇淋、蛋黄派……凡是松软香甜、口味独特的含油（植物奶油、人造黄油等）食品，都含有较多反式脂肪酸。速食店和西式快餐店的食物也常常使用氢化油脂。

3. 不饱和脂肪酸

不饱和脂肪酸是碳链上含一个或一个以上双键的脂肪酸。其中单不饱和脂肪酸是指碳链上含有一个双键的脂肪酸，多不饱和脂肪酸是指碳链上含有两个或两个以上双键的脂肪酸。

根据距离甲基端（ω端）第一个双键的位置，多不饱和脂肪酸可分为 n－6 系脂肪酸和 n－3 系脂肪酸。

（1）n－6 不饱和脂肪酸。

n－6 系脂肪酸由亚油酸（LA）衍生而来，包括 γ－亚麻酸（GIA）、二高 γ－亚麻酸（DHLA）、花生四烯酸（ARA）等。

（2）n－3 不饱和脂肪酸。

n－3 系脂肪酸有 α－亚麻酸（ALA）、二十碳五烯酸（EPA）、二十二碳五烯酸

（DPA）、二十二碳六烯酸（DHA）等。

ARA、EPA 和 DHA 为脑发育和学习记忆功能所必需，这些脂肪酸能够调节婴儿的视觉准确性，并促进感觉和神经的发育。n-3 系脂肪酸可以预防冠心病和心脏猝死，具有抗炎症、降低血脂、舒张血管等特性。

目前大多数国家 n-3 PUFA 的摄入量（尤其是 EPA 和 DHA）普遍较低。大豆油和菜籽油是 ALA 的主要来源，鱼肉禽类提供 90% 的 EPA 和 DHA。

（3）单不饱和脂肪酸。

单不饱和脂肪酸在降低血胆固醇、甘油三酯等方面与多不饱和脂肪酸相近，但不具有多不饱和脂肪酸潜在的不良作用，如促进机体脂质过氧化作用、促进化学致癌作用和抑制机体的免疫功能等。证据显示，富含单不饱和脂肪酸的食物对心血管疾病及糖尿病患者有益。

4. 必需脂肪酸

必需脂肪酸（EFA）指人体不可缺少而自身又不能合成，必须通过食物供给的脂肪酸。n-3 系列的 α-亚麻酸和 n-6 系列的亚油酸是人体必需的脂肪酸，如花生四烯酸（ARA）、二十碳五烯酸（EPA）和二十二碳六烯酸（DHA）。

必需脂肪酸在植物油和海产鱼类中含量较多，是人类正常生长和维持健康所必需的。其生理功能主要有：

①磷脂的主要成分；

②参与胆固醇运输与代谢；

③合成前列腺素的前体。

✿知识链接

脑黄金

DHA 即二十二碳六烯酸，俗称脑黄金，是一种对人体非常重要的不饱和脂肪酸，属于 n-3 不饱和脂肪酸家族。DHA 是神经系统细胞生长及维持的一种主要成分，是大脑和视网膜的重要构成成分，在人体大脑皮层中的含量高达 20%，在视网膜中所占比例最大约为 50%。因此，DHA 对胎婴儿智力和视力发育至关重要。此外，DHA 还具有消炎、降低血脂、预防心血管疾病和改善老年痴呆的作用。

1.4.3 脂肪与健康

1. 脂肪与心血管疾病

脂肪摄入量过高，尤其饱和脂肪酸摄入量过高，是导致血胆固醇、甘油三酯和低密度脂蛋白胆固醇升高的主要原因。血浆中胆固醇过多，沉积在大、中动脉内膜上，会导致动脉粥样硬化。如果同时伴有动脉壁损伤或胆固醇运转障碍，则易在动脉内膜生成脂斑层，继而发展易使动脉管腔狭窄，形成动脉粥样硬化，增加患冠心病的危险性。

表 1 - 10　各类表脂肪酸的功效

名称	举例	食物	功效
饱和脂肪酸	棕榈酸、硬脂酸	动物脂肪、内脏、棕榈油	血脂升高，是导致动脉粥样硬化的危险因素
单不饱和脂肪酸	油酸	主要存在于橄榄油中，其次茶油、花生油	降血脂、有益于心血管健康，没有多不饱和脂肪酸的不良作用
多不饱和脂肪酸	亚油酸、亚麻酸	植物油、深海鱼、坚果	抗癌、降血脂、减肥、提高免疫力

2. 脂肪与 2 型糖尿病

饱和脂肪酸摄入量与胰岛素抵抗之间呈正相关，用多不饱和脂肪酸替代饱和脂肪酸可以增强胰岛素敏感性，有助于减少 2 型糖尿病发生的风险。高饱和脂肪酸和低亚油酸摄入的膳食模式会增加患 2 型糖尿病的风险。

3. 脂肪与癌

过多摄入总脂肪和饱和脂肪酸会增加某些癌症（如乳腺癌、前列腺癌和结肠/直肠癌）发生的概率。摄入过多的脂肪，包括植物油和动物脂肪，会增加乳腺癌和大肠癌等癌症的发病率。

4. 脂肪与肥胖

过多摄入脂肪对健康的不良影响是毋庸置疑的，其在肥胖中所起的作用不可忽视。肥胖是导致一些慢性病的重要危险因素，如肥胖者糖尿病患病率比体重正常者高 3 ~ 5 倍。

✿小贴士

减少脂肪摄入的方法

（1）少吃夜宵，少吃零食。

（2）三餐都要吃（八分饱即可），并注意吃饭时多咀嚼，细嚼慢咽可以避免吃下过量的食物。

（3）少吃油炸食品及甜食等高热量的食物。

（4）减少烹调用油，可采用凉拌或水煮的烹调方法，每日的烹调用油不超过 30g。

（5）饭前喝汤，不要饭后喝。

1.4.4　脂类的摄入量和食物来源

1. 脂类的摄入量

推荐我国居民膳食脂肪供能比（% E）为 20% ~ 30%，SFA 为 < 10% E。在满足 n - 6 PUFA、n - 3 PUFA 适宜摄入量的前提下，其余膳食脂肪供能由 MUFA 提供。

推荐我国 0 ~ 36 月龄婴幼儿 DHA 的 AI 为 100mg/d。孕妇和乳母 EPA + DHA 的 AI

为 250mg/d，其中 200mg 为 DHA；成年人和老年人 EPA + DHA 的 AMDR 为 0.25 ~ 2g/d。

建议我国 2 岁以上儿童及成人膳食中源于食品加工产生的反式脂肪酸 UL < 1% E，即摄入量每天不应超过 2.2g。

2. 食物来源

人类膳食脂肪主要来源于动物的脂肪组织和肉类，以及坚果和植物的种子。含脂肪丰富的食物有：

纯油脂：牛油、羊油、猪油、花生油、芝麻油、豆油，脂肪含量为 90% ~ 100%。

各种肉类：牛肉、羊肉、猪肉，脂肪含量为 10% ~ 50%。

坚果类：榛子、核桃、花生、葵花子，脂肪含量为 30% ~ 60%。

蛋类：脂肪含量为 6% ~ 30%。

豆类：脂肪含量为 12% ~ 20%。

表 1 - 11　含脂肪丰富的食物

食物名称	含量（g/100g）	食物名称	含量（g/100g）
植物油	99.0	猪肉（五花）	30.9
黄油	89.9	腐竹	26.2
猪油	87.6	黄豆	19.0
核桃	65.6	猪（里脊）	10.5
松仁	58.5	鸡（肉鸡）	9.6
葵花籽	52.8	鸡蛋	9.1
花生	51.9	牛肉（五花）	6.3
芝麻	48.0	猪肝	5.7

植物油含 10% ~ 20% SFA、80% ~ 90% UFA，是人体必需脂肪酸的良好来源。

增加膳食中 n - 3 PUFA 的摄入量的方式有：一是多吃鱼类，尤其是海洋高脂鱼，如三文鱼、鲱鱼、凤尾鱼等，以满足 EPA 和 DHA 的需要；二是增加含 ALA 植物食品和油脂的摄入量。

蘑菇，蛋黄，核桃，大豆，动物的脑、心、肝、肾等内脏都富含磷脂；胆固醇只存在于动物性食物中，如在动物的脑、肝、肾等内脏及蛋黄中含量较丰富。

1.5　碳水化合物

概　述

碳水化合物是我国居民膳食能量的主要来源。

碳水化合物分为单糖、双糖、低聚糖、多糖。

过多摄入糖分不利于人体健康。

碳水化合物的主要来源是粮谷类食物。

1.5.1　碳水化合物的分类

碳水化合物亦称糖类，是人类生存的基本物质和能量的主要来源。

表 1 – 12　碳水化合物的分类

名称	特点
单糖	不能再被水解的糖，易溶于水，有甜味，不经消化就可以被人体吸收利用
双糖	由两个单糖通过脱水缩合并由糖苷键相连而成。常见的有蔗糖、麦芽糖、乳糖等
低聚糖	3~9 个分子的单糖聚合物叫作低聚糖，又称为寡糖。可分为麦芽低聚糖和杂低聚糖
多糖	每分子能水解为 10 个以上单糖分子的糖类称为多糖。一般不溶于水，无甜味，不形成结晶，无还原性。重要的多糖有淀粉、糖原、非淀粉多糖（包括纤维素、半纤维素等）以及活性多糖类，均由葡萄糖分子构成

1.5.2　碳水化合物的生理功能

1. 供给能量

碳水化合物是供给人体能量最主要、最经济的来源，对维持脑组织和红细胞功能具有重要意义。

2. 构成机体组织细胞的成分

每个细胞都有碳水化合物，主要以糖脂、糖蛋白的形式存在。如核糖和脱氧核糖是核酸的组成成分，糖脂是组成神经组织与细胞膜的重要成分。

3. 解毒和保护肝脏

摄入足量的糖可以增加肝糖原，有助于增强肝细胞的再生，促进肝脏的代谢，具有保护肝脏的作用。适量的葡萄糖摄入有助于维持肝脏的解毒功能。

4. 节约蛋白质

机体需要的能量主要由碳水化合物提供。当能量不足，为满足自身对葡萄糖的需要，人体自身会通过糖原异化作用动用蛋白质产生葡萄糖。蛋白质过度分解会对机体器官造成损害。摄入足够的碳水化合物可以减少组织蛋白质的分解作用，从而对机体组织起到保护作用。

5. 抗生酮作用

当膳食中的碳水化合物供应不足，即每天摄入碳水化合物低于130g时，体内脂肪被动员加速分解为脂肪酸供应能量。在这一代谢过程中，脂肪酸氧化而产生的过多酮体不能及时被氧化而在体内蓄积就会导致酮症，在血中和尿中能检测到酮体，临床上可无明显症状。当摄入足量的碳水化合物时可抑制上述过程。

1.5.3　碳水化合物的消化、吸收、代谢

1. 消化

碳水化合物的消化从口腔开始，胃液内不含水解碳水化合物的酶，因此碳水化合物在胃内几乎不被消化。碳水化合物的主要消化场所是小肠。

2. 吸收

经消化以后的碳水化合物以单糖形式存在。单糖首先进入肠黏膜上皮细胞，通过小肠壁的毛细血管，经门静脉进入肝，60%以上在肝内代谢，其余进入人体循环，供人体组织利用。

3. 代谢

葡萄糖进入肝细胞后进入代谢过程，主要包括糖的无氧酵解和有氧氧化。

✳知识链接

血糖生成指数

食物血糖生成指数（GI）简称血糖指数，是指某种食物升高血糖效应与标准食品（通常为葡萄糖）升高血糖效应之比。通常把葡萄糖的 GI 定为 100。

食物的 GI 是碳水化合物升高血糖能力的指标，不同类型的碳水化合物吸收率不同，引起的餐后血糖水平也不同。高 GI 的碳水化合物食物使血液中的

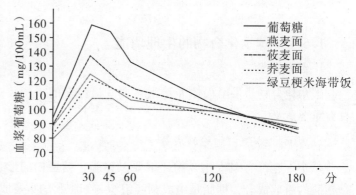

图 1-2　葡萄糖、燕麦面、莜麦面、荞麦面、
绿豆粳米海带饭的血浆葡萄糖反应均值

葡萄糖和胰岛素波动大。流行病学调查表明，GI 与冠心病的危险性呈正相关。

一般而言，食物血糖指数低于 55 为低 GI 食物，如豆类、乳类、蔬菜等；55～75 为中 GI 食物，如土豆、玉米粉等；高于 75 为高 GI 食物，如馒头、米饭等。谷薯类、水果常因品种和加工方式不同，特别是其中膳食纤维含量的变化，而引起其 GI 的变化。

1.5.4　碳水化合物与健康

蔗糖和其他添加糖均为空白能量食物，与龋齿、肥胖等有关。过量摄入糖分的危害有：

（1）龋齿：经常吃糖又不及时漱口，极易患龋齿（蛀牙）及多种口腔疾病。

（2）肥胖：糖也是产能营养素，过多的糖会转化成脂肪储存到体内，久而久之引起肥胖。

（3）患癌风险大：血糖水平高的人，患上直肠癌的风险比正常人几乎高两倍，血糖高的人，更容易患上肝癌、乳腺癌。

（4）引发糖尿病：如果一个人经常摄入大量的糖，胰岛素就要超负荷工作。而机体每一个器官都是有寿命的，超负荷的工作会导致功能提早衰竭和胰岛素抵抗，引发糖尿病。

（5）诱发心脏病：糖会导致人体内的尿酸、坏胆固醇升高，增加患高血压的风险，从而增加患心脏病、中风的风险。

（6）增加肝脏负担：长期的高糖饮食会导致脂肪聚集在肝脏周围，是"非酒精脂肪肝"的前兆。

（7）诱发头痛：由吃糖过多引起的人体血糖水平大幅波动有可能引发头痛。

（8）出现上瘾症状：糖与毒品类似，会促使人体分泌刺激大脑快感的多巴胺等。人体会对糖产生耐受性，此后需要吃更多的糖才能产生快感。

（9）加速皮肤老化：经常吃甜食的人，皮肤容易出油、长青春痘，易得脂溢性皮炎，产生头皮屑。

✽小贴士

小心饮料中的糖分

饮料中的能量主要来自于糖。这个糖可能来自于原料，也可能来自人工添加的蔗糖、果葡糖浆，或者蜂蜜。一般来说，淡甜饮料的糖含量是 4%～5%，而正常甜度饮料的糖含量是 8%～11%。比如一瓶 500mL 左右的饮料，5% 的糖就是 25g 糖，10% 的糖就是 50g 糖，含 200kcal 能量，相当于大半碗米饭。

1.5.5　碳水化合物的供给量、食物来源

1. 供给量

对于 1 岁以上人群，碳水化合物提供的能量占总能量的可接受范围为 50%～65%，其中添加糖不超过总能量的 10%，1～10 岁和成人的总碳水化合物 EAR 为 120g/d，11～17 岁为 150g/d，孕期妇女为 130g/d，乳母为 160g/d。

2. 食物来源

碳水化合物的主要来源是粮谷类食物。粮谷类一般含 60%～80% 碳水化合物，薯类碳水化合物含量为 15%～29%。单糖和双糖的主要来源是糖果、甜食、水果、含糖饮料和蜂蜜。

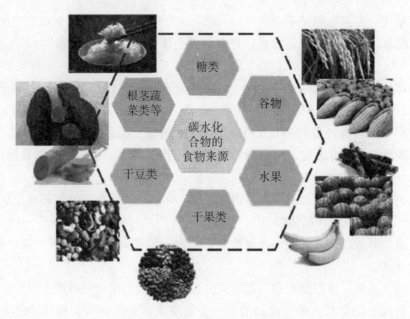

图 1-3　碳水化合物的食物来源

表 1-13　食物中碳水化合物的含量

食物	含量（g/100g）	食物	含量（g/100g）	食物	含量（g/100g）
大米	740~760	鲜马铃薯	16.6	其他干豆类	47.0~61.0
标准面粉	74.6	煮面条	26.3~27.8	新鲜水果	8.0~23.0
玉米、小米	72.2~72.6	鲜黄玉米	40.2	干果类	55.0~79.0
荞麦粉	72.8	米饭	25.6~27.2	新鲜蔬菜	1.4~10.0
藕粉	87.5	馒头	47.5~48.8	肉类、鱼类	0.0~2.0
鲜红薯	29.5	大豆类、花生	12.0~19.0	鸡蛋	1.6

1.6　矿物质

概　述

矿物质分为常量元素和微量元素。

缺钙可能会导致佝偻病、骨质软化症、骨质疏松症、手足搐搦症等，补钙的良好食品是奶类。

缺铁会导致缺铁性贫血，补铁食物主要有动物血、肝脏、黑木耳、紫菜、芝麻酱等。

补锌的良好食物主要有贝壳类海产品、红色肉类、动物肝脏、干果等。

人体中几乎含有自然界存在的所有元素，以有机物形式存在的除碳、氢、氧、氮的元素统称为矿物质，又称为无机盐。它们是维持人体正常生理功能所必需的无机化学元素，占人体体重的 4% ~ 5%。

矿物质与有机营养素不同，它们既不能在人体内合成，除排泄外也不能在机体代谢过程中消失，但在人的生命活动中具有重要的作用。

按在人体内的含量和膳食需要量的不同，矿物质可分为常量元素和微量元素。

1.6.1 常量元素

常量元素又称宏量元素，是指人体内含量大于体重的 0.01%，或每日膳食需要量在 100mg 以上的矿物质，按含量多少排列为钙、磷、钾、钠、硫、氯和镁，占体重的 4% ~ 5%。其中，钙、钾、钠和镁为金属元素，磷、氯和硫为非金属元素。

1. 钙

钙是人体内含量最多的无机元素。99% 的钙存在于牙齿和骨骼中，部分钙与骨骼钙保持动态平衡，维持体内细胞正常的生理功能。钙的吸收部位主要在小肠，代谢主要通过肠道与泌尿系统，也有少量从汗液中排出。

（1）钙的生理功能。

①构成骨骼和牙齿。

②维持神经和肌肉活动。心脏的正常搏动、神经肌肉的兴奋、神经递质的释放及神经冲动的传导等都需要钙的参与。

③参与凝血过程。在钙离子存在的情况下，可溶性纤维蛋白原转变成纤维蛋白，促进凝血。

④维持血管正常的渗透性。

⑤促进体内某些酶的活性。

⑥其他：钙还参与细胞信号传导、激素分泌，以及维持体内酸碱平衡等。

（2）钙缺乏的表现。

①佝偻病；②骨质软化症；③骨质疏松症；④手足搐搦症。

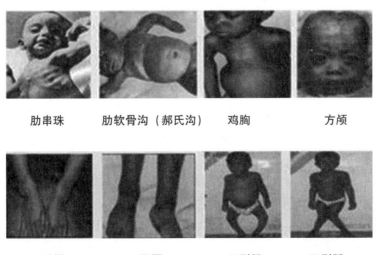

| 肋串珠 | 肋软骨沟（郝氏沟） | 鸡胸 | 方颅 |

| 手镯 | 足镯 | O 型腿 | X 型腿 |

（3）钙的食物来源。

奶类食品含钙丰富且吸收率高，是钙的良好食物来源，水产品中的虾、蟹、海带含钙高，植物性食物中的绿叶蔬菜、豆类、芝麻酱也是钙的重要来源。

2. 钾

钾是人体内一种重要的常量元素。人体内的钾主要存在于细胞内，约占总量的98%，其余的2%存在于细胞外。钾主要在空肠和回肠中吸收；除肾脏外，粪便和汗液也可排出少量的钾。

（1）钾的生理功能。

①维持细胞新陈代谢。

②维持细胞内正常的渗透压。

③维持神经肌肉正常的生理功能。

④维持细胞内外液的酸碱平衡。

（2）钾缺乏的表现。

人体内钾总量减少可引起神经肌肉、消化、心血管、泌尿、中枢神经等系统发生功能性或病理性改变。轻度钾缺乏无明显症状。

（3）钾的食物来源。

大部分食物都含有钾，蔬菜和水果是钾的良好来源，富含钾的食物还有豆类、瘦肉、鱼类等。

3. 钠

人体的钠主要存在于细胞外液，其含量占总钠量的44%～50%；骨骼中钠的含量也很高，可达40%～47%；细胞内液中钠含量则很低，仅占9%～10%。

钠几乎全部在空肠和回肠中吸收，主要从肾脏、汗液排出。

（1）钠的生理功能。

①调节体液与渗透压。

②维持酸碱平衡。

③影响神经、肌肉、心血管功能及能量代谢。钠不足时，能量的生成和利用较差，会导致神经肌肉传导迟钝。

（2）钠缺乏的表现。

正常情况下不会发生钠缺乏，除非肾脏和肾外（如由于消化液大量丢失、大量出汗）失钠伴钠摄入不足。血清钠降低时可出现恶心呕吐、视力模糊、心率加速、血压下降、肌肉痉挛等症状，甚至昏迷、休克、急性肾功能衰竭而死亡。

（3）钠的食物来源。

钠广泛存在于各种食物中，一般动物性食物中钠的含量高于植物性食物。人体钠的主要来源为食盐（氯化钠），也可来源于味精（谷氨酸钠）、小苏打等。

4. 磷

磷是人体必需的元素。人体内约85%的磷以羟磷灰石结晶的形式存在于骨骼和牙齿中，其余主要以有机磷酸酯的形式存在于软组织中，细胞外液中仅约 2g，以磷脂和无机磷酸盐形式存在。磷的吸收部位主要在小肠；排泄主要经肾脏排出体外，少量可由汗液排出。

（1）磷的生理功能。

①构成骨骼和牙齿。

②核酸、磷蛋白等的组成成分。

③磷脂的组成成分，参与细胞膜结构构成。

④多种酶的构成成分或调节因子，调节机体糖类、脂肪及蛋白质代谢。

⑤维持酸碱平衡，参与代谢。

（2）磷缺乏的表现。

一般不会缺乏磷。临床常见磷缺乏的患者多是长期使用大量抗酸药物氢氧化铝或者禁食者。磷缺乏会增加佝偻病、骨质疏松等发生的风险。

（3）磷的食物来源。

磷广泛存在于各种食物中，豆类、花生、瘦肉、核桃、蛋黄中磷的含量比较丰富。谷类及大豆中的磷主要以植物盐形式存在，不易被人体消化。

1.6.2 微量元素

1. 铁

铁是人体必需微量元素中含量最多的一种，成年人体内含铁 3~5g。成年人体内约 75% 的铁为功能性铁，主要存在于血红蛋白、肌红蛋白和含铁酶中；其余 25% 的铁是贮存铁，以铁蛋白和含铁血黄素的形式存在于肝、脾和骨髓中。铁的吸收主要在十二指肠和空肠上段进行。

（1）铁的生理功能。

①参与体内氧的运送。红细胞是氧的运输载体，铁与红细胞的形成和成熟有关。

②参与组织呼吸过程。

③影响蛋白和脱氧核糖核酸的合成和免疫机能。

④其他重要功能：催化 β-胡萝卜素转化为维生素 A；参与嘌呤与胶原的合成；脂类转运及肝脏解毒等。

（2）铁缺乏的表现。

铁缺乏主要表现为缺铁性贫血。

铁缺乏最常见和最早出现的症状为疲倦、软弱无力；皮肤、黏膜苍白（一般观察睑结膜、手掌大小鱼际及甲床的颜色）；皮肤干燥、角化和萎缩，心悸为最突出症状之一，有心动过速、严重贫血或原有冠心病者，可引起心绞痛、心脏扩大、心力衰竭，严重时呼吸困难；头晕、头痛、耳鸣、眼花、注意力不集中、嗜睡等均为常见症状；贫血严重时可出现晕厥甚至神志模糊，特别是老年患者，女性常有月经失调，如闭经或者月经过多。

缺铁还可引起身体内其他无机盐如锌、铜等的代谢障碍。

（3）铁的食物来源。

动物血、猪肝、黑木耳、紫菜、芝麻酱、豆类均含有丰富的铁，瘦肉、蛋黄、猪肾、干果也是铁的良好来源。此外，桂圆、大枣、鹿茸、地黄、细辛、当归等含铁量也较多。动物性食品中铁的吸收率高于植物性食物。

2. 锌

锌主要存在于骨骼，其次在皮肤、肌肉、牙齿中。人体的肝、肾、心、胰、脑、肾等器官也含有一定量的锌，尤以视网膜和前列腺为多。锌主要在小肠吸收；锌代谢后主要通过粪便排出，仅有少量随尿排出。

（1）锌的生理功能。

①酶的组成成分。含锌的酶有200多种，它们在蛋白质、脂肪及核酸代谢中都有重要作用。

②促进生长发育。

③促进性器官和性功能的正常发育。

④促进食欲。

⑤促进维生素A的代谢和生理作用。

⑥参与免疫功能。

⑦保护皮肤。对防御细菌和病毒侵入、促进伤口愈合、减少痤疮等皮肤病变有重要作用。

⑧与大脑发育和智力有关。

（2）锌缺乏的表现。

生长发育障碍。孕妇缺锌可致胎儿成为无脑畸形儿、早产儿、低体重儿。

性器官发育不全、第二性征发育不全。

味觉、嗅觉、视觉障碍。

影响皮肤，容易出现复发性口腔溃疡、痤疮、皮肤干燥粗糙等。

肠原性肢体发炎。

（3）锌的食物来源。

锌主要来源于动物性食物，如贝壳类海产品、红色肉类、动物肝脏、干果等。

3. 碘

碘是人体内必需的微量元素之一。人体中甲状腺含碘量最高，其余的碘分布于皮肤、骨骼、淋巴结和脑组织中。

（1）碘的生理功能。

①促进生物氧化。

②调节蛋白质、碳水化合物和脂肪代谢。

③促进生长发育。

④调节组织中的水盐代谢。

⑤促进维生素的吸收和利用。

（2）碘缺乏的表现。

胎儿期：流产、死胎、先天畸形，围产期死亡率增高、婴幼儿死亡率增高。影响胎儿中枢神经系统，可导致呆小症，又称克汀病。克汀病的临床表现是呆、小、聋、哑、瘫，神经运动功能发育延迟。

新生儿期：甲状腺功能减退、甲状腺肿，严重可致克汀病。

儿童期和青春期：甲状腺肿、甲状腺功能减退，最严重为呆小病。

成人期：甲状腺肿。

（3）碘的食物来源。

海产品如海带、紫菜、鱼类等含碘丰富，是碘的良好来源。动物性食物的含碘量大于植物性食物。加碘盐是我国居民主要膳食碘的来源。

4. 硒

硒广泛分布于所有组织和器官中。肝、胰、肾、心、皮、牙釉质和指甲中其浓度较高，脂肪组织中硒的浓度最低。

（1）硒的生理功能。

①抗氧化。

②促进生长、保护视觉器官以及抗肿瘤。

③保护心血管和心肌。

④解毒。

⑤增强免疫力。

（2）硒缺乏的表现。

与克山病的发生有关，临床上主要表现为心脏扩大。硒缺乏会导致心力衰竭或心源性休克、心律失常、心动过速或过缓、房室传导阻滞、期前收缩等。

（3）硒的食物来源。

海产品和动物内脏是硒的良好食物来源。

5. 铬

人体内必需的微量元素，人体内的铬含量甚微，在骨骼、大脑、肌肉、皮肤和肾上腺中含量较高。

（1）铬的生理功能。

①增强胰岛素作用。

②降低血清胆固醇。

③调节细胞的生长。

（2）铬缺乏的表现。

铬缺乏时会出现糖耐量或血糖升高、尿糖升高，且对胰岛素治疗不敏感。

（3）铬的食物来源。

动物性食物中肉类和海产品含铬量较高。植物性食物如谷物、豆类、坚果类、黑木耳、紫菜等含铬也很丰富。

6. 氟

氟分布在毛发、指甲及其他组织中。

（1）氟的生理功能。

①增强骨骼和牙齿结构的稳定性。

②成为骨盐的组成成分。

③促进骨的形成和增加骨质的坚硬度。

④形成坚硬、抗酸抗腐蚀的氟磷灰石保护层。

（2）氟缺乏的表现。

氟缺乏可使牙齿发育不全，龋齿发病率高。

长期摄入氟可引起中毒，主要表现为氟斑牙和氟骨症。

（3）氟的食物来源。

动物性食品中氟含量高于植物性食品，茶叶、海产品等食物含氟较多。饮用水是人体氟的重要来源。

❀生活小常识

牛奶是最古老的天然饮料之一，被誉为"白色血液"，对人体极为重要。牛奶的营养价值很高，其矿物质种类也非常丰富，除了人们所熟知的钙，磷、铁、锌、铜、锰、钼的含量都很高。最难得的是，牛奶是人体钙的最佳来源，而且钙磷比例非常适当，利于钙的吸收。

❀营养素链接一

您有以下情况吗？极少摄取含钙食物，喝牛奶会拉肚子或者胀气，有高血压及其他心脑血管疾病，易抽筋，睡觉时磨牙、失眠等。

营养解读——钙镁片

钙是形成和维持骨骼和牙齿结构的营养素。孩子缺钙易患佝偻病，成人和孩子缺钙会使骨骼、牙齿不健康，老年人缺钙更易骨质疏松。钙的作用是：

（1）形成强健的骨骼和牙齿，有效减低因年龄增长而造成的骨质流失，舒缓骨质疏松情况。

（2）对降低血压有一定程度的作用。

（3）减少铝质在体内积聚，有助降低胆固醇水平，对老年痴呆症、高血压及其他心血管疾病有预防作用。

（4）有助神经系统运作正常及受伤后血液凝固。

（5）有助肌肉收缩与扩张，并帮助调节心跳。

（6）可减少肠黏膜细胞的增生，从而降低发生结肠癌的危险性。

镁是构成骨骼的主要成分之一，参与神经感应与肌肉的收缩，调节生理机能。缺镁的早期表现常有厌食、恶心、呕吐、衰弱及淡漠。缺镁加重可有记忆减退、精神紧张、易激动、神志不清、烦躁不安等症状，严重缺镁时，可有癫痫样发作。镁的作用有：

（1）与钙质相辅相成，有效预防并改善骨质疏松，巩固骨骼和牙齿。

（2）帮助血液循环及舒缓神经，维持正常的肌肉（包括心肌）及神经活动。

（3）有利于蛋白质制造、脂肪代谢以及遗传基因（DNA）的组成，并可活化酶。

（4）可减少肝、胆、肾结石形成，以及软组织的钙化机会。

❀营养素链接二

您有以下症状吗？贫血、脸色发青，精力下降、易疲劳，手脚冰凉，记忆力下降；失眠、睡眠质量差；耳鸣、头晕；厌食、偏食。

营养解读——氯化高铁血红素软胶囊

氯化高铁血红素（又称氯化血红素、血晶素）是从动物血液中提纯出来的血红素结晶，其化学性质与血红素类似。氯化高铁血红素为结晶或粉末，透光为黑褐色，折光为钢蓝色，无臭无味，不溶于水及醋酸，微溶于70%～80%的乙醇，溶于酸性丙酮和稀氢氧化钠溶液，于氢氧化钠溶液中生成羟高铁血红素。

①氯化高铁血红素以分子形式吸收，可直接被肠道黏膜摄取，所以具有生物利用度高、无体内铁蓄积中毒以及胃肠刺激等不良反应等优点。

②氯化高铁血红素是现代医学公认的防治缺铁性贫血、吸收率高、效果好的生物铁源，无铁腥味，不刺激胃肠，是婴幼儿、妇女首选的补铁补血产品。

❀营养素链接三

您属于以下人群吗？心脑血管病患者，糖尿病患者，癌症患者，肠胃道病患者，近视、弱视白内障患者，处于环境污染当中的患者。

营养解读——硒软胶囊

硒是一种元素，化学符号是Se，是一种非金属，也是动物体必需的营养元素和对植物有益的营养元素。硒在自然界的存在方式分为两种：无机硒和植物活性硒。无机硒一般指亚硒酸钠和硒酸钠，从金属矿藏的副产品中获得；后者是硒通过生物转化与氨基酸结合而成，一般以硒蛋氨酸的形式存在。

①由于人体内不存在长期贮藏硒的器官，机体应该不断从饮食中得到足够量的硒，硒浓度的平衡对许多器官、组织的生理功能有着重要的保护作用和促进作用。

②经科学证明，人体缺乏硒的时候，很容易导致人体免疫能力下降，威胁人类健康和生命的四十多种疾病都与人体缺硒有关，如癌症、心血管病、肝病、白内障、胰脏疾病、糖尿病、生殖系统疾病等。

③硒还具有抗氧化作用。硒是最好的抗衰老物质，如果人体缺少了硒就会"不再年轻"，会导致未老先衰。

1.7 维生素

概 述

维生素是人体需要量非常微小的营养素，既不构成机体组织，也不供给能量。

维生素可分为脂溶性维生素和水溶性维生素。

维生素 A 缺乏可引起眼干燥症和皮肤症状。

维生素 D 缺乏症状与缺钙相同。

维生素 E 有抗氧化的功效。

经常吃精细加工的谷类容易缺乏维生素 B_1，表现为多发性神经炎症状。

维生素 B_2 缺乏的典型症状是口腔生殖系综合征。

维生素 B_6、B_{12}、叶酸都与高同型半胱氨酸血症有关。

烟酸缺乏会引起糙皮病，典型症状为 3D 症状。

叶酸缺乏可引起贫血、胎儿神经管畸形。

维生素 C 缺乏的典型症状是出血症状，表现为牙龈出血、皮肤出现瘀血或瘀斑，但最初的症状是不典型的非特异性症状。

维生素是调节机体生理功能所必需的一类有机化合物的总称。维生素既不构成机体组织，也不供给能量，而是各有其特殊功能，在物质代谢中起重要的作用。维生素为微量营养素，天然存在于食物中，人体几乎不能合成。

维生素的共同特点：

(1) 存在于天然食物中。

(2) 不提供能量。

(3) 一般不是机体的构成成分。

(4) 虽然机体自身可合成部分的维生素，但一般不能充分满足机体的需要，所以必须经常通过食物来供给。

维生素的分类：

(1) 按英文字母顺序命名。

(2) 按化学结构命名：如视黄醇、叶绿锟、硫胺素、核黄素。

(3) 根据生理功能命名：抗坏血酸、抗干眼因子，如维生素 C 又称抗坏血酸。

(4) 根据维生素的溶解性还可以将其分为两大类：

①脂溶性维生素：有维生素 A、维生素 D、维生素 E、维生素 K 四种。

②水溶性维生素：指可溶于水的维生素，主要有 B 族维生素（包括维生素 B_1、维生素 B_2、维生素 B_6、维生素 B_{12}、烟酸、叶酸、泛酸和胆碱等）和维生素 C。

1.7.1 脂溶性维生素

脂溶性维生素可溶于脂肪及脂溶剂，而不溶于水。其膳食来源一般为油脂和脂类丰富的食物，在体内的吸收与脂肪相似，吸收后大部分贮存在体内脂肪中。膳食缺乏此类维生素时，机体短期内不容易出现缺乏。长期过量摄入可造成其大量蓄积而引起中毒。

1. 维生素 A

维生素 A 又称视黄醇或抗干眼因子，包括动物性食物来源的维生素 A_1 和维生素 A_2。它是一类具有视黄醇生物活性的物质。维生素 A 耐高温和耐酸碱，但在高温、光照条件下易被氧化。

（1）维生素 A 的生理功能。

①构成视觉动物内的感光物质，维持正常的视觉。

②参与糖蛋白的合成（如果维生素 A 缺乏就会使上皮组织干燥，产生增生和角化等皮肤问题）。

③促进生长发育，能促进蛋白质的生物合成和骨细胞的分化，促进机体的生长和骨骼的发育。

④促进铁的吸收。维生素 A 在肠道里可以和铁络合，使铁保持溶解状态，起促进铁吸收的作用。

⑤抑制肿瘤生长（维生素 A 的摄入与癌症的发生呈负相关，可能与其具有阻止恶性肿瘤形成的抗启动基因的活性有关）。

（2）维生素 A 缺乏的表现。

①夜盲症；②干眼症；③皮肤改变；④生长发育迟缓；⑤免疫和生殖功能下降。

（3）维生素 A 的食物来源。

维生素 A 在动物肝脏、奶油和蛋黄中含量较多。各种红、黄、绿色蔬菜、水果富含维生素 A 原类胡萝卜素，如胡萝卜、甘薯、菠菜、水芹、羽衣甘蓝、绿芥菜、南瓜、莴苣叶、莴苣、西兰花等。

2. 维生素 D

维生素 D 又称抗佝偻病维生素，主要包括维生素 D_2、维生素 D_3。维生素 D 为脂溶性维生素，溶于脂肪和有机溶剂，在碱性条件下对热稳定，光和酸能促进维生素 D 异构化。人皮肤的维生素 D 原经过紫外线作用可转化为维生素 D。

（1）维生素 D 的生理功能。

调节血钙平衡，促进骨的钙化和骨骼钙的动员。

（2）维生素 D 缺乏的表现。

维生素 D 缺乏的表现与缺钙的表现一致。婴幼儿缺乏维生素 D 会引起佝偻病；孕妇、乳母和老人缺乏维生素 D 会引起骨质软化症和骨质疏松症。

（3）维生素 D 的食物来源。

含脂肪高的海鱼和鱼卵、动物肝脏、鱼肝油、蛋黄、乳类等。植物类食物不含维生素 D。

3. 维生素 E

维生素 E 又名生育酚，是指具有 α-生育酚生物活性的一类物质。α-生育酚溶于脂肪和乙醇，对热、酸稳定，对碱不稳定，对氧十分敏感，易自身氧化。

（1）维生素 E 的生理功能。

①具有抗氧化作用；②促进生殖；③提高免疫力；④保护红细胞；⑤减低胆固醇水平。

（2）维生素 E 缺乏的表现。

多见于早产儿，可导致早产儿发生溶血性贫血；成年人缺乏维生素 E 大多是脂肪吸收不良的疾病所致；缺乏维生素 E 可能使患某些癌、动脉粥样硬化、白内障及其他老年退行性病变的概率增加。

（3）维生素 E 的食物来源。

维生素 E 含量丰富的食物有麦胚、大豆、坚果和植物油（橄榄油、椰子油除外）；我国居民日常膳食摄入的维生素 E 中约 70% 来自植物油，其余来自谷物、水果和蔬菜、鱼肉类动物性食物；动物油脂中几乎不含维生素 E。

4. 维生素 K

维生素 K 又叫凝血维生素，是维生素的一种，天然的维生素 K 已经发现有两种：一种是在苜蓿中提出的油状物，称为维生素 K_1；另一种是在腐败鱼肉中获得的结晶体，称为维生素 K_2。此外，人体肠道细菌还可以合成维生素 K_2。

（1）维生素 K 的生理功能。

①参与凝血过程。

②参与骨骼代谢。

（2）维生素 K 缺乏的表现。

低凝血酶原血症，临床表现为出血。

（3）维生素 K 的食物来源。

每 100g 绿叶蔬菜可以提供 $50 \sim 800\mu g$ 的维生素 K，这显然是最好的食物来源。少量维生素 K（$1 \sim 50\mu g/100g$）也存在于牛奶、奶制品、肉类、蛋类、谷类、水果和其他蔬菜中。

1.7.2　水溶性维生素

1. 维生素 B_1

维生素 B_1 又称硫胺素，是一种抗神经炎因子。维生素 B_1 在酸性环境中比较稳定，加热不易分解。在碱性溶液中极不稳定，易被氧化而失去活性。

（1）维生素 B_1 的生理功能。

①辅酶功能。维生素 B_1 的主要活性形式为焦磷酸硫胺素（TPP），是能量代谢中不可缺少的成分。缺乏维生素 B_1 会导致生理功能不足，可导致末梢神经炎及其他神经病变。

②非辅酶功能。维生素 B_1 对维持神经、肌肉特别是心肌的正常功能，以及维持正常食欲、胃肠蠕动和消化分泌方面有重要作用。

（2）维生素 B_1 缺乏的表现。

①成人脚气病：a. 干性脚气病。以多发性神经炎症状为主，表现为机体倦怠、乏力、感觉失调（手脚麻痹、针刺或烧灼样疼痛）、肌肉酸痛（腓肠肌为主）。消化道症状表现为食欲不振、恶心、呕吐、腹疼、便秘或腹胀。b. 湿性脚气病。以水肿和心脏症状为主，表现为软弱、疲劳、心悸、气急。②婴儿脚气病。

（3）维生素 B_1 的食物来源。

维生素 B_1 的主要来源为未经精加工的谷类食物。杂粮、硬果及豆类中维生素 B_1 的含量较高，瘦肉、动物内脏中含量也较丰富。

2. 维生素 B_2

维生素 B_2 又名核黄素，呈棕黄色，水溶性较差。维生素 B_2 在中性和酸性溶液中对热稳定，在碱性条件下易分解。

（1）维生素 B_2 的生理功能。

①参与体内生物氧化与能量代谢。

②参与维生素 B_6 和烟酸的代谢。

③参与机体的抗氧化防御体系。

④与铁吸收，贮存及动员有关。

（2）维生素 B_2 缺乏的表现。

①眼睛怕光、流泪、视物模糊、结膜充血等。

②口腔生殖系综合征，表现为唇炎、口角炎、舌炎、阴囊皮炎。

③贫血，可影响铁的吸收，导致儿童缺铁性贫血。

（3）维生素 B_2 的食物来源。

动物性食物中维生素 B_2 含量比植物性食物高，肝脏、肾脏、心脏、蛋黄和乳类中含量特别丰富，谷类、大豆和绿叶蔬菜也含有一定数量的维生素 B_2，是我国居民维生素 B_2 的重要来源。

3. 维生素 B_6

维生素 B_6 有吡哆醇、吡哆醛、吡哆胺三种形式。维生素 B_6 易溶于水及乙醇，在酸性溶液中稳定，在碱性溶液中易被破坏，在中性和碱性环境中对光敏感，高温下可被破坏。

（1）维生素 B_6 的生理功能。

①影响核酸和 DNA 的合成。

②影响血红蛋白的合成。

③参与体内氨基酸、糖原和脂肪的代谢。

④涉及神经系统的酶促反应。

（2）维生素 B_6 缺乏的表现。

①皮肤改变，表现为眼、鼻、口皮肤的脂溢性皮炎，可见有口炎、舌炎、唇干裂。

②神经系统症状，表现为周围神经炎。

③高同型半胱氨酸血症。

④巨幼红细胞贫血。

（3）维生素 B_6 的食物来源。

维生素 B_6 含量最高的食物为白色肉类（如鸡肉和鱼肉），其他良好的食物来源为动物肝脏、豆类、坚果类等，水果、蔬菜也是较好的来源。

4. 维生素 B_{12}

维生素 B_{12} 又名钴胺素，是唯一含有金属元素的维生素。维生素 B_{12} 可溶于水，在弱酸环境中稳定，在强酸和强碱环境中容易分解，遇热易被破坏，紫外线、氧化剂和还原剂均可使维生素 B_{12} 受到破坏。

（1）维生素 B_{12} 的生理功能。

①促进蛋白质的合成。

②参与脂肪、碳水化合物及蛋白质的代谢。

（2）维生素 B_{12} 缺乏的表现。

①巨幼红细胞贫血。

②高同型半胱氨酸血症。

③神经脱髓鞘，表现为：四肢震颤、精神抑郁、记忆力下降。

（3）维生素 B_{12} 的食物来源。

维生素 B_{12} 的主要来源为畜禽鱼肉类、动物内脏、贝壳类及蛋类。

5. 维生素 PP

维生素 PP 又名烟酸、尼克酸、抗癞皮病因子。维生素 PP 溶于水和乙醇，对酸、碱、光、热均稳定。

（1）维生素 PP 的生理功能。

①参与碳水化合物、脂肪和蛋白质的合成与分解，与 DNA 复制、修复和细胞分化有关。

②参与脂肪酸、胆固醇以及固醇激素的生物合成。

（2）维生素 PP 缺乏的表现。

维生素 PP 缺乏会引起糙皮病或癞皮病，典型症状为皮炎、腹泻及痴呆，又称 3D 症状。

①皮炎。

②消化系统症状，表现为食欲减退、消化不良、腹泻。

③神经系统症状，表现为肌肉震颤、烦躁、焦虑、抑郁、健忘、感情冷漠，甚至痴呆。

（3）维生素 PP 的食物来源。

维生素 PP 广泛存在于动植物性食物中，肝、肾、瘦肉、鱼以及坚果类食物富含维生素 PP 和烟酰胺；乳、蛋中的含量虽然不高，但色氨酸较多，可转化为维生素 PP。

6. 维生素 B_9

维生素 B_9 又名叶酸，是与蝶酰谷氨酸的功能和化学结构相似的一类化合物的统称。维生素 B_9 微溶于水，不溶于乙醇、乙醚等有机溶剂，其钠盐易溶于水。维生素 B_9 对热、光线、碱均不稳定。

（1）维生素 B_9 的生理功能。

①影响 DNA 和 RNA 的合成。

②影响血红蛋白的合成。

（2）维生素 B_9 缺乏的表现。

①巨幼红细胞贫血。

②胎儿神经管畸形。

③对孕妇造成胎盘早剥。

④高同型半胱氨酸血症。

⑤癌症。

（2）维生素 B_9 的食物来源。

维生素 B_9 含量丰富的食物有动物肝脏、肾脏、鸡蛋、绿叶菜、花椰菜和坚果等。

7. 维生素 C

维生素 C 又名抗坏血酸。维生素 C 溶于水，不溶于乙醇和脂肪，极易氧化，在铜离子存在或碱性条件下易被破坏，在酸性条件下较稳定。

（1）维生素 C 的生理功能。

①促进胶原组织的合成。

②具有抗氧化作用。

③参与机体的造血机能。

④预防恶性肿瘤。

（2）维生素 C 缺乏的表现。

①非特异性症状，倦怠乏力、食欲减退、体重减轻及面色苍白，也会出现呕吐、腹泻等消化紊乱症状。

②出血症状，表现为牙龈出血、皮肤出现瘀血或瘀斑、关节出血，可形成血肿、便血、月经过多。

③伤口愈合不良、骨质疏松、贫血。

✲生活小常识

维生素是人体代谢中必不可少的有机化合物。人体犹如一座极为复杂的化工厂，不断地进行着各种生化反应。其反应与酶的催化有密切关系。酶要产生活性，必须要有辅酶参加。许多维生素是酶的辅酶或者是辅酶的组成分子。因此，维生素是维持和调节机体正常代谢的重要物质。可以这么说：最好的维生素是以“生物活性物质”的形式存在于人体组织中的。

✿营养素链接一

您有以下现象吗？易感冒，免疫力低下；常服西药或避孕药；牙龈易出血、皮肤暗淡易长斑；烟酒过度、蔬菜水果摄入量少。

营养解读——维生素C咀嚼片

维生素C又叫抗坏血酸，是一种水溶性维生素。食物中的维生素C被人体小肠上段吸收。一旦吸收，就分布到体内所有水溶性结构中，正常成人体内的维生素C代谢活性池中约有1 500mg维生素C，最高储存峰值为3 000mg。正常情况下，维生素C绝大部分在体内经代谢分解成草酸或与硫酸结合生成抗坏血酸－2－硫酸由尿排出；另一部分可直接由尿排出体外。

①维生素C可以直接促进免疫细胞产生，是免疫系统发挥作用的必需营养，可以增强肌体对外界环境的抗应激能力和免疫力。

②维生素C具有抗氧化、解毒作用；有助减少烟、酒、药物副作用及环境污染对身体的伤害；有助美白肌肤、延缓衰老。

③维生素C能促进铁、钙、叶酸的吸收利用，预防及改善贫血。

✿营养素链接二

您有以下现象吗？皮肤暗淡粗糙，有色斑、皱纹；不孕或习惯性流产；服用避孕药、激素或处于妊娠及哺乳期；体内营养不足、肌体缺乏活力、内分泌紊乱；高血压、血管弹性差。

营养解读——维生素E软胶囊

维生素E是一种脂溶性维生素，因此需要一定量的脂肪以促进它的吸收。坚果就是最完美的维生素E来源，杏仁和榛子富含维生素E和有益的脂肪，能在一定程度上保护细胞膜不被氧化。

①维生素E又称生育酚，是最主要的抗氧化剂之一。生育酚能促进性激素分泌，使男子精子活力和数量增加；使女子雌性激素浓度增高，提高生育能力。

②经验证，维生素E可抑制眼睛晶状体内的过氧化脂反应，使末梢血管扩张，改善血液循环，同时还能有效减少皱纹的产生，保持青春容貌。

✿营养素链接三

您有以下现象吗？卵巢功能衰退；心脑血管病；老年性痴呆；骨质疏松；女性更年期综合征。

营养解读——大豆异黄酮维E软胶囊

大豆异黄酮是黄酮类化合物，是在大豆生长中形成的一类次级代谢产物，是一种生物活性物质。大豆异黄酮的雌激素作用影响到激素分泌、代谢生物学活性、蛋白质合成、生长因子活性，是天然的癌症化学预防剂。

①科学家发现，大豆异黄酮能有效预防和改善女性在更年期出现的不同程度的潮热盗汗、胸闷心悸、头晕目眩、烦躁易激动或抑郁、记忆力减退等症状。

②大豆异黄酮能促进女性骨骼对钙质的吸收，预防骨质疏松，并且可以防止卵巢

早衰，推迟女性更年期、绝经期，延缓衰老。

③维生素 E 能有效减少皱纹的产生，保持青春的容貌。

1.8 水

概 述

水是人体需要量最大、最重要的膳食成分。

每天成年男性需要喝水 1 700mL，成年女性需要喝水 1 500mL。

口渴时已属于轻度缺水，应经常饮水。

水是生命之源，是人体需要量最大、最重要的膳食成分。只要有足够的饮水，人不吃食物仍可生存数周，但若没有水，生命只能维持数日，可见水对维持生命至关重要。

1.8.1 水的分布

水是人体最主要的成分，占一个健康成年人体重的 60% ~ 70%。人体内水的含量因年龄、性别和体型不同而有所差异。年龄愈小，体内含水量比率愈高，0 ~ 6 个月婴儿可达 74%，3 ~ 12 岁平均为 60%，12 岁以后体内含水量逐渐减至成人水平。成年男子体内含水量约为体重的 59%，女子为 50%，50 岁以上人体含水量一般会减少 3% 左右。

水在体内主要分布于细胞内和细胞外。细胞内液含水量约为体内水总量的 2/3，细胞外液含水量约为体内水总量的 1/3，包括组织液、血浆、淋巴和脑脊液等。人体组织器官的含水量相差很大，血液中最多的达 83%，而脂肪组织中较少的仅 10%。

1.8.2 水的摄入与排泄

人体内水的来源包括饮水、食物中的水及内生水三大部分。体内营养素被氧化后产生的水称为内生水，主要来源于蛋白质、脂肪和碳水化合物的代谢。

体内水的排泄主要通过肾脏，约占 60%，其次通过肺、皮肤和粪便。在温和的气候条件下，轻度身体活动水平的成年人一日水的摄入量和排出量维持在 2 000 ~ 3 000mL。

表 1 - 14　成年人每日水的摄入量与排出量

来源	水的摄入量（mL）	排出	水的排出量（mL）
食物含水	500 ~ 1 000	尿	1 000 ~ 2 000
饮水	1 200 ~ 1 700	非显性出汗	500
内生水	300	肺呼出	250
		粪便	150
总摄入量	2 000 ~ 3 000	总排出量	2 000 ~ 3 000

1.8.3　水的生理功能

（1）水是人体组织的主要成分，是保持细胞形状及构成人体体液必需的物质。

水是构成人体细胞和体液的重要组成成分，广泛分布在组织细胞内外，构成人体的内环境。不同组织或器官的含水量不同，如血浆的含水量可达83%，而牙齿只为10%。体液总量随脂肪的增加而减少，脂肪组织含水量为10%~30%，而肌肉组织含水量为25%~80%，因此肥胖的人体液总量占体重的比例比瘦的人小，瘦人对缺水有更大的耐受性。

（2）参与体内物质新陈代谢和生化反应，是营养物质代谢的载体。

水是一切生物反应的必需物质，其本身参与水解、水化、加水脱氧等重要反应过程。一切营养素和代谢产物都以水为溶剂，水不仅将营养物质输送到全身各处发挥复杂的生理功能，同时，还将细胞的代谢废物如二氧化碳、尿素带到肾脏、肺、皮肤并排出体外。

（3）调节体温。

在高温环境下，人体通过蒸发汗液，可带走大量的热量，维持体温；水的流动性大，能随血液迅速分布至全身，而且细胞间液及细胞内液之间水的交换也非常迅速，故物质代谢产生的热量能在体内迅速分布。体温在水的调节下，可保持稳定，维持产热和散热的平衡。

（4）起润滑组织和关节的作用。

水在关节、脏器、组织之间起着润滑、缓冲、保护的作用，如泪液可防止眼球干燥而有利于转动，唾液可保持口腔和咽部湿润而有利于吞咽。

1.8.4　水缺乏与过量

水摄入不足或丢失过多，均可引起体内失水。在正常生理条件下，人体通过尿液、粪便、呼吸和皮肤等途径排出水。病理性水丢失指腹泻、呕吐等，严重时就需要通过临床补液来处理。

机体水摄入量不足、水丢失过多或者摄入盐过多时，细胞外液钠浓度的改变可由水、钠的变化而引起水和电解质代谢紊乱。水摄入不足还会导致认知和体能的下降。

表1-15　失水的症状

程度	失水量占体重	症状
轻度脱水	2%~4%	口渴、尿少、工作效率低
中度脱水	体重4%~8%	皮肤干燥、口舌干裂、声音嘶哑、全身衰弱
重度脱水	>体重8%	皮肤黏膜干燥、高热、烦躁、精神恍惚
	失水量>体重10%	危及生命

1.8.5 水的需要量

人体水的需要量取决于人体的失水量。

表 1–16 饮水适宜摄入量

人群	饮水量（L）
儿童 4～6 岁	0.8
儿童 7～10 岁	1.0
儿童少年 11～13 岁	男 1.3，女 1.1
14～17 岁	男 1.4，女 1.2
成人	男 1.7，女 1.5
孕妇	1.7
乳母	2.1

❈小贴士

科学饮水

（1）每天足量饮水，合理选择水种和饮料。

（2）主动喝水，不要等口渴了再喝水，每天早晨一杯水，饭前一杯水。

（3）喝水的温度：最佳的水温为 18℃～45℃，以接近人体体温为佳。

（4）脱水环境应注意补水：在洗浴前后、空调环境中，以及饮用含高糖分的饮料、咖啡和浓茶时应注意补水。

（5）慎饮的水种：被污染的水、老化水、千滚水等。

1.8.6 常用饮用水

（1）白开水：指达到了国家生活饮用水卫生标准的自来水煮沸后的可以饮用的水，是我国居民方便、安全的饮用水。

（2）管道直饮水：即管道优质直接饮用水。通过水处理中心去除水中有害物质，保留对人体有益的微量元素和矿物质，同时采用优质管材将净化后的优质水输送给用户，供人们直接饮用。

（3）矿泉水：是贮存于地下深处自然涌出或人工采集的水，未经污染且含有偏硅酸、锶、锌、溴等一种或多种微量元素（达到限量值），经过过滤等净化工艺制成。

优质的矿泉水通常低钠，矿物质含量适中，含有一种或几种特征微量元素。这种矿泉水既利于身体健康，水质口感也较好。

（4）纯净水：指以符合国家生活饮用水卫生标准的水为水源，采用蒸馏法、电渗析法、离子交换法、反渗透法及其他适当的加工方法，去除水中的矿物质、有机成分、有害物质及微生物等加工制成的饮用水。

从健康角度考虑，理想的饮用水应该保留其天然特性，即含有适量的矿物质。由于纯净水在去除细菌、杂质的同时，也去除了对人体有益的微量元素和有机矿物质，如果长期饮用就可能造成体内营养失衡。例如，钙、镁含量太高可导致结石，而含量太低则是引发心血管疾患的危险因素。又如，氟化物含量高可导致氟斑牙甚至氟骨症，含量太低可引发龋齿。

1.9　膳食纤维

概　述

膳食纤维是碳水化合物的一种，不能被人体消化吸收。

膳食纤维可分为可溶性膳食纤维和不可溶性膳食纤维。

膳食纤维对于预防现代慢性病有很大功效。

富含膳食纤维的食物有全谷物、豆类、水果、蔬菜。

膳食纤维是一类特殊的碳水化合物，它虽然不能被人体消化道酶分解，但因为有着重要的生理功能，也成为人体不可缺少的物质，被称为人类的"第七大营养素"。

1.9.1　膳食纤维的分类

膳食纤维主要来自植物细胞壁成分，按溶解性可分为可溶性膳食纤维和不可溶性膳食纤维。

可溶性膳食纤维：既可溶解于水又可吸水膨胀，并能被大肠中微生物酵解的一类纤维，常存在于植物细胞液和细胞间质中，包括果胶、树胶、藻类多糖和部分半纤维素等。

不可溶性膳食纤维：既不能溶解于水又不能被大肠中微生物酵解的一类纤维，常存在于植物的根、茎、叶、皮、果中，包括纤维素、木质素和一些半纤维素。

1.9.2　膳食纤维的特性

（1）吸水作用。膳食纤维有很强的吸水能力或与水结合的能力。此作用可使肠道中粪便的体积增大，加快其转运速度，减少有害物质接触肠壁的时间。

（2）黏滞作用。一些膳食纤维具有很强的黏滞性，能形成黏液型溶液，这些膳食纤维包括果胶、树胶、海藻多糖等。

（3）结合有机化合物作用。膳食纤维具有结合胆酸和胆固醇的作用。

（4）阳离子交换作用。其作用与糖醛酸的羧基有关，可在胃肠内结合无机盐，如与钾、钠、铁等阳离子形成膳食纤维复合物，影响其吸收。

（5）细菌发酵作用。膳食纤维在肠道易被细菌酵解，其中可溶性膳食纤维可完全被细菌酵解，而不可溶性膳食纤维则不易被酵解。而酵解后产生的短链脂肪酸如乙酯酸、丙酯酸和丁酯酸均可作为肠道细胞和细菌的能量来源，促进肠道蠕动，减少胀气，改善便秘。

❋知识链接

食物中的膳食纤维

可溶性膳食纤维存在于燕麦、大麦、水果、豆类食物中，可减缓消化速度和快速排泄胆固醇，有助于调节免疫系统功能，促进体内有毒重金属的排出。

不可溶性膳食纤维存在于麸皮、蔬菜、坚果类食品中，可提高食物通过消化道的速率，增加胃肠里的食物体积，从而预防便秘。它还能吸收食物中的有害物质，并弱化消化道中细菌排出的毒素。而且，它能够"填饱肚子"却又不提供热量，所以对减轻体重有很大的帮助。

1.9.3　膳食纤维的生理功能

1. 改善肠道功能

膳食纤维的吸水膨胀性有利于增加食物的体积，刺激胃肠道的蠕动，促进排便，并软化粪便、防止便秘，减少粪便在肠道中的停滞时间及粪便中有害物质与肠道的接触，从而预防和减少肠道疾病。膳食纤维可以改善肠道菌群，维持体内的微生态平衡，有利于某些维生素的合成。

2. 降低血糖及胆固醇

膳食纤维能够推迟可消化性糖类如淀粉等的消化，延缓葡萄糖的吸收，避免进餐后血糖急剧上升。膳食纤维中某些成分可结合胆固醇和胆酸，减少胆固醇吸收，有利于降低血清胆固醇。

3. 控制体重和减肥

水溶性膳食纤维具有很强的吸水膨胀性能。其吸水后膨胀，既能增加饱腹感，又能减少食物中脂肪的吸收，相对降低膳食的总能量，有利于控制体重和减肥。

4. 预防恶性肿瘤

研究表明，膳食纤维或富含膳食纤维的食物的摄入量与患结肠癌危险性成负相关。研究显示，大量摄入蔬菜和水果与患结肠癌的低危险性有关，或认为蔬菜和水果在结肠癌发生过程中起保护作用。

1.9.4　膳食纤维与健康

表 1-17　每100g 食物的膳食纤维含量

谷类	膳食纤维（g）	蔬菜	膳食纤维（g）	水果及坚果	膳食纤维（g）
燕麦片	5.3	春笋	2.8	苹果	1.2
玉米	6.4	金针菇	2.7	葡萄干	1.6
黑豆	10.2	口蘑	17.2	桑葚	4.1

（续上表）

谷类	膳食纤维（g）	蔬菜	膳食纤维（g）	水果及坚果	膳食纤维（g）
黄豆	15.5	木耳	29.9	大干枣	9.5
绿豆	6.4	鲜香菇	3.3	梨	3.1
红小豆	7.7	菠菜	1.7	桂圆干	2
薏米	2	胡萝卜	1.3	核桃	9.5
花生	7.7	豆角	2.1	杏仁	8
富强粉	0.6	毛豆	4	石榴	4.8
小麦胚粉	5.6	圆茄子	1.7	黑芝麻	14
红薯	1.6	干海带	6.1	菠萝	1.3
黑米	3.9	芹菜	1.4	芒果	1.3

　　膳食纤维摄入量过少，容易引起便秘和肠道功能紊乱。长期缺少蔬菜和全谷食物，摄入过多高蛋白、高脂肪食物，可能引起代谢紊乱，诱发多种慢性疾病。膳食纤维长期摄入过低将增加心血管疾病、肠道疾病、2 型糖尿病发生的风险。

　　当膳食纤维摄入量过多时，容易产生肠胃充盈和不舒服的感觉。长期摄入高膳食纤维的食物，可减少对脂肪、糖类的吸收利用，降低铁、钙、镁、锌、叶酸等矿物质和维生素的吸收和利用能力。

1.9.5　膳食纤维的适宜摄入量和食物来源

　　建议我国成人（19~50 岁）总膳食纤维的 AI 值为 25~30g/d，并鼓励每日食物至少有 1/3 为全谷物食物，以及保证平均每天摄入蔬菜、水果 400~500g。

　　富含膳食纤维的食物有全谷物、豆类、水果、蔬菜及马铃薯等，此外还有多种高膳食纤维功能性食品。全谷物中的纤维主要来源于谷物表皮，所以精加工谷类食品的膳食纤维含量很低。由于蔬菜和水果中的水分含量较高，故所含膳食纤维的量相对较少。

❈小贴士

如何保证一天膳食纤维的摄入量

　　作为第七大营养素，膳食纤维已被越来越多的人所熟知。我们每天应该摄入 25~30g 膳食纤维。全麦、无糖的麦片或者全麦面包都含有较多的膳食纤维，都是早餐的理想选择。蔬菜、豆类、水果都是每天必不可少的。当你饥肠辘辘时可以备一些像坚果、葡萄干等膳食纤维含量高的小零食。自制一份酸奶水果沙拉也是很棒的选择。

第 2 章　植物化学性物质

2.1　类胡萝卜素

概　述

类胡萝卜素是一类重要的天然色素的总称，普遍存在于动物、高等植物、真菌、藻类中的黄色、橙红色或红色的色素之中。

类胡萝卜素在体内可转化为维生素 A。

类胡萝卜素在抗氧化、调节免疫、延缓衰老以及预防癌症等多种慢性病等方面具有重要的作用。

2.1.1　类胡萝卜素简介

类胡萝卜素是一类重要的天然色素的总称，普遍存在于动物、高等植物、真菌、藻类中的黄色、橙红色或红色的色素之中。1831 年由化学家 Wackenroder 从胡萝卜根中分离得出，故以"胡萝卜素"命名。此后，随着生化科技的发展，又分离出一系列的天然色素，命名为"类胡萝卜素"。迄今，被发现的天然类胡萝卜素已达 600 多种，在人体中存在的主要有 α - 胡萝卜素、β - 胡萝卜素、叶黄素、玉米黄质、番茄红素以及β - 隐黄素等。

类胡萝卜素可分为 3 类：①胡萝卜素，最常见的有番茄红素和 β - 胡萝卜素、γ - 胡萝卜素。②叶黄素，亦称胡萝卜醇，常见的有隐黄质、玉米黄质、叶黄素、辣椒红、辣椒玉红素、虾青素、虾红素、海胆烯酮、蒲公英黄质、新黄质、柠黄质、紫菌红素丁等。③类胡萝卜素酸，如藏花素、胭脂树橙和红酵母红素等。

2.1.2　类胡萝卜素的功能作用

（1）抗氧化。

抗氧化就是抵御自由基对机体中蛋白质、脂质和核酸等的侵害。类胡萝卜素具有明显的抗氧化功能，其分子结构中含有多个共轭双键，能有效抑制自由基的活性，从而减少其对细胞遗传物质（DNA、RNA）和细胞膜（如蛋白质、脂质和碳水化合物）的损伤。

（2）免疫调节。

类胡萝卜素能增强免疫系统中 B 细胞、CD4 细胞的活力，增加免疫细胞嗜中性白细胞的数目，从而提升机体免疫防御的能力；同时，还具有免疫监督的作用。体外实验结果表明，类胡萝卜素能增加自然杀伤细胞（又名 NK 细胞，是机体重要的免疫细胞，不仅与抗肿瘤、抗病毒感染和免疫调节有关，而且在某些情况下参与超敏反应和自身免疫性疾病的发生）的数目或刺激吞噬细胞的吞噬作用，从而起到消灭癌细胞、预防癌症的作用。

（3）延缓衰老。

人体衰老的进程与抗氧化和免疫调节能力息息相关，类胡萝卜素兼具抗氧化和免疫调节的功效，对延缓衰老有很好的作用。在抗氧化方面，类胡萝卜素尤其是 β - 胡萝卜素不仅能直接作为抗氧化剂来清除自由基，还能增加体内超氧化物歧化酶和谷胱甘肽过氧化物酶的含量，进而强化机体自身的抗氧化能力，延缓细胞和机体的衰老。

（4）抗癌。

多项证据表明，许多类胡萝卜素具有抗癌活力，能使癌症致死的危险性降低 20%~30%。流行病学、药理实验都肯定 α - 胡萝卜素、β - 胡萝卜素、番茄红素、叶黄素等类胡萝卜素具有抗癌作用，这与其抗氧化和免疫调节功能相关，同时还与其在癌症产生中的启动、促进和发展等各个阶段的作用相关。

（5）预防其他慢性病。

随着对类胡萝卜素抗氧化性认识的不断深入，其与心血管疾病间的关系也引起了人们的关注，类胡萝卜素尤其是 β - 胡萝卜素具有预防心血管疾病的重要作用；叶黄素和玉米黄素具有抗氧化和光过滤作用，能预防老年性黄斑变性、白内障等眼科疾病；另外，类胡萝卜素的强大抗氧化作用，对一些与自由基或氧化伤害有关的疾病，如白内障、关节炎、糖尿病、肾小球肾炎、肝炎、肝硬化等均具有一定的防治作用。

2.1.3　富含类胡萝卜素的食物

类胡萝卜素主要存在于深绿色或红黄色的蔬菜和水果中，如冬苋菜、冬葵、菠菜、芹菜叶、软江叶、油菜薹、韭菜、苋菜、番茄、红甜椒、辣椒、菱茄、老南瓜等；也存在于动物脂肪、卵黄、甲壳等处。

2.1.4　类胡萝卜素的需要量

就一般成年男性而言，每天摄入 1 000IU 类胡萝卜素即可防止不足。10~15 岁少女建议每日摄入量为 4 600IU。16 岁以上的女性建议每日摄入量为 4 200IU。成年人每日只需食用约 0.85 个柠檬或 1/2 根胡萝卜或 1 片芒果或 1 根芦笋即可满足需要；孕妇需特别注意其安全用量，以免产生畸形儿。怀孕期间，最初摄取量不建议增加。哺乳期女性，在前 6 个月中可额外增加 2 500IU；后 6 个月额外增加 2 000IU。

2.1.5　类胡萝卜素缺乏的症状

类胡萝卜素缺乏的症状有：

①暗适应能力下降，如夜盲及眼干燥症；

②黏膜、上皮改变；

③生长发育受阻；

④味觉、嗅觉减弱，食欲下降；

⑤头发干枯、皮肤粗糙、记忆力减退、心情烦躁及失眠。

❋生活小常识

自然界的类胡萝卜素，主要以蛋白质复合物形式存在，适当加热能提高其浸出率与生物利用率，加热过度则可能引起异构，影响生物活性。脂肪可刺激胆汁分泌，促进类胡萝卜素形成脂质微粒，利于吸收。比如，番茄炒蛋或者胡萝卜炒肉片可能比生吃番茄或胡萝卜能更好地汲取它们的营养价值。

❋营养素链接

您有以下症状吗？过早衰老，失眠，浑身无力，皮肤干燥、粗糙，黏膜干燥，患夜盲症、眼干燥症及近视等，易发生泌尿系统及呼吸系统感染。

营养解读——天然β-胡萝卜素软胶囊

天然β-胡萝卜素软胶囊有如下作用：

（1）胡萝卜素转化为维生素A后，刺激黏膜细胞不断分泌黏液，维持皮肤黏膜的完整性。

（2）促进内感光色素的生成，增强视力。

（3）有助于视紫红质的合成，提高暗适应能力，预防夜盲症。

（4）降低癌症患者接受放疗和化疗时产生的毒副反应。

（5）直接清除自由基，增加体内超氧化物歧化酶和谷胱甘肽过氧化物酶的含量，从而延缓衰老。

（6）增加免疫细胞的数目和增强免疫细胞的活力，从而达到免疫调节的效果。

适应人群：

（1）长期对脂肪吸收不良者，如患有消化系统疾病、胃肠部分切除者。

（2）长期佩戴隐形眼镜或者长时间注视计算机屏幕的人。

（3）孕妇及哺乳妇女。

2.2 植物固醇

概 述

植物固醇是植物中的一种活性成分，对人体健康有很多益处。

所有植物性食物中都含有植物固醇，但含量较高的是植物油类、豆类、坚果类等。

植物固醇能抑制胆固醇的吸收，促使胆固醇从肠道排出，降低人体甘油三酯、总胆固醇和低密度脂蛋白等水平，保护心血管。

2.2.1 植物固醇简介

植物固醇是以游离状态或与脂肪酸和糖等结合的状态存在的一种功能性成分，广泛存在于蔬菜、水果等各种植物的细胞膜中，主要成分为β-谷固醇、豆固醇、菜籽固醇1和菜籽固醇2，总称为植物固醇。

美国糖尿病协会推荐每日植物固醇摄入量为1.6～3.0g，澳大利亚心脏协会推荐每日摄入2～3g以降低低密度脂蛋白水平。植物固醇在许多谷物、蔬菜、水果、豆类、坚果和种子中都存在，但含量比较低，为5～40mg。在烹饪和提炼过程中植物固醇很容易被破坏，因此人们在日常饮食中很难获得足量的植物固醇。

2.2.2　植物固醇的功能作用

植物固醇有降低血液胆固醇、防治前列腺肥大、抑制肿瘤、抑制乳腺增生和调节免疫等作用。

（1）植物固醇在肠道内可以与胆固醇竞争，减少对胆固醇的吸收，有效地降低高脂血症患者血液中"坏"胆固醇（包括总胆固醇和低密度脂蛋白胆固醇）的含量，而不影响血液中的"好"胆固醇（高密度脂蛋白胆固醇），对高血脂患者有很好的降脂效果。据统计，膳食中植物固醇摄入量越高，人罹患心脏病和其他慢性病的危险性就越低。

（2）摄入含植物固醇高的食物可以减少冠心病等慢性病的发生。

（3）植物固醇是一种自然存在于植物的化合物，它能够阻止小肠对胆固醇的吸收。

另外，经常吃植物蛋白的人，比对照组的胆固醇平均降低12%。它可阻断食物中胆固醇的吸收，减少来自自身肝脏胆固醇的再吸收。植物固醇进入人体后，能较多地被肠吸收，从而降低胆固醇，不仅可抑制癌细胞分化，刺激癌细胞死亡，对防治心脏病也有好处。

2.2.3　植物固醇的膳食来源

所有植物性食物中都含有植物固醇，但含量较高的是植物油类、豆类、坚果类等。虽说谷类、水果、蔬菜中植物固醇含量相对较低，但由于日常食用量较大，也为人类提供了不少植物固醇。

1. 谷类

在谷类食物中，小麦面粉中植物固醇的含量远高于大米，每100克小麦面粉中植物固醇含量平均为59mg。面粉加工越精细，植物固醇含量越低，即全麦粉＞标准粉＞富强粉＞饺子粉。每100克不同品牌和产地的大米，其植物固醇含量大致相同，平均为13mg。杂粮如紫米、薏仁米、荞麦米、青稞、小米、玉米等的植物固醇含量比较高，平均在60mg以上。

《中国居民膳食指南（2016）》建议成年人每天摄入300～600g谷类食物。按照平均400g计算，如果以面粉为主食，则大约可摄入480mg植物固醇；如果单纯吃大米，则摄入的植物固醇不足110mg，两者差距很大。以大米为主食的地区，居民每日三餐中至少有一餐应改为面食类，如面条、馒头等，在正餐之外，还可以加一些紫米粥、小米粥、玉米碴粥等杂粮粥。

2. 豆类

豆类中植物固醇含量比谷类高，每 100g 黄豆中植物固醇含量超过 100mg，黑豆和青豆中植物固醇含量也较高。豆腐是最常见的豆制品，每 100g 豆腐植物固醇含量平均达 30mg。豆浆虽水分多，但 100g 豆浆中植物固醇含量也达到 7mg。

平时多摄入豆类制品，如每天喝一杯豆浆（250g），可提供约 20mg 植物固醇。每周至少保证三顿豆腐，每次摄入量在 50g 以上，既能提高植物固醇的摄入量，又能保证优质蛋白等营养素的摄入。还可经常煮些杂豆粥，当作配餐或茶点。

3. 植物油

植物油是植物固醇含量最高的一类食物。以常见的植物油为例，每 100g 大豆油中植物固醇含量约 300mg，花生油约 250mg，芝麻油和菜籽油为 500mg 以上，玉米胚芽油中植物固醇含量最高，可达 1 000mg 以上。可以说，植物油是膳食中植物固醇的一个重要来源。

每天植物油摄入量以 25g 为宜。植物油摄入过多，会导致热量过剩，增加肥胖、心血管疾病等慢性病的发生率。所以，不要盲目增加植物油的摄入量，以求获得更多的植物固醇。建议大家适当调整食用油种类，如以玉米胚芽油或菜籽油为主要烹调油，或者将每天 25g 的花生油换成玉米胚芽油，则可以在摄入热量不变的情况下，多摄入 180mg 植物固醇。

4. 蔬菜水果

蔬菜水果是每天膳食中的重要食物，不仅提供了丰富的维生素和纤维素等营养物质，还能提供植物固醇。蔬菜中，菜花、西兰花、油麦菜等植物固醇含量高，冬瓜、茄子、柿子椒等植物固醇含量较低。水果中，橙子、橘子、山楂等植物固醇含量较高，西瓜、香瓜等植物固醇含量较低。

建议每天吃蔬菜 300～500g、水果 200～350g。中国居民蔬菜水果摄入量普遍较低，如蔬菜平均摄入量不足 300g，水果仅为 45g。无论是为了增加维生素、矿物质的摄入量还是增加植物固醇的摄入量，都应多吃蔬菜和水果，可选择菜花、橙子等植物固醇含量高的食物，对健康有益。

2.3　皂苷类化合物

概　述

皂苷又称皂素，是植物的二次代谢产物，它在植物界的分布很广，每种植物所含的皂素结构各有差异。

皂苷具有调节脂质代谢、降低胆固醇、抗微生物（抑制细菌、抗病毒）、抗肿瘤、抗血栓、免疫调节、抗氧化等作用。

2.3.1 皂苷类化合物简介

皂苷别称碱皂体、皂素、皂苷、皂角苷或皂草苷，是植物的二次代谢产物。皂苷是苷元为三萜或螺旋甾烷类化合物的一类糖苷。含有皂苷的植物有豆科、蔷薇科、葫芦科、苋科等，动物有海参和海星等。人参皂苷是人参成分中最有效的药用成分，人参皂苷种类有近 30 种，每一种人参皂苷都有其特定的药理功能。

2.3.2 皂苷类化合物的功能作用

许多中草药如人参、远志、桔梗、甘草、知母和柴胡等的主要有效成分都含有皂苷。现有的研究发现三萜类皂苷如人参皂苷、柴胡皂苷、甘草皂苷、远志皂苷、酸枣仁皂苷等具有降低胆固醇、抗感染、抑制肿瘤、免疫、兴奋或抑制中枢神经等作用；甾体皂苷如沿阶草皂苷、知母皂苷等则有抗肿瘤、抗真菌和细菌以及降低胆固醇的作用。

大豆皂苷对人体不仅无毒害作用，而且具有许多有益的生理功能。近 20 年的研究结果表明，大豆皂苷具有多种生理活性和良好的药理作用，具有抗癌、调节免疫功能、降低血清中胆固醇含量、防治心血管疾病、抗菌、抗病毒、护肝、减肥等多重生理功效。

2.3.3 皂苷类化合物的来源

皂苷多分布在植物中，在蔷薇科、石竹科、无患子科、薯蓣科、远志科、天南星科、百合科和豆科等中含量较多。在海洋动物如海参、海星、海盘车等中亦有存在。研究人员发现，红葡萄酒中含有皂苷，葡萄皮上的皂苷在酿酒发酵过程中，被较好地保留在酒中。豆类包括豌豆、红芸豆、菜豆、斑豆、蚕豆、扁豆都含有皂苷，特别是鹰嘴豆，含量较高。大豆也含有较多的皂苷，但大豆发酵食品在加工过程中皂苷含量会损失一半以上。

某些草药和香料如辣椒中含有促进健康的皂苷。香料可以改善食物的风味而无须担心增加不必要的热量和脂肪，因此食用香料是增加皂苷摄入的一个非常合适的途径。

2.4 多酚类化合物

概 述

多酚类化合物是酚类衍生物的总称，主要指酚酸和黄酮类化合物。最常见的为黄酮类化合物。

研究发现，多酚类化合物有槲皮素、芦丁、黄芩素、大豆苷、银杏黄酮等，主要来源于绿茶、各种有色水果及蔬菜、大豆、巧克力、药食两用植物等。

多酚类化合物具有抗氧化、抗肿瘤（尤其是茶多酚和大豆异黄酮）、保护心血管、抑制炎症、抗微生物（蜂胶、黄芩素）、抗病毒（主要为一些中草药类）及其他（抗突变、抗衰老、增强免疫、抗辐射）作用。

2.4.1　多酚类化合物简介

多酚类化合物是一类存在于植物中的多羟基酚类化合物的总称，主要包括黄酮类、单宁类、花色苷类、酚酸类等。多酚类化合物的种类很多，结构各异，其生物利用率、抗氧化性及对人体的影响也有差异。目前科学界已经分离鉴定出 8 000 多种多酚类化合物。

大量科学研究表明，植物多酚具有抗氧化、抗癌、抗辐射、抗菌、降血脂、抗衰老、保护神经和提高机体免疫力等对人类健康有益的作用。

2.4.2　多酚类化合物的功能作用

多酚类化合物的共同特点是具有良好的抗氧化活性，能与维生素 C、维生素 E 和胡萝卜素等其他抗氧化物在体内一起发挥抗氧化功效，清除损害人体健康的坏分子——自由基。根据对美国市场上 10 种不同品牌的饮料的抗氧化能力和总多酚含量的测试，饮料的抗氧化效能与总多酚含量呈正比。多吃蔬菜、水果有益健康，而蔬果的抗氧化作用主要来自其中所含的多酚类化合物。

葡萄酒中含有许多有益健康的非酒精成分，包括白藜芦醇和多种黄酮类成分，这些强力抗氧化物都属于多酚类化合物，对冠心病有良好的防治作用。

另一类富含多酚类化合物的饮料是茶，茶多酚是茶叶中儿茶素类成分和其他多酚类成分如花青素、黄酮类成分、酚酸类成分等的总称，占茶叶的 10% ~ 20%。在未经发酵的绿茶中，儿茶素类成分含量最高，可达 25%，经过发酵的茶叶如红茶、乌龙茶等主要含有上述多酚的缩合物、茶黄素、花青素的多聚物。大量研究表明，茶多酚具有增强机体抵抗力、抗氧化、抗癌、抗肿瘤、抗辐射、抑菌、抗病毒、降低血糖和血脂、预防心脑血管疾病、抗衰老等多种天然生物活性。

含有多酚物质的豆类食品则有防治乳癌和预防骨质疏松的作用。

近十年来，世界各国关于植物多酚生物活性研究的热点主要集中在以下方面：①抗氧化；②抗癌；③抗心血管疾病；④抗阿尔茨海默病。

✿小贴士

抗氧化效能大比拼

各饮品的抗氧化效能比试结果：石榴汁的抗氧化效能综合指数最高，至少高于其他供试果汁 20%。各饮品的抗氧化效能大小顺序为：石榴汁 > 红葡萄酒 > 蓝莓汁 > 黑樱桃汁 > 蔓越莓汁 > 橙汁 > 苹果汁。

对常见水果和蔬菜中多酚含量、组成及其抗氧化活性进行分析后发现，富含花青素的草莓、覆盆子和红杏抗氧化活性最高，其次是富含黄酮类的橙子和柚子以及富含黄酮醇的洋葱、韭菜、菠菜和青菜，而富含羟基肉桂类物质的苹果、梨和桃的抗氧化活性较低。

2.4.3　多酚类化合物的来源

多酚类化合物广泛存在于常见植物及植物性加工食品中，如茶叶、水果、蔬菜、谷物、豆类等，以及葡萄酒、茶饮品、橄榄油、果汁、巧克力、咖啡等。目前的研究显示，水果和茶、红酒等饮料是多酚类化合物的主要来源。槲皮苷等多酚多存在于植物中，如水果、蔬菜、谷物、豆科植物等。有些特殊的多酚类化合物则只存在于特定的食品中，如黄烷酮只存在于柑橘属水果中。

✽知识链接

法国悖论

你听过法国悖论（French Paradox）吗？它说的就是法国人酷好美食，然而心脏血管疾病的比例却不高。营养专家表示这可能是法国人喜欢以红酒来搭配美食的缘故，因为红酒当中富含葡萄多酚成分。

红酒已被研究证实含有多种重要的化学物质及营养成分，其中一种称为多酚的化学物质即为红酒多酚，是由葡萄本身在进行光合作用时因抗氧化而产生的，其外观呈柴红色。红酒多酚是一种强而有力的抗氧化分子，可有效抵抗自由基的伤害，因为自由基会产生氧化作用，使肌肤表皮皱缩产生细纹，而天然的红酒多酚因为蕴含多种强效的抗氧化物质，所以可以防止肌肤老化，使肌肤变得更白皙、润泽而有弹性。

第3章 其他生物活性成分

3.1 辅酶 Q_{10}

概　述

辅酶 Q_{10} 是一种存在于自然界的脂溶性醌类化合物，在人类身体细胞内参与能量制造及活化，是预防动脉硬化形成的最有效的抗氧化成分。

辅酶 Q_{10} 是人类生命不可缺少的重要元素之一，能激活人体细胞和细胞能量的营养，具有提高人体免疫力、抗氧化、延缓衰老和增强人体活力等功能。

辅酶 Q_{10} 有两大贡献：一是作为助手，帮助产能。人体95%的能量都来自于它参与的这条能量流水生产线，因此其在需要高能量的器官——心、肝、肾中的含量相对最高；二是担任侍卫，帮助细胞抵御自由基，起到抗氧化的作用。

辅酶 Q_{10} 在人体中不可或缺，可自身合成或从膳食补充。推荐心血管疾病患者、辅酶 Q_{10} 合成不足的病人在医生指导下补充辅酶 Q_{10} 作为辅助治疗。

辅酶 Q_{10} 在动物内脏、牛肉、豆油、沙丁鱼、鲭鱼和花生等食物中含量相对较高。

在人的身体里，每个细胞都有辅酶 Q_{10}，它是一种纯天然的抗氧化物质，有助于抵抗细菌和自由基，促进细胞生长和自我修复。人体辅酶 Q_{10} 的总含量仅为 $500\sim1\,500\text{mg}$，并随着年龄增加而减少。在人的器官中辅酶 Q_{10} 的含量在25岁时达到高峰，然后迅速减少。在心脏中辅酶 Q_{10} 浓度降低得特别明显。77岁的老人与20岁的年轻人相比，心肌中的辅酶 Q_{10} 减少了57%。因此，为了保证人体必需的辅酶 Q_{10} 水平，我们应该多食用含辅酶 Q_{10} 丰富的食物或者在医生指导下服用辅酶 Q_{10} 补充品。

3.1.1 辅酶 Q_{10} 简介

辅酶 Q_{10} 是一种存在于自然界的脂溶性醌类化合物，其结构与维生素 K、维生素 E 和质体醌相似。它在人类身体细胞内参与能量制造及活化，具有提高人体免疫力、增强抗氧化、延缓衰老和增强人体活力等功能。医学上广泛用于心血管系统疾病，国内外将其广泛用于营养保健品及食品添加剂。

3.1.2 辅酶 Q_{10} 缺乏的症状

①心律不齐、早搏、心绞痛、胸闷心慌。

②血压、血脂偏高。

③免疫力低下、易疲劳。

3.1.3 辅酶 Q_{10} 的功能作用

①护心脏：有助于为心肌提供充足氧气，预防突发性心脏病，尤其在心肌缺氧过程中辅酶 Q_{10} 将发挥关键作用。

②预防动脉粥样硬化：辅酶 Q_{10} 能改善内皮依赖性血管收缩和舒张功能紊乱，其抗氧化性有助于改善血管的氧化应激、膜稳定、代谢性强心及逆转左室肥厚，对动脉粥样硬化的形成和发展具有一定的抑制作用。

③抗衰老：皱纹的增加、皮肤的老化与辅酶 Q_{10} 含量有关，辅酶 Q_{10} 含量越低，皮肤越易老化，面部的皱纹也越多。

④抗肿瘤：辅酶 Q_{10} 有抗肿瘤作用，临床显示其对于晚期转移性癌症有一定疗效。

⑤抗疲劳：它是细胞自身产生的天然抗氧化剂和细胞代谢启动剂，具有保护和恢复生物膜结构完整性以及稳定膜电位的作用，是机体的非特异性免疫增强剂，有极好的抗疲劳作用，使细胞保持良好健康的状态，从而使机体充满活力，精力旺盛，脑力充沛。

⑥抗高血压：辅酶 Q_{10} 可降低患者血液收缩压和舒张压。

⑦保护皮肤：辅酶 Q_{10} 可增加皮肤对有效成分的吸收，并增加细胞的抵抗力。它的抗氧化性可以消灭自由基，维持细胞膜的完整和稳定。

⑧改善神经退行性病变：辅酶 Q_{10} 能抵抗氧化应激和损伤，改善线粒体呼吸链功能障碍，对神经退行性病变有改善作用。研究表明，辅酶 Q_{10} 干预可减缓帕金森病的进展与恶化。

❋**生活小常识**

辅酶 Q_{10} 的食物来源有：

（1）植物油富含辅酶 Q_{10}。

（2）动物性食品是辅酶 Q_{10} 的主要天然来源，特别是脏器（心脏、肝脏、肾脏）、牛肉、沙丁鱼、鲭鱼等。摄入 500g 沙丁鱼、1 000g 牛肉可分别提供约 30mg 辅酶 Q_{10}。

（3）人体绝大多数组织都自带辅酶 Q_{10} 的生物合成功能。

（4）在蔬菜中，西芹和紫苏是辅酶 Q_{10} 含量之星。

（5）水果的辅酶 Q_{10} 含量极低，不过个性另类的牛油果在辅酶 Q_{10} 储备方面独领风骚。

值得一提的是，膳食中摄入的脂质会促进胆汁分泌，从而增强对辅酶 Q_{10} 的吸收。

❋**营养素链接**

您有以下现象吗？心律不齐、早搏、心绞痛、胸闷心慌，高血压、高血脂、免疫力低下、易疲劳。

营养解读——辅酶 Q_{10} 维 E 软胶囊

辅酶 Q_{10} 是细胞自身产生的天然抗氧化剂和细胞代谢启动剂，具有保护和恢复生物膜结构完整性、稳定膜电位的作用，是机体的非特异性免疫增强剂，有极好的抗疲劳作用，能使细胞保持良好健康的状态，从而使机体充满活力，精力旺盛，脑力充沛。

辅酶 Q_{10} 的抗氧化性使其对动脉粥样硬化的形成和发展具有一定的抑制作用，且因为其抗氧化性对膜稳定、代谢性强心及逆转左室肥厚等具有良好作用，所以在心血管病中的应用也日益广泛。

①辅酶 Q_{10} 是人类生命不可缺少的重要元素之一，能激活人体细胞和细胞能量的营养，具有提高人体免疫力、抗氧化、延缓衰老和增强人体活力等功能。

②维生素 E 能延缓衰老，有效减少皱纹的产生，减少细胞耗氧量，使人更有耐久力，有助于减轻腿抽筋和手足僵硬状况，其抗氧化性能保护机体细胞免受自由基的毒害。

适用人群：

(1) 各种心脏问题患者，如冠心病、心律失常、心绞痛、心肌病等患者。

(2) 运动员、脑力工作者、免疫力低下人群。

(3) 肝炎、脂肪肝患者及肝功能减退者。

(4) 牙龈炎、肠胃溃疡较为严重的人群。

(5) 糖尿病、高血压、高胆固醇、老年痴呆症患者。

3.2 硫辛酸

概 述

硫辛酸由于参与每个细胞的能量释放工作，在产生三磷腺苷的过程中起关键作用，因而可以恢复细胞的活力，在几乎每一种慢性疾病的康复中都扮演重要的角色。

硫辛酸是一种很有价值的抗衰老营养素。硫辛酸的抗氧化能力比维生素 E 高 20 倍，并有助于维生素 C、维生素 A、维生素 B 的循环利用。

硫辛酸可以帮助身体内四个重要的抗氧化剂再生：维生素 C、维生素 E、谷胱苷肽和辅酶 Q_{10}。

硫辛酸（alpha lipoic acid）是一种存在于线粒体的辅酶，能消除加速老化与致病的自由基。硫辛酸在体内经肠道吸收后进入细胞，兼具脂溶性与水溶性的特性，可以到达身体的每一个部位。

硫辛酸由于参与每个细胞的能量释放工作，在产生三磷酸腺苷的过程中起关键作用，因而可以恢复细胞的活力，并且与辅酶 Q_{10} 一样，可以直接给细胞"充电"，帮助细胞释放能量。所以在几乎每一种慢性疾病的康复中都扮演着重要的角色。

3.2.1 硫辛酸的用途

①用于糖尿病及其并发症的治疗；②对缺血再灌注损伤起保护作用；③抗辐射损伤；④抗衰老。

3.2.2 硫辛酸的功能作用

①稳定血糖值；②改善肝功能；③恢复体力；④塑颜美容抗老化。

3.2.3 硫辛酸针对的症状

①糖尿病或已出现轻度高血糖症状；

②肝细胞损伤；

③皮肤干燥或容易出现细纹，皮肤老化。

✻知识链接

硫辛酸与糖尿病

硫辛酸可预防糖基化反应。糖基化反应即是糖分子与血液、细胞膜、神经组织中的重要蛋白质相结合而产生的一系列不良后果。糖基化反应相当于“制革作用”，就像在制革过程中，将柔软的牛皮变成硬皮革一样。无论是血管、神经或者肌肉，糖基化反应将使其组织迅速老化。而硫辛酸能改善糖尿病的周围神经病变。硫辛酸改善了进入神经的血液流动，增强了神经传导功能。同时，硫辛酸可以降低糖尿病病人出现并发症的概率。

3.3 褪黑素

概　述

褪黑素是由哺乳动物和人类的松果体产生的一种胺类激素，含量水平随每天时间的变化而变化。

褪黑素可以改善睡眠，提高睡眠质量。

褪黑素（又称褪黑激素、美拉酮宁、抑黑素、松果腺素）是由哺乳动物和人类的松果体产生的一种胺类激素，能够使一种产生黑色素的细胞发亮，因而命名为褪黑素。它存在于从藻类到人类等众多生物中，含量水平随每天的时间变化。褪黑素是一种内源性物质，通过内分泌系统的调节起作用，在体内有自己的代谢途径。

褪黑素的生物合成受光周期的制约。松果体在光神经的控制下，由色氨酸转化成5-羟色氨酸，再进一步转化成5-羟色胺，在N-乙酰基转移酶的作用下，再转化成N-乙酰基-5-羟色胺，最后合成褪黑素，从而使体内的含量呈昼夜性的节律改变。

褪黑素的生物合成与年龄有很大关系。35岁以后，体内自身分泌的褪黑素含量水平明显下降，平均每10年降低10%～15%，导致睡眠紊乱以及一系列功能失调，到老年时昼夜节律渐趋平缓甚至消失。褪黑素含量水平降低、睡眠减少是人类脑衰老的重要标志之一。

3.3.1 褪黑素简介

褪黑素主要是由哺乳动物和人类的松果体产生的一种胺类激素。人的松果体是附着于第三脑室后壁的、豆粒状大小的组织。也有报道认为，哺乳动物的视网膜和副泪腺也能产生少量的褪黑素；某些变温动物（如青蛙）的眼睛、脑部和皮肤以及某些藻类也能合成褪黑素。

3.3.2　褪黑素的功能作用

①延缓衰老；

②抗肿瘤：对自由基产生的物理和化学反应以及致癌性有拮抗作用；

③改善睡眠；

④调节免疫。

3.3.3　褪黑素的使用指南

①服用褪黑素不能同时服用阿司匹林。

②服用褪黑素时最好不抽烟，因为吸烟能破坏褪黑素。同时也不能大量饮酒。

③人到中年后褪黑素的分泌开始减少，到老年其分泌量已微不足道。尽早摄取补充足够的褪黑素，可以改善内分泌系统的功能，提高免疫力，增强抗紧张功能，有助于防治白癜风。

④服用褪黑素的时候一定要慎重，人体每天对褪黑素的需求量仅为零点几毫克，如果服用过量会产生一定的副作用。

3.3.4　慎用褪黑素的人群

①成年人；②妊娠期妇女；③心脑疾病患者；④肝肾功能不全者；⑤酒精过敏者。

✽生活小常识

失眠指入睡困难、睡眠中间易醒及早醒、睡眠质量低下、睡眠时间明显减少，严重的失眠患者还会彻夜不眠等。长期失眠易引起心烦意乱、疲乏无力，甚至头痛、多梦、多汗、记忆力减退，还可引起一系列临床症状，并诱发一些心身性疾病。

营养素搭配方案

失眠患者的营养素指导是：

①安定＋褪黑素软胶囊；

②安神补脑液＋褪黑素软胶囊。

原因是：

①安定的作用：促进睡眠，延长睡眠时间。

不足：调节睡眠周期效果不佳，长期使用会导致快速眼动期延长。

②安神补脑液的作用：补精益髓，充养气血，可治疗失眠。

不足：药物组成以热药为主，长期服用会出现明显的上火症状。

③药物搭配褪黑素软胶囊的作用：调节睡眠周期，改善睡眠质量。

营养解读——褪黑素软胶囊

褪黑素又叫松果体素，是由人体大脑松果体释放的物质，调节着人体的睡眠周期。

随着年龄增长，体内自身分泌的褪黑素明显下降，导致睡眠紊乱以及一系列功能失调，此时需要从体外补充褪黑素以提高睡眠质量，改善整个身体的机能状态，提高生活质量，延缓衰老。

✹小贴士

用褪黑素催眠安全吗？

（1）小剂量（1~3mg）褪黑素有较为理想的催眠效果；

（2）褪黑素是一种内源性物质，通过对内分泌系统的调节而起作用，对机体来说并非异物，在体内有其自身的代谢途径，不会造成药物及其代谢物在体内蓄积；

（3）生物半衰期短，口服几小时后即降至正常人的生理水平；

（4）毒性极小。

第4章　各类食物的营养价值

4.1　谷薯类

概　述

谷薯类指谷类和薯类食物，在中国居民平衡膳食宝塔中位居第一层，是我国居民主食的主要组成部分。

谷类指小麦、稻谷、玉米、杂粮等，杂粮包括高粱、大麦、青稞、荞麦、燕麦、莜麦、粟（谷子）、黍、稷（穄子、䄢）和薏苡等。

薯类指甘薯、马铃薯、山药和芋头等。

谷类及薯类食物主要提供碳水化合物、维生素、矿物质和膳食纤维，在我国居民的传统膳食中处于重要地位。

膳食宝塔建议每人每天食用谷薯类食物 200～400g。

谷类蛋白质中氨基酸组成结构不合理，赖氨酸含量相对较低，因此谷类食物蛋白质的营养价值低于动物性食物。

谷类食物是中国居民传统膳食中最主要的能量来源，提供 50%～60% 的能量和 50%～55% 的蛋白质，也是一些膳食纤维和 B 族维生素的主要来源。越来越多的科学研究表明，以植物性食物为主的膳食可以改善高能量、高脂肪和低膳食纤维膳食模式的缺陷，有利于预防心脑血管疾病、糖尿病和癌症。

4.1.1　谷物的结构和营养素分布

各种谷粒都有相似的结构，都是由谷皮（谷壳）、糊粉层、胚乳和胚芽组成。

1. 谷皮

谷皮是种子的最外层，又称谷壳，主要由纤维素、半纤维素等组成，含有一定量的蛋白质、脂肪、维生素和无机盐，不含淀粉。

2. 糊粉层

含有较多的蛋白质、脂肪、丰富的 B 族维生素及无机盐，此层营养素含量相对较高，但米面加工精度太高时，该层易与谷皮同时混入米糠和麦麸中而损失掉。

3. 胚乳

胚乳是谷粒的主要部分，含大量淀粉和一定量的蛋白质。脂肪、无机盐、维生素含量很少。

4. 胚芽

胚芽位于谷粒的一端，含有丰富的蛋白质（包括一些酶类）、脂肪、纤维素、无机盐和维生素，其中维生素 B_1 和维生素 E 含量特别多。

❋小贴士

选择粗粮、杂粮制品

加工精度高的大米、面粉虽然满足了人们的口感喜好，但从营养学角度来看，加工精度高并不意味着营养价值高，加工过精的大米白面损失了大量营养素，特别是 B 族维生素和矿物质。出于健康因素考虑，应适当选择粗粮、杂粮制品。

4.1.2 常见谷物的营养价值

1. 粳米

粳米就是大米、稻米，是我们日常生活中的主要粮食。粳米中蛋白质含量为 8% 左右，主要为谷蛋白。粳米的营养价值与其加工精度直接相关，与糙米相比，粳米中蛋白质减少 8.4%，脂肪减少 56%，纤维素减少 57%，钙减少 43%，维生素 B_1 减少 59%，维生素 B_2 减少 29%，烟酸减少 48%。因此，在以粳米为主食的地区，人们易患脚气病等 B 族维生素缺乏症。

粳米具有食疗作用，具有补中益气、益脾胃的功效，是病后肠胃功能减弱、烦渴、虚寒、痢泄等症的食疗佳品。

2. 小麦

小麦是我国人民膳食中的主食之一。小麦含有 12% ~ 14% 的蛋白质，其中面筋含量占总蛋白质的 80% ~ 85%。面粉质量取决于小麦的品种和制作方法，小麦粉加工精度越高，面粉越白，其中的维生素和矿物质含量就越低。从营养价值角度看，全麦制品更好，因为全麦能为人体提供更多的营养，更益于健康。中医认为，小麦具有清热除烦、养心安神等功效，小麦粉不仅可以厚肠胃、强气力，还可以作为药物的基础剂，故有"五谷之贵"之美称。因此，在膳食中要注意选择一定量的全麦粉或麦片，并进行合理搭配。

3. 玉米

玉米也称苞谷、玉蜀黍、包粟、玉谷等，因其粒如珠、色如玉而得名珍珠果。玉米含有多种营养成分，其中胡萝卜素、维生素 B_2 和脂肪的含量居谷类之首，其脂肪含量是米、面的 2 倍，其脂肪酸组成中的必需脂肪酸（亚油酸）占 50% 以上，并含较多的卵磷脂、谷固醇及丰富的维生素 E，因此玉米具有降低胆固醇、防止动脉粥样硬化和降低血压的作用，并能刺激脑细胞，增强脑力和记忆力。玉米中还含有大量的膳食纤维，能促进肠道蠕动，缩短食物在消化道的时间，减少毒物对肠道的刺激，可预防肠道疾病。玉米含有 7 种"抗衰剂"：钙、谷胱甘肽、维生素 A、镁、硒、维生素 E 和脂肪酸。其中，维生素 E 有促进细胞决裂、延缓衰老、避免皮肤病变的功效，还能缓解动脉硬化和脑功能消退。

玉米除了有较高的营养价值外，还具有较高的食疗价值。玉米有利尿消肿、调中开胃的功效，最适宜患慢性肾炎者治疗时食用，还适用于有热象的各种疾病，如头晕、头胀的肝阳上亢，胃热引起的消渴，湿热型肝炎，肺热型鼻衄、咯血，以及产后血虚、内热所致的虚汗等。

4. 小米

小米也称粟米、谷子，是我国北方某些地区的主食之一。每 100g 小米含蛋白质 9g，脂肪 3.1g，膳食纤维 1.6g，维生素 A 17μg，胡萝卜素 100μg，维生素 B_1 0.33mg，维生素 B_2 0.1mg，维生素 E 3.63mg，铁 5.1mg 等。小米营养丰富，还具有养肾气、除胃热、止消渴（糖尿病）和利尿等功效。

5. 黑米

黑米俗称黑糯，又名补血糯，营养价值很高，是国内外盛行的保健食品之一。黑米的米皮紫黑，内质洁白，熟后色泽新艳，紫中透红，味道香美，营养丰富。据营养分析，黑米约含 9.4% 的蛋白质，其所含人体必需氨基酸如赖氨酸、色氨酸，膳食纤维，维生素 B_1 和维生素 B_2 等均高于其他稻米。

黑米还具有很高的药用价值，具有补中益气、暖脾止虚、健脑补肾和收宫健身等功效；常食黑米能使肌肤细嫩，乌发回春，体质增强，延年益寿，是老人、幼儿、产妇及体弱者的滋补佳品。

6. 荞麦

荞麦含 9.3% 的蛋白质，比大米和面粉都高，而且人体必需的赖氨酸含量也很高。荞麦含 2.3% 的脂肪，其中单不饱和脂肪酸（油酸）占 46.9%，亚油酸占 14.6%。单不饱和脂肪酸有降低血胆固醇、甘油三酯和低密度脂蛋白胆固醇的作用。荞麦中含具有药理功效的芦丁（云香苷）等物质，芦丁具有降脂、软化血管和增加血管弹性等作用。日常膳食中经常搭配荞麦可以预防高血压、高血脂、动脉粥样硬化、冠心病等疾病。

荞麦性味甘、凉，能开胃宽肠、行气消积，故民间以荞麦为主味的各种疾病的食疗单验方也比较多。

7. 燕麦

燕麦是一种营养丰富的谷物，不仅蛋白质含量（14.3%～17.6%）高于其他谷类，而且必需氨基酸中的赖氨酸也高于其他谷类。燕麦是含有膳食纤维最多的粗粮之一，其所含的膳食纤维足足是白米饭的 10 倍。由于是整粒燕麦直接压片，燕麦片保留了具有丰富营养成分的麸皮和胚芽。

燕麦是药食兼优的营养保健食品。燕麦含有亚油酸、氨基酸及其他有益的营养成分，被称为降脂佳品，对预防和治疗动脉粥样硬化、高血压、糖尿病、脂肪肝等有较好效果。

8. 薏仁米

薏仁米属药食两用的食物。现代研究表明，薏仁米含有多种营养成分，蛋白质含量高达12%以上，高于其他谷类，还含有薏仁油、薏苡酯、薏苡仁素、谷甾醇、多糖和维生素B等成分，其中薏苡酯和多糖具有增强人体免疫力、抑制癌细胞生长的作用。国内外多用薏仁米搭配其他抗癌药物治疗肿瘤，有一定疗效。

薏仁米味甘淡，性凉，入脾、肺、肾三经，具有健脾利湿、清热排脓、降痹缓急的功效，临床上常用于治疗脾虚腹泻、肌肉酸重、关节疼痛、屈伸不利、水肿、脚气、白带、肺痈、肠痈和淋浊等多种病症。

✿ 小贴士

膳食中如何做到粗细搭配——增加薯类，饭中有豆

（1）大米中可加豆类、小米（二米饭）、糙米。

（2）小米稀饭中，可加黄豆、绿豆、红薯等。

（3）米饭加豆，可使豆类与谷物营养互补，提高蛋白质利用率。

（4）熬黑米粥、紫米粥、八宝粥等各种粥类。

（5）薏仁米加红豆，可去除湿气，也很适合减肥人群食用。

（6）常吃一些莜面、豆面、荞麦面；或者玉米面馒头、紫薯馒头。

（7）可以主食中加入蒸红薯、蒸紫薯；也可将豆类打成豆浆，和主食一起吃。

✿ 知识链接

粗粮能延迟饭后葡萄糖吸收的速度

粗粮含有丰富的不可溶性纤维素，有利于保障消化系统的正常工作，它可与可溶性纤维素一起，降低血液中低密度脂蛋白胆固醇和甘油三酯的浓度，增加食物在胃里的停留时间，延迟饭后葡萄糖吸收的速度，降低高血压、糖尿病、肥胖症和心脑血管病发生的风险。对于粗粮，虽然我们人体需要，但又不能吃太多，每天50~100g为宜，粗细粮搭配比例为1∶4。粗粮吃太多会影响我们人体对蛋白质及一些微量元素的吸收，长时间过量食用，会造成人体缺乏营养素，影响消化。吃粗粮时应多喝水。

4.1.3 常见薯类的营养价值

1. 甘薯

甘薯又称番薯、红薯、地瓜等，甘薯含有膳食纤维、胡萝卜素和维生素A、维生素B、维生素C、维生素E以及钾、铁、铜、硒、钙等十余种矿物质，营养价值很高，被营养学家们称为"营养最均衡的保健食品"。甘薯中的大量膳食纤维，在肠道内无法被完全消化吸收，能刺激肠道，增强蠕动，通便排毒。

2. 马铃薯

马铃薯又称土豆、洋芋、山药蛋等。马铃薯是补充维生素C的能手。马铃薯富含维生素C且不容易在烹调过程中损失。有人曾拿土豆和菠菜进行烹调实验，比较两者

在加工后维生素 C 的剩余量。结果，菠菜的维生素 C 含量，水煮 5min 后只剩下 35%，而马铃薯即使去皮水煮，其维生素 C 含量还剩余 83%。

3. 芋头

芋头含有丰富的淀粉，膳食纤维含量也很高。芋头中含有的膳食纤维约为米饭的四倍，与蔬菜的纤维含量相当。以芋头当饭吃，既可增加饱食感，又能减少热量的摄取，达到瘦身的目的。

4. 山药

山药是一种高营养、低热量的食物，吃多了也不容易发胖。山药含有丰富的膳食纤维，可以促进肠道蠕动，促进消化和排泄。山药黏质液中的黏蛋白可降低血液胆固醇，预防心血管系统的脂质沉积，有利于防止动脉硬化，并能促进女性荷尔蒙的合成，帮助女性调节内分泌。此外，山药对糖尿病治疗有辅助疗效，除了易产生饱腹感，有利于控制食量外，山药黏质液中的甘露聚糖还有改善糖代谢、提高胰岛素敏感性的功用。

❀小贴士

如何吃薯类

红薯、紫薯最好不要空腹吃，容易感觉胃灼热；也最好不要一次吃太多，否则容易出现淀粉消化不良症状，如泛酸、腹胀。建议与含脂肪、蛋白质丰富的食物同吃，如鸡蛋，或配合其他蔬菜食用。

特别提示：山药和芋头都比较容易发霉，最好随买随吃。特别是煮熟的薯类，最好至多在冰箱里保存 1 天。

❀小贴士

传说中的抗癌冠军——红薯

红薯到底有多好？

便宜——这个优点就不多说了；

红薯富含膳食纤维和果胶，能够促进肠道蠕动，改善便秘；

脂肪含量极低，不到 1%，所以其热量一点也不"可怕"；

红薯的维生素 C 含量不低，和胡萝卜相当；

红薯富含钾，属于"高钾低钠"食物；

红心红薯含不少 β - 胡萝卜素，有助于保护视力；

红薯饱腹感强，是减肥好帮手。

特别提示：红薯的益处虽多，但是"个人英雄主义"总归是不好的。更何况癌症是个多因素的复杂疾病，可不是一种食物就可以"抵抗"得住的，还是要注重生活习惯的整体调节。

4.2 豆类

概 述

豆类分为大豆和杂豆。大豆按种皮颜色可分黄豆、黑豆、青豆等，杂豆包括蚕豆、绿豆、豌豆、小豆、菜豆和豇豆等。大豆以黄豆为主。

豆类所含蛋白质含量高、质量好，其营养价值接近于动物性蛋白质，是最好的植物性蛋白质。

豆类食物是植物性蛋白质的主要来源。豆类的品种很多，根据营养成分，可分为大豆（黄豆、黑豆和青豆）和杂豆（豌豆、蚕豆、绿豆和芸豆等）。

4.2.1 大豆的营养特点

1. 蛋白质

大豆含 30% ~ 40% 的蛋白质，而且大豆蛋白质的氨基酸接近人体的氨基酸模式，大豆蛋白质富含谷类蛋白质所缺乏的赖氨酸，而硫氨基酸（蛋氨酸、胱氨酸）含量较低，为优质植物蛋白，具有较高的营养价值。大豆蛋白质与谷类、动物蛋白质互补，混合食用可提高其营养价值。

2. 碳水化合物

大豆中碳水化合物的含量为 25% ~ 30%，其中 50% 为可利用的淀粉、阿拉伯糖、半乳糖、蔗糖，50% 为人体不能消化的膳食纤维、低聚糖（包括棉籽糖、水苏糖、毛蕊花糖），它们虽不能被消化，但能够促进益生菌的生长，低聚糖较膳食纤维和抗性淀粉促进益生菌的作用更强。低聚糖和膳食纤维还具有润肠通便的作用。

3. 脂肪

大豆含 15% ~ 20% 的脂肪，其中不饱和脂肪酸占 85%，以亚油酸最多，高达 50% 以上。此外，大豆还含有 2% ~ 10% 的亚油酸、1.64% 的磷脂。

4. 矿物质

大豆中钙、磷、钾、镁、铁、锌、硒等矿物质含量丰富，其中钙、铁含量最丰富，大豆含钙 191mg/100g，含铁 8.2mg/100g。

5. 维生素

大豆含有丰富的 B 族维生素，其维生素 B_1、维生素 B_2 和叶酸的含量在植物性食物中相对较高，比粮谷类食物多数倍。大豆还含有较多的类胡萝卜素和维生素 E。

6. 大豆异黄酮

大豆中还含有其他活性成分，如大豆异黄酮，其功能如下：

（1）降低血脂。

大豆异黄酮可减少体内脂质的过氧化，抑制 LDL 的氧化，从而减少冠心病的发病率。

（2）雌激素样作用。

大豆异黄酮能激活雌激素受体。维生素 D 受体存在于十二指肠黏膜，雌激素通过对维生素 D 受体的调节而促进对钙的吸收，可直接刺激骨的形成、抑制骨的再吸收，从而防止骨质疏松。研究证实，经常摄入富含大豆及大豆异黄酮食物的人群，其乳腺癌、前列腺癌、结肠癌和骨质疏松症的发病率明显低于摄入大豆及大豆异黄酮量少的人群。

4.2.2 杂豆的营养特点

杂豆主要包括豌豆、蚕豆、绿豆和芸豆等。它们的碳水化合物含量占 55% ~ 65%；蛋白质含量占 20% ~ 25%，都是完全蛋白质；脂肪含量低于 5%；此外，还含有钙、磷、铁和 B 族维生素。

1. 红豆

红豆补心脏。红豆被李时珍称为"心之谷"。红豆含有较多的膳食纤维，具有润肠通便、降血压、降血脂、解毒抗癌、预防结石和健美减肥的作用，同时有良好的利尿作用。

2. 绿豆

绿豆清热解毒，对消解嘴唇干燥、嘴部生疮、痱子和暗疮等特别有效，多食还可以保持眼睛免遭病菌侵害，达到明目美眼的功效。绿豆汤是防暑佳品。

3. 黑豆

黑豆可以乌发。黑豆含铁元素比一般豆类都高，多食可增强体质，抗衰老，令头发乌黑亮丽。民间有黑豆泡醋补肾的说法。中医认为，黑豆味甘性平，有补肾强身、活血利水、解毒的功效，特别适合肾虚者食用。黑豆还有"乌发娘子"的美称，用它制成的豆浆、豆腐等，是肾虚导致的须发早白、脱发患者的食疗佳品。

4. 豌豆

中医认为豌豆性味甘平，有补中益气、利尿的功效，是脱肛、慢性腹泻和子宫脱垂等中气不足症状的食疗佳品。中医典籍《日用本草》中有豌豆"煮食下乳汁"的记载，因此，哺乳期女性多吃点豌豆可增加奶量。此外，豌豆含有丰富的维生素 A 原，食用后可在体内转化为维生素 A，有润肤的作用，皮肤干燥者应该多吃。但豌豆吃多了容易腹胀，消化不良者不宜大量食用。

5. 豇豆

豇豆分为长豇豆和饭豇豆两种。长豇豆即长豆角，常作为蔬菜食用；饭豇豆可以和大米一起煮粥或制作豆沙馅。中医认为，豇豆性味甘平，有健脾和胃、补肾止带的功效，特别适合脾胃虚弱所导致的积食、腹胀以及肾虚遗精、白带增多者食用。

6. 芸豆

芸豆又叫菜豆，味甘平、性温，有温中下气、利肠胃、止呃逆和益肾补元气等功效。它不仅富含蛋白质及钙、铁等多种矿物质，还有高钾、高镁、低钠的特点，特别适合心脏病患者和患有肾病、高血压等需低钠及低钾饮食者食用。吃芸豆时注意必须煮熟、煮透，否则会引起中毒。

7. 蚕豆

蚕豆性味甘平，有健脾利湿的功效，特别适合脾虚腹泻者食用。但蚕豆不可生吃，也不可多吃，以防腹胀。特别需要注意的是，少数人吃蚕豆后会发生急性溶血性贫血，也就是俗称的"蚕豆黄病"，应尽快送医院救治。

4.2.3 豆类的抗营养因素

1. 胰蛋白酶抑制剂

蛋白酶抑制剂是指能抑制蛋白酶活性的物质，它抑制人体内胰蛋白酶、胃蛋白酶和糜蛋白酶的活性，妨碍蛋白质的消化吸收，对动物生长有抑制作用。加热 30min 或大豆浸泡至含水量 60% 时，水蒸 5min 即可去除胰蛋白酶抑制剂。

2. 植物红细胞凝集素

食用植物红细胞凝集素未被破坏的大豆，会引起恶心、呕吐等症状，严重者甚至会死亡。加热可去除大豆中的植物红细胞凝集素。

3. 脂肪氧化酶

脂肪氧化酶可以水解大豆脂肪，使其变成低级脂肪酸、醛和酮类物质，从而产生豆腥味。去除豆腥味的方法有：95℃以上加热 10~15min，乙醇处理后减压蒸发，钝化大豆中的脂肪氧化酶，用酶或微生物进行脱臭等。

4. 植酸

植酸也称肌醇六磷酸，能与锌、钙、镁和铁等元素螯合影响它们被机体利用。大豆适当发芽，例如，在 19℃~25℃ 室温中用水浸湿，经过 3 天，促使其发芽，这时豆芽中的植酸酶活性大大升高，植酸被分解，从而提高大豆中上述元素的生物利用率。

4.2.4 豆制品的营养特点

豆制品包括非发酵性豆制品（如豆浆、豆腐、豆腐干和腐竹等）和发酵豆制品（如腐乳、豆豉和臭豆腐等）。非发酵性豆制品在加工过程中所含的抗胰蛋白酶被破坏，大部分纤维素、植酸被去除，大豆蛋白质的结构从密实变成疏松，蛋白酶易进入分子内部，因此消化吸收率明显提高。

✿**知识链接一**

被称为"植物肉"的大豆

大豆所含蛋白质较高，1kg 大豆所含的蛋白质相当于 2kg 瘦猪肉或 3kg 鸡蛋或 12kg 牛奶，因此大豆被人们称为"植物肉"。另外大豆氨基酸的组成与牛奶、鸡蛋相差不大，营养丰富。由大豆制成的豆制品包括豆腐、豆浆等营养也十分丰富。

✿**知识链接二**

豆类的营养价值非常高

我国传统饮食讲究"五谷宜为养，失豆则不良"，意思是说五谷是有营养的，但没有豆子就会失去平衡。现代营养学也证明，每天坚持食用豆类食品，只要两周的时间，人体就可以减少脂肪含量，增强免疫力，降低患病率。因此，很多营养学家都认为用豆类食品代替一定量的肉类等动物性食品，是解决城市中人营养不良和营养过剩双重负担的最好方法。

4.3　蔬菜类

概　述

蔬菜含有人体需要的多种营养成分，如含有丰富的矿物质（钙、钾、钠、镁等）、维生素（维生素 C、叶酸、类胡萝卜素等）、膳食纤维和一定量的碳水化合物，但蛋白质和脂类含量很低。

蔬菜是膳食的重要组成部分。

膳食宝塔建议每人每天食用蔬菜 300～500g，食用适量的蔬菜对身体有好处。

4.3.1　蔬菜的营养特点

蔬菜是我国居民膳食中的重要组成部分，在食物成分表中分为根菜类，鲜豆类，茄果，瓜菜类，葱蒜类，嫩茎、叶、花菜类，水生蔬菜类和野生蔬菜类 8 个亚类。

蔬菜的碳水化合物主要是膳食纤维，含量约 3%，属于低能量食物。蔬菜种类不同，其营养特点也各异。白菜、菠菜、西兰花等嫩茎、叶、花菜类蔬菜是胡萝卜素、维生素 C、维生素 B_2、矿物质及膳食纤维的良好来源。深色蔬菜所含的胡萝卜素、核黄素和维生素 C 含量一般较浅色蔬菜高。蔬菜叶部维生素含量一般高于其根茎部，叶菜营养价值一般又高于瓜菜，根菜膳食纤维较叶菜低。水生蔬菜中菱角和藕等碳水化合物含量较高。蔬菜含有酚类、萜类和含硫化合物等植物化学物质，有益于人体健康。

1. 碳水化合物

蔬菜所含的碳水化合物包括淀粉、葡萄糖、果糖、蔗糖、纤维素、半纤维素和果胶等。根茎类蔬菜淀粉含量较高。

2. 蛋白质

蔬菜中的蛋白质含量一般很少，仅 1%～4%。

3. 矿物质

蔬菜中含有丰富的矿物质，如钙、镁、钠、硒、铁和铜，是人体矿物质的重要来源之一。绿叶蔬菜含矿物质较多，如菠菜、油菜和豆角等都含有丰富的钙。但是由于它们都含有较多的草酸，而钙与草酸结合，会形成不溶性草酸钙，影响人体对钙的吸收。绿叶蔬菜含铁也较多，与钙一样，其吸收率不高。

4. 维生素

（1）新鲜蔬菜所含的维生素 C 和类胡萝卜素十分丰富。绿叶蔬菜维生素 C 含量均在 30mg/100g 以上，一般叶菜比瓜茄类、根茎类蔬菜的维生素 C 含量高。

（2）类胡萝卜素广泛存在于蔬菜中，包括 β－胡萝卜素、α－胡萝卜素、叶黄素和玉米黄素等。

（3）番茄红素是一种强氧化剂，主要存在于西红柿、南瓜、葡萄、木瓜等蔬菜水果中，它们的成熟度与番茄红素的含量成正比。

（4）菠菜、韭菜、油菜、芦笋、小西红柿等蔬菜中叶酸含量较高。

5. 其他

（1）蔬菜中含有各种芳香物质，芳香物质赋予食物香味，能刺激食欲，有助于食物的消化吸收。

（2）黄酮类化合物是广泛存在于植物界的一大类多酚类化合物。黄酮类化合物广泛存在于蔬菜中，具有良好的抗氧化活性和清除自由基的能力。

✲知识链接

蔬菜颜色深，营养价值高

深色蔬菜指深绿色、红色、橘红色、紫红色蔬菜。

蔬菜的营养价值与蔬菜的颜色密切相关。颜色深的营养价值高，颜色浅的营养价值低，其排列顺序是：绿色的蔬菜 > 黄色、红色蔬菜 > 无色蔬菜。

同类蔬菜由于颜色不同，营养价值也不同。紫茄子含有丰富的维生素 P，它能增加微血管壁的抗压能力，改善血管功能，对高血压、皮肤紫绀和易发生出血倾向疾病的患者相当有益。

黄色胡萝卜比红色胡萝卜营养价值高，黄色胡萝卜除了胡萝卜素含量更高外，还含有强烈抑癌作用的黄碱素，有预防癌症功效。

同一株菜的不同部位，由于颜色不同，其营养价值也不同。大葱的葱绿比葱白营养价值要高得多，每100g 葱白维生素 B_1 及维生素 C 的含量不及葱绿部分的一半。颜色较绿的芹菜叶比颜色较浅的芹菜叶和茎含的胡萝卜素多 6 倍，维生素 D 多 4 倍。

4.3.2 常见蔬菜的营养价值

1. 叶菜类

叶菜类主要包括白菜、菠菜、油菜和韭菜等，叶菜类蛋白质含量较低，为

1% ~2%，脂肪含量不足 1%，碳水化合物含量 2% ~4%，膳食纤维含量约 1.5%。叶菜类是胡萝卜素、维生素 B_2、维生素 C 和矿物质及膳食纤维的良好来源。绿叶蔬菜和橙色蔬菜营养素含量较为丰富，特别是胡萝卜素的含量较高，维生素 B_2 含量虽然不很丰富，但绿叶蔬菜在全国人民膳食中仍是维生素 B_2 的主要来源。

2. 根茎类

根茎类包括萝卜、胡萝卜、竹笋和葱等。根茎类蛋白质含量 1% ~2%，脂肪含量不足 0.5%，碳水化合物含量 5% ~20%。根茎类膳食纤维含量比叶菜类低，约 1%。大蒜、洋葱中硒含量较高。

3. 瓜茄类

瓜茄类包括冬瓜、南瓜、丝瓜、黄瓜、辣椒和茄子等。瓜茄类因水分含量高，营养素含量相对比较低。瓜茄类蛋白质含量为 0.4% ~1.3%，脂肪微量，碳水化合物含量为 0.5% ~3.0%，膳食纤维含量为 1% 左右。

4. 鲜豆类

鲜豆类包括毛豆、四季豆、扁豆和豌豆等。蛋白质含量为 2% ~12%，平均 4% 左右；脂肪含量不高，均在 0.5% 以下；碳水化合物为 4% 左右，膳食纤维为 1% ~3%。此外，还含有丰富的钾、钙、铁、锌和硒等。维生素 B_2 含量与绿叶蔬菜相似。

❉ **知识链接一**

烹饪小技巧，留住美味和营养

颜色深的蔬菜大部分适合熟食，颜色浅而质地脆嫩的蔬菜则适合生吃。温度不要过高，烹调方式应清淡少油。

（1）提高绿叶蔬菜和橙黄色蔬菜中维生素 K 和类胡萝卜素的利用率，因为这两类物质只溶于油脂，热烹使细胞壁软化，促进胡萝卜素、番茄红素的溶出，提高吸收率。

（2）提高蔬菜中钙、镁元素利用率，在烹调加工当中，只要经过焯烫、炒制或凉拌，即可去除大部分草酸。

（3）大幅度地提高蔬菜的食用数量，生吃尽管营养素无损失，但总食用数量很难提高。如果要求每日吃 500g 蔬菜，那么全靠生吃蔬菜很难达到这个数量要求。假如有一半蔬菜熟吃，则完成这个数量轻而易举。

（4）烹调可以软化纤维，对于肠胃虚弱、消化不良、胃肠胀气和慢性腹泻等患者有益。

（5）熟吃蔬菜比较卫生。加热能杀灭病菌和虫卵，大肠杆菌之类也很难耐受沸水或热油的洗礼。一些抗营养因素和破坏维生素的氧化酶类，也能在加热的过程中被灭活。

❉ **知识链接二**

如何健康地吃蔬菜

蔬菜的烹调方法也很重要。多吃蔬菜固然好，但随之摄入过多油和盐就不好了。所以烹调蔬菜要少油、盐，多吃生的蔬菜或凉拌菜。

其他应该注意的事项还有：蔬菜烹调前要适当浸泡、流水冲洗；先洗后切，现用现切；急火快炒，避免长时间炖煮；多吃新鲜蔬菜，少吃腌制蔬菜或剩菜。

4.4　水果类

概　述

水果含有人体需要的多种营养成分，如丰富的矿物质（钙、钾、钠和镁等）、维生素（维生素 C、叶酸和类胡萝卜素等）、膳食纤维和一定量的碳水化合物，但蛋白质和脂类含量很低。

膳食宝塔建议每人每天食用水果 200～350g，适当吃水果对身体有好处。

4.4.1　水果的营养特点

水果是膳食中维生素（维生素 C、胡萝卜素以及 B 族维生素）、矿物质（钾、镁、钙）和膳食纤维（纤维素、半纤维素和果胶）的重要来源。成熟水果所含的营养成分一般比未成熟的水果高。

水果中含碳水化合物较蔬菜多，主要以双糖或单糖形式存在，如苹果和梨以果糖为主，葡萄、草莓以葡萄糖和果糖为主。水果中的有机酸如果酸、柠檬酸、苹果酸和酒石酸等含量比蔬菜丰富，能刺激人体消化腺分泌，增进食欲，有利于食物的消化。水果含有丰富的膳食纤维，这种膳食纤维在肠道能促进肠道蠕动，尤其水果含较多的果胶，这种可溶性膳食纤维有降低胆固醇的作用，有利于预防动脉粥样硬化，还能与肠道中的有害物质如铅结合，促使其排出体外。

此外，水果中还含有黄酮类物质、芳香物质、香豆素和 D-柠檬萜（存在于果皮的油中）等植物化学物质，它们具有特殊生物活性，有益于机体健康。

4.4.2　常见水果的营养价值

1. 香蕉

从营养学角度看，香蕉是淀粉质丰富的有益水果，而从中医角度去分析，香蕉味甘性寒，可清热润肠，促进肠胃蠕动，适合燥热人士，但对畏寒体弱和胃虚、脾虚泄泻者不宜。

吃香蕉能帮助内心软弱、多愁善感的人驱散悲观、烦躁的情绪，保持平和、快乐的心情。这主要是因为它能增加大脑中使人愉悦的 5-羟色胺物质的含量，而抑郁症患者脑中 5-羟色胺的含量比正常人要少。

2. 草莓

草莓含有多种维生素，尤其是维生素 C 含量非常丰富，每 100g 草莓中就含有维生素 C 60mg。草莓中所含的胡萝卜素是合成维生素 A 的重要物质，具有明目养肝作用。草莓还含有果胶和丰富的膳食纤维，可以帮助消化、通畅大便。

草莓味甘、酸，性凉，无毒；具有润肺生津、健脾、消暑、解热、利尿、止渴的功效。风热咳嗽、咽喉肿痛、声音嘶哑者，夏季烦热口干或腹泻如水者宜食用；痰湿内盛、肠滑便泻者，尿路结石病人不宜多食。

3. 葡萄

葡萄含糖量高达 10%～30%，以葡萄糖为主。葡萄中的果酸有助于消化，适当多吃些葡萄，能健脾和胃。葡萄中含有钙、钾、磷、铁、葡萄糖、果糖、蛋白质、酒石酸以及维生素 B_1、维生素 B_2、维生素 B_6、维生素 C 和维生素 P 等，还含有多种人体所需的氨基酸，常食葡萄对神经衰弱、疲劳过度大有裨益。此外它还含有多种具有生理功能的物质。把葡萄制成葡萄干后，糖和铁的含量会相对高，是妇女、儿童和体弱贫血者的滋补佳品。

葡萄特别适合"懒惰"的人吃，因为最健康的吃法是不剥皮、不吐籽。葡萄皮和葡萄籽比葡萄肉更有营养。红葡萄酒之所以比白葡萄酒拥有更好的保健功效，就是因为它连皮一起酿造。葡萄籽（葡萄籽食品）中含量丰富的增强免疫、延缓衰老的物质，进入人体后有 85% 被吸收利用。葡萄皮的内膜上富有营养，但皮和核还是不吃为妙，它们很难消化，也容易胀气。

4. 梨

梨是令人生机勃勃、精力十足的水果。它水分充足，富含维生素和微量元素，能维持细胞组织的健康状态，帮助器官排毒、净化，还能软化血管，促使血液将更多的钙质运送到骨骼。但吃梨时一定要细嚼慢咽才能较好地吸收。

梨性寒，食之过多则伤阳气，身体阳虚、畏寒肢冷、腹胃虚弱者及产妇不宜多吃或者最好不吃。

5. 柚子

柚子是保证人体健康、使心血管系统健康运转的水果。它含有的果胶能降低低密度脂蛋白，减轻动脉血管壁的损伤，维护血管功能，预防动脉硬化和心脏病。研究者还发现，吃八个柚子能明显促进运动中受伤的组织器官恢复健康。

柚子有"天然水果罐头"之称，味甘酸、性寒，含有非常丰富的蛋白质、有机酸、维生素以及钙、磷、镁和钠等人体必需的元素，具有理气化痰、健胃、清肠、润肺、补血、利便和健脾等功效。

6. 苹果

每天吃少量的苹果就能预防多种疾病，常吃苹果能预防癌症，因为其中含量丰富的天然抗氧化剂能够有效消除自由基，降低癌症发生概率。苹果富含纤维物质，可降低心脏病发病率，还可以减肥。另外，苹果还有补心润肺、生津解毒、益气和胃、醒酒平肝的功效。

7. 番茄

番茄是具有番茄红素的超级食物，可抑制体内自由基的产生，防止细胞病变，并且富含柠檬酸与苹果酸，能清热解毒、保肝利尿，对改善宿醉十分有效。

8. 柠檬

柠檬含有黄酮类物质，可杀灭多种病原菌，并且富含柠檬酸及柠檬油精，有助于增加肝脏的酵素含量，加速分解致癌的化学物质，清除积存于肝脏内的杂质与毒素。

9. 西瓜

西瓜饱含水分与果糖、多种维生素、矿物质及氨基酸，可以改善中暑发烧、汗多口渴、小便量少、尿色深黄等症状。口腔炎、便血、酒精中毒者均适宜多吃，疗效显著。

10. 杨桃

中医认为杨桃具有清热解毒、生津利尿的功效，适用于风热咳嗽、牙痛、口腔溃疡、尿道结石、酒精中毒和小便不利等症，尤其对于正进行放射治疗的癌症病人，多吃杨桃有防护黏膜损伤的疗效，但肾功能异常者千万不可吃。

11. 猕猴桃

猕猴桃营养丰富，不仅可补充人体营养，还可防止体内生成亚硝胺等致癌物质，另外还有降低胆固醇及甘油三酯的作用。

猕猴桃含有蛋白质、脂肪、糖、钙、磷、铁、镁、钠、钾及硫等，还含有胡萝卜素。另外还具有药用价值，适用于消化不良、食欲不振、呕吐及维生素缺乏等症。猕猴桃性寒，易伤脾阳而引起腹泻，故不宜多食，脾胃虚寒者应慎食。

12. 荔枝

荔枝有生津、益智、促气养颜作用，常食荔枝可使人脸色红润，身体健康。

13. 桑葚

桑葚分为黑、白两种，均可食用。桑葚味甘性寒，补肝益肾，滋阴养血，黑发明目。

14. 龙眼

龙眼味甜，可开胃益脾，养血安神，补虚长智，对厌食、除虫毒等有一定效果。

15. 菠萝

菠萝的果肉中含有一种独特的酶，能分解蛋白质，因此，若是吃了大量肉类菜肴后，再嚼上几片鲜菠萝，对消化吸收有很好帮助。

16. 榴梿

榴梿含有丰富的蛋白质和脂类，对机体有很好的补养作用，是良好的果品类营养来源。榴梿有特殊的气味，不同的人感受不同，有的人认为其臭如猫屎，有的人认为其香气馥郁。榴梿的这种气味有开胃、促进食欲之功效，其中的膳食纤维还能促进肠蠕动。

❀**小贴士**

吃水果也不是越多越好

（1）柿子——含有大量的单宁、柿胶粉，单宁收敛力强，故便秘患者不宜多吃。另外，空腹吃柿子或吃蟹后食柿子易生柿石。因此，胃炎、胃酸过多、脾胃虚寒等病人，以及在空腹、劳累后最好不吃或少吃柿子。

（2）苹果——含有大量的糖类和钾盐，摄入过多不利于心、肾保健。患有冠心病、心肌梗塞、肾病、糖尿病的人，不宜多吃。

（3）香蕉——性寒，含钠盐多，患有慢性肾炎、高血压、水肿症者尤应慎吃。由于香蕉含糖量大，糖尿病病人亦不宜多吃。

（4）西瓜——含水量多，是盛夏消暑佳果，但肉质寒凉，年迈体虚者多吃易发生腹痛或腹泻，心力衰竭者和水肿严重的病人也不宜多吃。

（5）柑橘——性凉，胃、肠、肾、肺功能虚寒的老人不可多吃，以免诱发腹痛、腰膝酸软等症状。橘子吃多了还容易上火，引起口角生疮、目赤肿毒，诱发痔疮。

（6）荔枝——连续大量地食用，会使人脸色苍白，产生头晕、心慌、冒冷汗、打呵欠和乏力等症状，这是由荔枝引起的外源性低血糖反应所致，医学上称之为"荔枝病"。

（7）榴梿——性质热而滞，相当燥火，不适合燥火重的年轻人吃；但其补益价值相当高，有滋养强身的功用，可治心腹冷痛、胃痛以及皮肤病，用它来炖鸡汤又香又鲜甜，对体弱、虚寒的人最滋补，一汤见效。肾脏或心脏有疾病者少吃榴梿为妙。

"桃养人，杏伤人，李子树下埋死人"是古人经验的总结，指出吃水果过多有害健康，提示我们吃东西不要过量，但是否有害也是跟个人的健康状况有关的，所以大家不必恐惧。

4.5 菌藻类

概 述

菌藻类食物包括食用菌和藻类食物。

食用菌是指供人类食用的真菌，有 500 多个品种，常见的有蘑菇、香菇、银耳、木耳等品种。

藻类是无胚、自养、以孢子进行繁殖的低等植物，食用藻主要指海带、紫菜、发菜、裙带菜、石莼、葛仙米和螺旋藻等。

食用菌营养丰富，具有高蛋白、低脂肪的特点，含有多糖、胡萝卜素、铁、锌和硒等矿物质。

4.5.1 菌藻类食物的营养特点

菌藻类食物主要指蘑菇、香菇、金针菇、木耳和银耳等真菌类食物以及海带、紫菜、裙带菜和龙须菜等海藻类食物。它们有其独特的成分，对人体健康有重要作用。

1. 蛋白质

发菜、香菇和蘑菇的蛋白质含量最为丰富，约占 20%，蛋白质氨基酸组成比较均衡，必需氨基酸含量占蛋白质总量的 60% 以上。

2. 脂肪

菌藻类食物脂肪含量低，约占 1.0%。

3. 碳水化合物

菌藻类食物含碳水化合物 20%～35%，其中发菜的含量最高，达 35% 左右。

4. 维生素

菌藻类食物维生素 B_1 和维生素 B_2 含量高。其中胡萝卜素含量差别较大，在紫菜和蘑菇中含量丰富，在其他菌藻中较低。微量元素含量丰富，尤其是铁、锌和硒，其含量约为其他食物的数倍甚至十余倍。在海产植物中，如海带、紫菜等中还含丰富的碘，每 100g 海带（干）中碘含量可达 36mg。

5. 特殊保健成分

菌藻类食物除了提供丰富的营养素外，还具有明显的保健作用。研究发现，蘑菇、香菇和银耳中含有多糖物质，具有提高人体免疫功能和抗肿瘤作用。香菇中所含的香菇嘌呤，可抑制体内胆固醇的形成和吸收，促进胆固醇的分解和排泄，有降血脂作用。黑木耳能抗血小板聚集和降低血凝，减少血液凝块，防止血栓形成，有助于防治动脉粥样硬化。海带因含有大量的碘，临床上常用来治疗缺碘性甲状腺肿。海带中的褐藻酸钠盐，有预防白血病和骨癌的作用。

4.5.2　常见菌藻类食物的营养价值

1. 黑木耳

黑木耳被誉为"素中之荤"和"素中之王"，每 100g 黑木耳中含铁 185mg，比绿叶蔬菜中含铁量最高的菠菜高出 20 倍，比动物性食物中含铁量最高的猪肝还高出约 7 倍，是各种荤素食品中含铁量最多的。黑木耳是一种味道鲜美、营养丰富的食用菌，含有丰富的蛋白质、铁、钙、维生素和粗纤维，其中蛋白质含量和肉类相当，铁含量比肉类高 10 倍，钙含量是肉类的 20 倍，维生素 B_2 含量是蔬菜的 10 倍以上，黑木耳还含有多种有益氨基酸和微量元素。

2. 猴头菇

猴头菇是一种高蛋白、低脂肪、富含矿物质和维生素的优良食品。猴头菇含不饱和脂肪酸，能降低血胆固醇和甘油三酯含量，调节血脂，利于血液循环，是心血管患者的理想食品。猴头菇含有的多糖体、多肽类及脂肪物质，能抑制癌细胞中遗传物质的合成，从而预防和治疗消化道癌症和其他恶性肿瘤；猴头菇中还含有多种氨基酸和丰富的多糖体，能助消化，对胃炎、胃癌、食道癌、胃溃疡和十二指肠溃疡等消化道疾病的疗效令人瞩目；猴头菇具有提高肌体免疫力的功能，可延缓衰老。

3. 海带

海带是海藻类植物，有"长寿菜""海上之蔬""含碘冠军"的美誉。海带味咸性寒，具有软坚、散结、消炎、平喘、通行利水和祛脂降压等功效，并对防治硅肺病有较好的作用。

海带具有一定的药用价值，因为海带中含有大量的碘，碘是甲状腺合成的主要物质，如果人体缺少碘，就会患"粗脖子病"，即甲状腺机能减退症。所以，海带是甲状腺机能低下者的最佳食品。

海带中还含有大量的甘露醇，具有利尿消肿的作用，可防治肾功能衰竭、老年性水肿、药物中毒等。甘露醇与碘、钾和烟酸等协同作用，对防治动脉硬化、高血压、慢性气管炎、慢性肝炎、贫血和水肿等疾病有较好的效果。另外，海带中的优质蛋白质和不饱和脂肪酸对心脏病、糖尿病、高血压有一定的防治作用。

脾胃虚寒的人慎食海带，脾胃虚寒者、甲亢中碘过剩型的病人要忌食，孕妇与乳母不可过量食用海带。

4. 紫菜

紫菜为藻类植物的藻体，颜色分红紫、绿紫和黑紫 3 种，干燥后均呈紫色，因可入菜而得名紫菜。

紫菜（干）具有较高的食疗价值。紫菜营养丰富，含碘量很高，可用于治疗因缺碘引起的甲状腺肿大。紫菜有软坚散结功效，对其他郁结积块也有效果。紫菜富含胆碱和钙、铁，能增强记忆力，治疗妇幼贫血，促进骨骼、牙齿的生长和保健；含有一定量的甘露醇，可作为治疗水肿的辅助食品；所含的多糖具有明显增强细胞免疫和体液免疫功能，可促进淋巴细胞转化，提高机体的免疫力；可显著降低血清胆固醇的总含量；有助于脑肿瘤、乳腺癌、甲状腺癌和恶性淋巴瘤等肿瘤的防治。

5. 银耳

银耳又称白木耳、雪耳、银耳子等，有"菌中之冠"的美称。性平，味甘、淡，无毒。银耳为高级天然滋补食用和药用真菌，含有丰富的胶质、多种维生素、矿物质、氨基酸，是著名的"山珍"之一，既是名贵的营养滋补佳品，又是扶正强壮之补药。

银耳能提高肝脏解毒能力，起保肝作用；对老年慢性支气管炎、肺源性心脏病有一定疗效。银耳富含维生素 D，能防止钙的流失，对生长发育十分有益；因富含硒等微量元素，可以增强机体抗肿瘤的免疫力。银耳富有天然植物性胶质，加上它的滋阴作用，长期服用可以润肤。银耳中的酸性多糖类物质，能增强人体的免疫力，调动淋巴细胞，加强白细胞的吞噬能力，兴奋骨髓造血功能，银耳多糖还具有抗肿瘤作用。银耳中的膳食纤维可助胃肠蠕动，减少脂肪吸收，从而达到减肥的效果。银耳还能增强肿瘤患者对放疗、化疗的耐受力。

6. 蘑菇

蘑菇属于可食真菌。通常与平菇、草菇和香菇一起并称为对人体有益的"四大食用菌"。蘑菇人工栽培最多，其肉质肥嫩，味道鲜美可口。

蘑菇可以提高机体免疫力：蘑菇的有效成分可增强 T 淋巴细胞功能，从而提高机体抵御各种疾病的免疫力；蘑菇还能止咳化痰，有明显的镇咳、稀化痰液的作用；蘑菇中含有人体难以消化的粗纤维、半粗纤维和木质素，可保持肠内水分平衡，还可吸收余下的胆固醇、糖分，将其排出体外，对预防便秘、肠癌、动脉硬化、糖尿病等都十分有利；蘑菇含有酪氨酸酶，对降低血压有明显效果。

7. 金针菇

金针菇含有较全的人体必需氨基酸成分，其中赖氨酸和精氨酸含量尤其丰富，且含锌量比较高，对儿童的身高和智力发育有良好的作用，也称"增智菇"。金针菇中还含有一种叫朴菇素的物质，能增强机体对癌细胞的抗御能力。常吃金针菇还能降胆固醇，预防肝脏疾病和肠胃道溃疡，增强机体正气，防病健身。金针菇能有效地增强机体的生物活性，促进体内新陈代谢，有利于食物中各种营养素的吸收和利用，对生长发育也大有益处。金针菇可抑制血脂升高、降低胆固醇、防治心脑血管疾病，还有抵抗疲劳、抗菌消炎、清除重金属盐类物质、抗肿瘤的作用。

金针菇适合气血不足、营养不良的老人、儿童，癌症患者，以及肝脏疾病及胃、肠道溃疡，心脑血管疾病患者食用，但脾胃虚寒者不宜吃太多。

4.6　畜、禽、水产品

概　述

畜类（如猪、牛、羊肉）、禽类（如鸡、鸭、鹅肉）以及水产类（如鱼肉）食物等皆为动物性食物。

畜禽类食物和水产类食物的营养价值较高，饱腹作用强，可加工烹制成各种美味佳肴，是食用价值很高的食物。

畜肉含有较多的肌红蛋白，呈现红色，称为红肉；禽肉及水产动物的肌红蛋白含量较少，称为白肉。

4.6.1　畜肉的营养特点

1. 蛋白质

畜肉的蛋白质含量为 10% ~ 20%，肥肉的蛋白质含量非常低。肉类蛋白质含有人体各种必需氨基酸，且其氨基酸组成和人体蛋白质的氨基酸组成接近，因此肉类蛋白质为优质蛋白，营养价值高。此外，肉类还含有嘌呤、肌酸、肌酐、核苷酸和氨基酸等含氮浸出物，这些物质是使肉汤鲜美的主要因素。

2. 碳水化合物

畜肉的碳水化合物含量较少,为1%~3%,平均1.5%,主要以糖原的形式存在于肌肉和肝脏中。

3. 脂肪

畜肉的脂肪含量因动物种类、部位的不同而有较大差异。肥瘦兼有的猪肉,脂肪含量高达60%,即便是瘦猪肉,其脂肪含量也在20%~30%。猪、牛、羊三种畜肉当中,牛肉含脂肪相对较少。

畜肉脂肪以饱和脂肪酸为主,主要成分是甘油三酯、少量卵磷脂、胆固醇和游离脂肪酸。动物内脏的脂肪含量少,胆固醇含量高。

4. 矿物质

就矿物质的含量来说,瘦肉高于肥肉,内脏高于瘦肉。动物肝、血含铁较多,铁的含量为0.8~8mg/100g。畜肉中的铁主要以血红素铁的形式存在,消化吸收率很高;肝脏锌、铁的含量也较高;肾脏含硒较多。

5. 维生素

畜肉可提供多种维生素,以B族维生素和维生素A为主,在内脏的含量比肌肉多,其中肝脏的维生素含量最为丰富。

畜肉蛋白质主要存在于肌肉和结缔组织中,含量为10%~20%,其氨基酸组成与人体蛋白质的氨基酸组成较接近,营养价值较高。牛羊肉蛋白质含量一般为20%,猪肉为13.2%。

猪肉的脂肪含量平均为18%,为最高,羊肉次之,牛肉最低。但牛、羊肉的脂肪组成以棕榈酸和硬脂酸等饱和脂肪酸为主。畜肉的脂肪含量因牲畜的肥瘦程度和部位不同而有较大差异。

畜类肝脏维生素A和B族维生素含量以及铁的含量也很高。畜类内脏都含有较高水平的胆固醇,以脑为最高,每100g脑中含2 400mg以上,其他脏器在300mg左右,是瘦肉的2~3倍。

❀ **小贴士**

如何挑选猪肉——别买皮薄、颜色太鲜红的纯瘦肉

"瘦肉精"学名为盐酸克仑特罗,该药物既不是兽药,也不是饲料添加剂,而是肾上腺类神经兴奋剂。猪食用后在代谢过程中促进蛋白质合成,加速脂肪的转化和分解,提高了猪肉的瘦肉率,因此被称为"瘦肉精",但使用剂量须在人用药剂量的10倍以上才能达到提高瘦肉率的效果。由于用量大、使用时间长、代谢慢,所以直至屠宰上市,"瘦肉精"在猪体内的残留量都很大,通过食物进入人体,会导致人体慢性中毒,给消费者的健康造成极大隐患。因此,消费者购买猪肉时要拣带些肥膘(1~2cm)的肉,皮不要太薄,颜色不要太鲜红。

4.6.2　禽肉的营养特点

禽肉所含的营养成分与畜肉接近，禽肉的结缔组织和脂肪均匀相间分布，所以禽肉味道鲜而嫩，并且易于消化。老禽肉比幼禽肉含氮浸出物多，所以老禽肉汤比幼禽肉汤鲜美。

禽肉的蛋白质含量为16%～20%，其中鸡肉的蛋白质含量较高，约达20%；鹅肉的蛋白质含量约为18%，鸭肉的蛋白质含量相对较低，约16%。禽肉蛋白质的氨基酸组成与鱼肉相似，生物利用率较高。

鸡肉与牛肉相比较，蛋白质含量较高，脂肪含量较低，且禽肉不饱和脂肪酸比畜肉高。

禽肉可提供多种维生素，主要以维生素A和B族维生素为主。内脏中的维生素含量比肌肉中的多，肝脏中的含量最多。禽肉含有多种矿物质，内脏中的含量普遍高于肌肉中的，其中铁主要以血红素铁的形式存在，消化吸收率很高。

❈小贴士

如何挑选新鲜的鸡肉

第一步：观色泽。新鲜的鸡肉皮肤有光泽，而久放的鸡肉色泽转暗。

第二步：看眼球。新鲜的鸡的眼球饱满，而久放的鸡的眼球皱缩，晶体有些浑浊。

第三步：闻气味。新鲜的鸡肉味道正常，没有异味，而久放的鸡的腹腔内有一些不好的气味。

第四步：看黏度。新鲜的鸡肉不粘手，外表微干，而久放的鸡肉外表干燥，粘手。

第五步：测弹性。新鲜的鸡肉有弹性，用手指按压后会恢复。

第六步：一般新鲜的鸡肉，煮沸后汤清澈透明，脂肪聚于表面，有香味，而久放的鸡肉煮沸后汤稍有浑浊，脂肪分散在表面。

4.6.3　鱼肉的营养特点

1. 蛋白质

鱼肉中蛋白质含量占15%～20%，氨基酸组成接近畜肉，营养价值很高。鱼肉的肌纤维短而纤细，含水分较多，比畜肉更容易消化，蛋白质吸收率可达83%～90%。

2. 脂肪

鱼肉脂肪含量一般为5%左右，脂肪组成与畜肉明显不同，以不饱和脂肪酸为主。海鱼的脂肪中还含有较多的二十碳五烯酸和二十二碳六烯酸。

鱼肉胆固醇含量与畜、禽类瘦肉相近，但低于畜禽类肥肉和内脏以及蛋类。

3. 碳水化合物

鱼肉碳水化合物的含量较低，约占1.5%，主要存在形式是糖原。

4. 矿物质

鱼肉矿物质含量为1%～2%，硒和锌含量丰富，钙、磷、钾、碘和铁含量也较高。

海鱼比淡水鱼含碘丰富。

5. 维生素

鱼肉中含有多种维生素，鱼肉是核黄素和烟酸的良好来源，尤其富含维生素 A 和维生素 D，以鱼肝含量最多，是膳食和药用鱼油维生素 A 的来源。有些生鱼（鲤鱼、鲱鱼、青蛤和虾等）含有硫胺素酶，能分解硫胺素，如不经加工烹调处理，硫胺素则易被破坏。

❈ 小贴士

如何挑选新鲜鱼

第一步：看眼球。新鲜鱼的眼球饱满凸出，角膜透明清亮，富有弹性。

第二步：看鱼鳃。新鲜鱼的鳃丝清晰呈鲜红色，黏液透明，具有海水鱼的咸腥味或淡水鱼的土腥味，无异臭味。如果鳃色变暗呈灰红色或灰紫色，则鱼不新鲜。

第三步：看鱼体。新鲜鱼的鱼体有透明的黏液，鳞片有光泽且与鱼体贴附紧密，不易脱落。

提示：此步骤不适用于鲳鱼、大黄鱼和小黄鱼。

第四步：看肌肉。新鲜鱼的肌肉坚实有弹性，指压后凹陷立即消失，肌肉切面有光泽。

第五步：看鱼肚。新鲜鱼的腹部正常、不膨胀，肛孔白色、凹陷。

❈ 知识链接

如何科学健康地吃肉

1. 炖煮过度的肉易致癌

在 200℃～300℃ 的温度下，肉类食物中的氨基酸、肌酸肝、糖和无害化合物会发生化学反应，形成芳族胺基，这些由食物衍生的芳族胺基含有 12 种化合物，其中 9 种有致癌作用。

2. 咸肉煎炸产生大量亚硝酸盐

咸肉油炸油煎后，会产生致癌物质亚硝胺。因此食用咸鱼、咸肉、香肠、火腿等食品时，忌煎炸。正确的食用方法是：把咸肉、香肠、火腿等食品煮熟蒸透，使亚硝胺随水蒸气挥发。同时，烧制咸熏食物时最好加些米醋，因为醋有分解亚硝酸盐的作用，而且能杀菌。

3. 猪肉浸热水有损营养

有些人常把买回来的新鲜猪肉放在热水中浸洗，这样做会使猪肉失去很多营养成分。猪肉的肌肉组织和脂肪组织内含有大量的蛋白质，可分为肌溶蛋白和肌凝蛋白。肌溶蛋白的凝固点是 15℃～16℃，极易溶于水。当猪肉置于热水中浸泡的时候，大量的肌溶蛋白会丢失。同时，肌溶蛋白里含有机酸、谷氨酸和谷氨酸钠盐等成分，它们丢失会影响猪肉的味道。因此，猪肉不要用热水浸泡，而应用凉水快速冲洗干净。

4.7 蛋类

概　述

蛋类包括家禽蛋和鸟类蛋两类。家禽蛋主要有鸡蛋、鸭蛋和鹅蛋等；鸟类蛋主要有鹌鹑蛋、鸽蛋等。蛋类是营养价值较高的食物。

蛋类所含蛋白质中氨基酸的组成比例非常适合人体需要，利用率高达99.6%，是天然食物中最理想的优质蛋白质，被称为"人类理想的营养库"。营养学家则称它为"完全蛋白质模式"。

不同品种的蛋类，其营养成分大致相同。

蛋由蛋壳、蛋清和蛋黄组成。以鸡蛋为例，每只约60g，蛋壳重量占11%，其主要成分是碳酸钙，蛋壳的颜色是由卵壳卟啉决定的，与蛋的营养价值无关。蛋清分为两部分，外层为中等黏度的稀蛋清，内层为角质冻样的稠蛋清。蛋黄表面包有蛋黄膜，由两条韧带将蛋黄固定在蛋的中央。

4.7.1 鸡蛋的营养特点

1. 蛋白质

鸡蛋含丰富的优质蛋白，每100g鸡蛋含12.7g蛋白质，蛋清略低，蛋黄较高。两只鸡蛋所含的蛋白质大致相当于150g鱼或瘦肉的蛋白质。蛋黄中的蛋白质是与脂类相结合的脂蛋白和磷蛋白。蛋黄与蛋清的氨基酸组成适合人体需要，故生物价值较高，属优质蛋白。鸡蛋与鸭蛋相比氨基酸种类没有区别，但鸡蛋蛋白质的含量更高。

鸡蛋蛋白质的消化率在牛奶、猪肉、牛肉和大米中也是最高的，为98%，而奶类为97%~98%，肉类为92%~94%，米饭为82%。鸡蛋中蛋氨酸含量特别丰富，而谷类和豆类都缺乏这种人体必需的氨基酸。所以，将鸡蛋与谷类或豆类食物混合食用，能提高后两者的生物利用率。

2. 脂肪

每100g鸡蛋中含脂肪11.6g，大多集中在蛋黄中，蛋清几乎不含脂肪。蛋黄中的脂肪以单不饱和脂肪酸为主，其中一半以上正是橄榄油当中的主要成分——油酸，对预防心脏病有益。脂肪呈乳融状，易被人体吸收。蛋黄中含有大量的胆固醇，鹅蛋黄含量最高，其次分别为鸭蛋黄、鸡蛋黄，鹌鹑蛋黄的胆固醇含量最低。

3. 矿物质和维生素

鸡蛋富含矿物质，主要存在于蛋黄中。蛋黄中铁、钙、镁、硒的含量从高到低依次为鹅蛋、鸭蛋、鸽子蛋、鸡蛋。鸡蛋黄中的铁因与卵磷蛋白结合，吸收率只有3%。鸡蛋中的磷很丰富，但钙相对不足，所以，将奶类与鸡蛋共同食用可营养互补。

维生素也大多集中在蛋黄当中，含有较多的维生素 A、维生素 D、维生素 B_1、维生素 B_2。鸭蛋、鹅蛋蛋黄中的维生素 A 和维生素 E 含量高于鸡蛋。蛋黄之所以呈浅黄色，就是因为它含有核黄素。

4.7.2　加工烹调对蛋的营养价值的影响

一般烹调加工方法，如煮、煎、炒和蒸等，除维生素 B_2 少量损失外，对蛋的其他营养成分影响不大。加热后，生蛋清中存在的抗微生物素和抗胰蛋白酶被破坏，蛋白质的消化吸收和利用更完全。因此，不宜生吃鲜蛋。

❈知识链接一

鸡蛋壳颜色与营养无关

鸡蛋蛋壳的颜色有白色、红色、青色和褐色等，主要与产蛋鸡的品种有关，由一种叫卵壳卟啉的物质决定，与鸡蛋的营养价值无直接关系。

❈知识链接二

蛋黄颜色深的就是土鸡蛋吗

很多人根据蛋黄颜色的深浅来判断是否是土鸡蛋。其实，蛋黄的颜色与饲料原料有关，和养殖方式无关。蛋黄颜色深浅通常仅表明色素含量的多寡，饲料中增加青菜叶、藻类、玉米等有色原料，或特意喂一些类胡萝卜素物质，则蛋黄颜色自然变深。而有些色素如叶黄素、胡萝卜素等可在体内转变成维生素 A，因此，在无污染的情况下，蛋黄颜色较深的鸡蛋营养价值稍高一些，但这种鸡蛋不一定就是土鸡蛋。

4.8　乳类

概　述

乳类营养丰富，含有人体必需的各种营养成分，组成比例适宜，容易消化吸收，食用价值高。

乳类主要包括牛乳、水牛乳、牦牛乳、羊乳、马乳和骆驼乳等。

各类动物的乳汁所含的营养成分基本相同。

《中国居民膳食指南（2016）》建议每人每天饮奶 300g 或食用相当量的奶制品。

4.8.1　牛乳的营养特点

1. 蛋白质

牛乳中蛋白质含量为 3.5%，约为人乳的 3 倍。牛乳蛋白质中酪蛋白约占 80%，乳清蛋白占 11%，乳球蛋白占 35%，此外还有白蛋白、免疫球蛋白及酶等。酪蛋白在胃酸作用下形成不易消化吸收的凝块，不利于婴儿消化吸收。人乳蛋白质含量低于牛乳，但酪蛋白与乳清蛋白的构成比与牛乳恰好相反。

2. 脂肪

牛乳中全脂奶脂肪含量为 2.8%～4.0%，低脂奶脂肪含量为 1.5%～2%，脱脂奶脂肪含量低于 0.5%。牛乳脂肪的 95% 为甘油三酯，油酸占 35%，亚油酸和亚麻酸分别占 5.3% 和 2.1%，还含有少量的卵磷脂。牛乳中脂肪颗粒很小，呈高度分散状态，易于消化吸收。牛乳中胆固醇含量仅为 15mg/100g，所以血脂异常患者不必过分限制饮用牛乳。

3. 碳水化合物

牛乳的碳水化合物主要是乳糖，较人乳少。乳糖有促进胃液分泌和胃肠蠕动的作用，在肠道被分解成乳酸，有助于肠道中乳酸杆菌的繁殖和抑制肠道中致病菌的生长，调节肠道菌群平衡，并有促进钙吸收的作用。

4. 矿物质

牛乳中含矿物质，其中钙、磷和钾含量尤其丰富，是婴幼儿、孕妇和乳母膳食中钙的主要来源，且吸收率高。牛乳中铁含量较低，吸收率也低于人乳，故用牛乳哺育婴儿，应注意补充铁质。牛乳还有多种微量元素，如铜、锌、锰和碘等。

5. 维生素

牛乳中几乎含有所有种类的维生素，而含量受很多因素影响，如乳牛的饲养条件、季节等。

4.8.2 乳制品的营养特点

1. 奶粉

（1）全脂奶粉。

经巴氏消毒的鲜奶，在 620mmHg 压力下浓缩，先挥发去 70%～80% 水分后再经喷雾干燥脱水就成了全脂奶粉。全脂奶粉色香味及营养成分变化小，呈微粒状，溶解性好。

（2）脱脂奶粉。

脂肪含量低于 0.5%，除脂溶性维生素有一定程度损失外，其他营养素变化不大。

（3）配方奶粉。

参照人乳的营养成分及结构人工调配而成的奶粉，主要是减少牛奶的酪蛋白的含量，增加乳清蛋白、亚油酸和乳糖含量，去掉一部分钙、磷和钠，使奶粉中的各种营养成分及相互间的比例接近人乳。

2. 酸奶

在消毒鲜奶中接种乳酸杆菌和嗜热链球菌，在一定条件下发酵就制成了酸奶。酸奶适合低糖饮食的人饮用，更易消化吸收。

3. 复合奶

将脱脂奶粉和无水奶油分别溶解后按正常比例混合再加入 50% 的鲜奶混合而成。

4. 炼乳

炼乳含有大量蔗糖，营养素比例不平衡，碳水化合物含量相对比较高，蛋白质、脂肪含量较低，故不宜用来哺育婴儿。

5. 奶油

奶油的主要成分是牛奶中的脂肪，除富含容易被人体吸收和消化的乳脂肪，还富含维生素 A、维生素 D、维生素 E 等人体必需的多种脂溶性维生素。

4.8.3　乳类的合理利用

鲜奶水分含量高，营养素种类齐全，十分有利于微生物的生长繁殖，因此须严格消毒灭菌后食用。乳类应避光保存，以保护其维生素并保持牛奶特有的鲜味。

4.9　坚果类

概　述

坚果是一类营养价值较高的食物，其共同特点是水分含量低而能量高，富含油脂。坚果类脂肪多为不饱和脂肪酸。

4.9.1　坚果的营养特点

美国《时代》杂志曾把坚果评选为现代人的十大营养食品之一。按照脂肪含量的不同，可以分为油脂类坚果和淀粉类坚果。前者富含油脂，包括核桃、榛子、杏仁、松子、香榧、腰果、花生、葵花子、西瓜子和南瓜子等；后者淀粉含量高而脂肪很少，包括栗子、银杏、莲子和芡实等。

1. 脂肪

就脂肪含量而言，油脂类坚果优于淀粉类坚果，油脂类坚果的脂肪含量通常达40% 以上，故绝大多数坚果类食品所含能量很高，不可过量食用，以免导致肥胖。

坚果类脂肪多为不饱和脂肪酸。葵花籽、核桃和西瓜子富含亚油酸，核桃和松子含亚麻酸较多。亚油酸和亚麻酸都是人体的必需脂肪酸，所以适量吃些坚果类食品对身体有益。

2. 蛋白质

富含油脂的坚果蛋白质含量多在12% ~22% 之间，其中西瓜子和南瓜子的蛋白质含量更高，可达30% 以上。淀粉类坚果中栗子的蛋白质含量最低，约为4% ，而银杏和莲子的蛋白质含量都在12% 以上。

3. 碳水化合物

油脂类坚果中碳水化合物含量很少，多在15% 以下；淀粉类坚果则是碳水化合物的良好来源。

4.9.2 常见坚果的营养价值

1. 核桃

核桃性温、味甘、无毒，有健胃、补血、润肺和养神等功效。核桃中的磷脂对脑神经有很好的保健作用。核桃油含有不饱和脂肪酸，有防治动脉硬化的功效。核桃的吃法有多种，生吃可治咳嗽、恶心；核桃肉泡酒喝，可以止痛；将核桃肉炒熟后拌红糖吃，能对产后血虚、体弱起到大补作用，且有助于排出瘀血等。

但核桃火气大，含油脂多，吃多了会令人上火和恶心，正在上火、腹泻的人不宜吃；阴虚火旺者、大便溏泄者、吐血者、出鼻血者应少食或禁食核桃。核桃肉有通便作用，但核桃外壳煮水可治疗腹泻。核桃肉含鞣酸，可与铁剂及钙剂结合降低药效。吃核桃时应少饮浓茶。

2. 杏仁

杏仁能润肺，清积食，散滞。杏仁富含蛋白质、脂肪、糖类、胡萝卜素、B 族维生素、维生素 C、维生素 P 以及钙、磷、铁等营养成分。苦杏仁治咳嗽气喘，有小毒。甜杏仁治体虚，滋补，无毒，润肺滑肠、降低胆固醇，适合老人体弱者。

3. 栗子

栗子性甘温，入脾、胃、肾、肺经，富含钙、磷、铁等矿物质及维生素 C、维生素 B 等，也是高热量食物之一，素有补肾强筋、养胃健脾、滋养健身的美誉。栗子常用于肺燥喘咳等患者的保健与治疗。

4. 葵花子

葵花子除富含蛋白质、不饱和脂肪酸外，钾、磷、铁、镁及维生素 E 含量也相当丰富。葵花子中丰富的钾对保护心血管功能、预防高血压有极大作用。维生素 E 及所含的精氨酸对维护性功能、精子质量很有帮助。

5. 瓜子

西瓜子中蛋白质、脂肪及维生素 B_2 含量颇丰，有清肺、润肠、助消化的功效，且西瓜子仁中含有一种降压成分，嗑生西瓜子有降压效果。南瓜子含脂肪、蛋白质、尿酶及维生素 B 和维生素 C 等，除有驱虫作用外，还有明显的利尿功能，对膀胱炎、前列腺炎有一定疗效，但胃热病人宜少食，否则会感到脘腹胀闷。

6. 松子

松子有"果中仙品"的美名。每 100g 松子仁中含蛋白质 16.7g。此外，还含有钙、磷、铁等多种矿物质和维生素。特别是松子中的脂肪多为不饱和脂肪酸，对人体大有益处，但脾虚腹泻以及多痰患者应少吃。由于松子油性较大，且属于高热量食品，每天食用松子的量以 20~30g 为宜。

7. 榛子

榛子降压又降脂。榛子中不饱和脂肪酸和蛋白质含量非常丰富，胡萝卜素、维生素 A、维生素 C、维生素 E、维生素 B 以及铁、锌、磷、钾等营养素的含量也十分可观。榛子中的油脂都是对人体有益的，有助于降血压、降血脂、保护视力以及延缓衰老。而且，榛子中富含的油脂有利于脂溶性维生素在人体内的吸收，对体弱、病后虚弱、易饥饿的人都有很好的补养作用，但胆功能严重不良者应慎食。

8. 腰果

腰果性甘味平，补脑养血，补肾，健脾，下逆气，止久渴。腰果中的某些维生素和微量元素成分有很好的软化血管的作用，对保护血管、防治心血管疾病大有益处。它含有丰富的亚麻油酸和不饱和脂肪酸，可以润肠通便，润肤美容，延缓衰老，是不爱吃肉的老年人最易缺乏的有益油脂。适当摄入这两种有益油脂可以帮助老年人预防动脉硬化、心血管疾病、脑中风和心脏病。

第5章 不同生理阶段人群的营养需要

5.1 孕妇营养

概 述

孕妇的各类营养比一般人群需求量大。

孕妇要特别注意补充叶酸，可预防胎儿神经管畸形。

从孕中期开始增加膳食能量的摄入，以及鱼禽蛋肉的摄入。

整个孕期要保证适宜的体重增重，孕妇也要积极地进行身体活动。

5.1.1 孕妇的营养需求

妊娠一般分为3个时期，即孕早期（怀孕1~3个月）、孕中期（怀孕4~6个月）、孕晚期（怀孕7~9个月）。在妊娠的不同时期，由于胎儿的生长速度及母体对营养的储备不同，对营养的需求也不同。

表5-1 孕妇的营养需求

		原因及需求量
能量	原因	妊娠对能量的需要量比平时要大，主要是由于要额外负担胎儿的生长发育、胎盘和母体组织的增长
	需求量	孕早期能量需求量不变，孕中、晚期分别在孕早期基础上增加300kcal/d、450kcal/d
蛋白质	原因	足月胎儿体内含蛋白质400~500g，加上胎盘及孕妇其他有关组织增加的需要，共需蛋白质约900g，这些蛋白质均需孕妇在妊娠期间不断从食物中获得
	需求量	RNI推荐在孕中期增加蛋白质15g/d，孕晚期增加30g/d，其中优质蛋白应超过1/2
脂肪	原因	脂肪是母体和胎儿能量的重要来源，孕妇需要储备脂肪以供产后泌乳。多不饱和脂肪酸尤其是DHA是胎儿早期脑和视网膜发育所必需的
	需求量	脂肪供能占孕妇膳食总能量的20%~30%，以不饱和脂肪酸为主，多吃富含DHA、EPA的食物
碳水化合物	原因	碳水化合物是母体和胎儿能量的主要来源。若碳水化合物摄入不足，为节省葡萄糖，母体不得不动用脂肪供能，容易发生酮症酸中毒
	需求量	供能占膳食总能量的60%。每天摄入的碳水化合物应不低于130g，可由大米、面、杂粮等食物提供，少摄入单糖

（续上表）

		原因及需求量
钙	原因	妊娠期间母体对钙的需要除了维持自身各项生理功能外，还应满足胎儿构造骨骼和牙齿时对钙的需求
	需求量	妊娠期间钙的适宜摄入量为孕早期 800mg/d，孕中期 1 000mg/d，孕晚期1 200mg/d
铁	原因	为维持母体储存及预防铁缺乏，妊娠期铁的摄入量应适当增加
	需求量	孕早期 20mg/d，孕中期 24mg/d，孕晚期 29mg/d。膳食中铁的吸收率很低，我国膳食铁的来源多数为植物性食物所含的非血红素铁，膳食中铁的吸收率估计不足 10%，完全由膳食来供给孕妇铁，难于满足需要，应适当补充铁制剂或铁强化食品
锌	原因	锌对孕早期胎儿器官的形成极为重要，充足的锌摄入可促进胎儿生长发育和预防先天畸形
	需求量	锌的推荐摄入量为 9.5mg/d，建议每周进食 2～3 次富含锌的肝脏、海产品
碘	原因	碘是甲状腺素的组成成分，甲状腺素对人脑的正常发育和成熟非常重要。孕期母体甲状腺机能旺盛，碘的需求量增加。母亲碘缺乏（特别是在孕早期）可致胎儿甲状腺功能低下，从而引起以严重智力发育迟缓为标志的克汀病
	需求量	碘的推荐摄入量为 200μg/d，建议孕妇每周进食 2～3 次富含碘的海产品
维生素 A	原因	除了维持母体本身的健康和正常生理功能的需要外，胎儿还需要储存一定量的维生素 A 于肝脏中。母亲维生素 A 的营养状况低下与贫困人群中的早产、宫内发育迟缓及婴儿低出生体重有关
	需求量	维生素 A 的推荐摄入量为孕早期 700μg RAE/d，孕中、晚期 770μg RAE/d
维生素 D	原因	维生素 D 可促进钙的吸收和在骨骼中的沉积，因而有促进妊娠期钙平衡的作用。妊娠期间维生素 D 缺乏可导致母亲和婴儿的多种钙代谢紊乱，包括新生儿低钙血症和手足搐搦、婴儿牙釉质发育不良以及母体骨质软化症
	需求量	维生素 D 推荐摄入量为 10μg/d
叶酸	原因	叶酸对正常红细胞的形成有促进作用，缺乏时红细胞的发育与成熟受到影响，造成巨红细胞性贫血，发展中国家常见妊娠期巨红细胞性贫血。叶酸摄入量不足或者说营养状态不良的孕妇伴有多种负性妊娠结局，包括婴儿低出生体重、神经管畸形和胎盘早剥
	需求量	由于畸形发生在妊娠期 28 天内，而此时多数妇女并未意识到自己怀孕，因此叶酸的补充时间应从孕前 3 个月开始，摄入量为 400μg/d，持续至整个孕期

（续上表）

		原因及需求量
维生素 C	原因	维生素是一种重要的保护性营养素，对胎儿的生长发育、造血系统的健全、机体的抵抗力等都有促进作用。妊娠期膳食中如果缺少维生素 C，可能造成流产和早产，胎儿出生后也易患贫血与坏血病，在各种传染病的流行季节，更应注意母亲膳食中维生素 C 的供给量水平
	需求量	孕期维生素 C 的推荐摄入量为 100 ~ 130mg/d，可满足胎儿和母体的需要

5.1.2 孕期的膳食指南

孕育生命是一个奇妙的历程，要以积极的心态适应孕期的变化，愉快享受这一过程。母乳喂养对孩子和母亲都是最好的选择，孕期应了解相关的知识，为产后尽早开奶和成功母乳喂养做好各项准备。孕期妇女膳食指南应在一般人群膳食指南的基础上补充以下五条内容：

1. 补充叶酸，常吃含铁丰富的食物，选用碘盐

关键推荐：

（1）整个孕期应口服叶酸补充剂 400μg/d，每天摄入绿叶蔬菜。

（2）孕中晚期应每天增加 20 ~ 50g 红肉，每周吃 1 ~ 2 次动物内脏或血液。

（3）孕妇除坚持选用加碘盐外，还应常吃含碘丰富的海产食物，如海带、紫菜等。

实践应用：

（1）如何满足孕期对叶酸的需要？

富含叶酸的食物有动物肝脏、蛋类、豆类、酵母、绿叶蔬菜、水果及坚果类。但天然食物中存在的叶酸是四氢叶酸的各种衍生物，均为还原型，烹调加工或遇热易分解，生物利用率较低；合成的叶酸是氧化型单谷氨酸叶酸，稳定性好，生物利用率高。因此，孕期除了常吃富含叶酸的食物外，还应补充叶酸 400μg/d，以满足其需要。每天保证摄入 400g 各种蔬菜，且其中 1/2 以上为新鲜绿叶蔬菜，可提供叶酸约 200μg DFE。

（2）如何通过膳食获得孕期额外需要的铁？

由于动物血、肝脏及红肉中含铁量较为丰富，且所含的铁为血红素铁，其生物利用率较高，可通过适当增加这类食物的摄入来满足孕期对铁的额外需要。孕中、晚期每天增加 20 ~ 50g 红肉可提供铁 1 ~ 2.5mg，每周摄入 1 ~ 2 次动物血和肝脏，每次 20 ~ 50g，可提供铁 7 ~ 15mg，基本可以满足孕期铁的需要。

2. 孕吐严重者，可少食多餐，保证摄入含必要量碳水化合物的食物

关键推荐：

（1）孕早期无明显早孕反应者应继续保持孕前平衡膳食。

（2）孕吐较明显或食欲不佳的孕妇不必过分强调平衡膳食。

（3）孕期每天必须摄取至少130g碳水化合物，首选易消化的粮谷类食物。

（4）进食少或孕吐严重者需寻求医师帮助。

实践应用：

（1）孕早期无明显早孕反应者应继续保持孕前平衡膳食：孕早期胎儿生长相对缓慢，所需能量和营养素并无明显增加，孕妇应继续保持孕前平衡膳食，无须额外增加食物摄入量，以免孕早期体重增长过多。

（2）早孕反应明显者不必过分强调平衡膳食：早孕反应是许多孕妇在孕早期都会出现的正常生理反应，不必过于担心和焦虑，保持愉快稳定的情绪，注意食物色、香、味的合理调配，有助于缓解和减轻症状。早孕反应明显时，不必过分强调平衡膳食，也无须强迫进食。可根据个人的饮食嗜好和口味选用容易消化的食物，少食多餐。进餐的时间地点也可依个人的反应特点而异，可清晨醒来起床前吃，也可在临睡前进食。

（3）保证每天至少摄取130g碳水化合物：孕吐严重影响进食时，为保证脑组织对葡萄糖的需要，预防酮症酸中毒对胎儿的危害，每天必须至少摄取130g碳水化合物。应首选富含碳水化合物、易消化的粮谷类食物，如米、面、面包、馒头、饼干等。各种糕点、薯类、根茎类蔬菜和一些水果中也含有较多碳水化合物，可根据孕妇的口味选用。食糖、蜂蜜等的主要成分为简单碳水化合物，易于吸收，进食少或孕吐严重时食用可迅速补充身体需要的碳水化合物。进食困难或孕吐严重者应寻求医师帮助，考虑通过静脉输注葡萄糖的方式补充必要量的碳水化合物。

3. 孕中、晚期适量增加奶、鱼、禽、蛋、瘦肉的摄入

关键推荐：

（1）孕中期开始，每天增加奶200g，使奶的总摄入量达到500g/d。

（2）孕中期每天增加鱼、禽、蛋、瘦肉共计50g，孕晚期再增加75g左右。

（3）每周最好食用2~3次深海鱼类。

实践应用：

（1）如何使奶的总摄入量达到500g/d?

奶是钙的最好食物来源，孕中、晚期每天需要摄入各种奶类500g/d，可选用液态奶、酸奶，也可用奶粉冲调，可分别在正餐或加餐时食用，孕期体重增长较快时，可选用低脂奶，以减少能量摄入。要注意区分乳饮料和乳类，多数乳饮料的含乳量并不高，不能代替奶。

（2）孕期如何增加鱼、禽、蛋、瘦肉的摄入?

孕中期孕妇每天需要增加蛋白质15g、钙200mg、能量300kcal（1kcal=4.184kJ），在孕前平衡膳食的基础上，额外增加奶200g，可以提供优质蛋白质5~6g、钙200mg和能量70~120kcal，再加鱼、禽、蛋、瘦肉共计50g左右，可提供优质蛋白质约10g，能量80~150kcal。

孕晚期孕妇每天需要增加蛋白质30g、钙200mg、能量450kcal，应在孕前平衡膳食的基础上，每天增加奶200g，再增加鱼、禽、蛋、瘦肉共计约125g。

同样重量的鱼类与畜禽类食物相比，提供的优质蛋白质含量相差无几，但鱼类所含的脂肪和能量明显少于畜禽类。因此，当孕妇体重增长较多时，可多食用鱼类而少食用畜禽类，食用畜禽类时尽量剔除皮和肉眼可见的肥肉，畜肉可优先选择牛肉。此外，鱼类尤其是深海鱼类，如三文鱼、鲱鱼、凤尾鱼等，还含有较多 $n-3$ 多不饱和脂肪酸，其中的二十二碳六烯酸（DHA）对胎儿大脑和视网膜功能发育有益，每周最好食用 2~3 次。

4. 适量身体活动，维持孕期适当增重

关键推荐：

（1）孕期适当增重有助于获得良好妊娠结局，应重视体重监测和管理。

（2）孕早期体重变化不大，可每月测量 1 次，孕中、晚期应每周测量 1 次。

（3）健康孕妇每天应进行不少于 30min 的中等强度身体活动。

实践应用：

（1）孕期体重监测和管理：应从孕前开始对体重进行监测和管理。孕早期体重变化不大，可每月测量 1 次，孕中、晚期应每周测量 1 次，并根据体重增长速率调整能量摄入水平。体重增长不足者，可适当增加高能量密度的食物摄入；体重增长过多者，应在保证营养素供应的同时注意控制总能量的摄入，并适当增加身体活动。

（2）孕期应进行适当的身体活动：若无医学禁忌，多数活动和运动对孕妇都是安全的。孕中、晚期每天应进行 30min 中等强度的身体活动。中等强度的身体活动需要中等程度的体力，可明显加快心率，一般为运动后心率达到最大心率的 50%~70%，主观感觉稍疲劳，但 10min 左右可恢复正常。最大心率可用 220 减去年龄计算得到。如年龄 30 岁，最大心率（次/分钟）为 220 - 30 = 190，活动后的心率以每分钟 95~133次为宜。常见的中等强度运动包括快走、游泳、打球、跳舞、孕妇瑜伽和各种家务劳动等。应根据自己的身体状况和孕前的运动习惯，结合主观感觉选择活动类型，量力而行，循序渐进。

5. 禁烟酒，愉快孕育新生命，积极准备母乳喂养

关键推荐：

（1）孕妇应禁烟酒，还要避免被动吸烟和不良空气环境。

（2）孕妇情绪波动时应多与家人和朋友沟通，向专业人员咨询。

（3）适当进行户外活动和运动有助于释放压力，愉悦心情。

（4）孕中期以后应积极准备母乳喂养。

实践应用：

（1）孕妇需要避免烟酒和不良生活环境对胎儿的危害：孕妇除了禁止吸烟饮酒外，还要注意避免被动吸烟的影响，尽量避免身处于通风不良和人群聚集的环境中。

（2）尽情享受孕育新生命的快乐：孕妇要积极了解孕期生理变化特点，学习孕育知识，定期进行孕期检查，出现不适时能正确处理或及时就医，遇到困难多与家人和朋友沟通以获得必要的帮助和支持；家人也应多给孕妇一些精神上的安慰和支持。适当进行户外活动和运动、向专业人员咨询等均有助于释放压力，愉悦心情。

（3）母乳喂养需要做的准备：母乳喂养对后代的健康成长和母亲的产后恢复均十分重要，对婴儿和母亲都是最好的选择。绝大多数妇女都可以且应该用自己的乳汁哺育婴儿，任何代乳品都无法替代母乳。成功的母乳喂养不仅需要健康的身体准备，还需要积极的心理准备。孕妇尽早了解母乳喂养的益处、加强母乳喂养的意愿、在保证孕期膳食平衡、营养合理的同时，做好乳房的护理，学习母乳喂养的方法和技巧，这有利于产后尽早开奶和顺利哺乳，可大大提高母乳喂养的成功率。

孕中期食谱举例

早餐：鸡蛋汤面（面条 90g、猪肉末 20g、鸡蛋 1 个、生菜 50g、金针菇 10g）

早点：黑米窝窝头 1 个、酸奶 1 杯（150mL）

午餐：米饭（大米 120g）

带鱼炖豆腐（带鱼 100g、豆腐 50g）

醋熘大白菜（白菜 150g）

西红柿肉丸汤（西红柿 50g、猪肉末 20g）

午点：苹果奶昔（酸奶 1 杯、苹果 250g）、玉米 1 根、窝窝头 1 个

晚餐：米饭（大米 120g）

黑木耳炒鸡肉（干木耳 10g、鸡肉 80g）

虾米焖冬瓜（冬瓜 150g、虾米少许）

猪骨玉米胡萝卜汤（猪骨 50g、玉米 50g、胡萝卜 50g）

晚点：牛奶 250mL、草莓 100g

✤生活小常识

神经管就是胎儿的中枢神经系统，神经管畸形，是一种严重的畸形疾病。中枢神经管是胚胎发育成脑、脊髓、头颅背部和脊椎的部位。如果中枢神经管不能正常发育，在婴儿出生时，上述部位就可能出现缺陷。无脑畸形和脊柱裂都是在胎儿发育时就产生的畸形，所谓"神经管畸形"就是指主要包括无脑畸形和脊柱裂在内的中枢神经系统的发育畸形。

✤营养素链接

您有以下情况吗？准备怀孕或正在怀孕、贫血头晕、脸色苍白、经血颜色淡、头晕头痛、容易疲劳、记忆衰退。

营养解读——叶酸片

叶酸，又称维生素 B_9，是一种水溶性维生素，能预防胎儿神经管畸形。叶酸可以从食物里面进行补给，绿叶蔬菜含有的叶酸量就比较高；也可以从药物中获取。备孕期女性叶酸缺乏容易影响孕期宝宝的生长发育甚至会引发早产。

①女性由于月经周期、怀孕产子等特殊生理现象，很容易缺乏叶酸。而女性在备孕及怀孕阶段，叶酸更是胎儿脑神经发育的关键营养。

②叶酸与血红细胞、神经系统和脑部发育密切相关，缺乏叶酸会增加无脑儿、裂

脑儿的发生率，引起孕妇和胎儿贫血，甚至引起早产、流产或新生儿体重过轻。

5.2　乳母营养

概　述

乳母既要分泌乳汁、哺育婴儿，还要补偿妊娠、分娩时的营养素损耗，促进恢复，比非哺乳妇女需要更多的营养。

乳母要注重补充优质蛋白。

产褥期食物多样，但是摄入不要过量。

要保持愉悦的心情和合理睡眠，保证乳汁的分泌。

5.2.1　乳母的营养需求

乳母膳食直接影响乳汁的质和量。乳母膳食中某些营养素供给不足时，会先动用母体的营养贮备以稳定乳汁成分。乳母营养持续不足，将导致母体营养缺乏，乳汁分泌量也随之下降。在哺乳期中应重视乳母的合理营养，保证母婴健康。

表 5 - 2　乳母的营养需求

	需求量
能量	哺乳期妇女基础代谢增加 10%～20%，能量需要量在非孕妇女基础上增加 500kcal/d
蛋白质	比非孕期需增加 25g/d。建议摄入蛋白质 80g/d。蛋白质的质和量直接影响到乳汁的分泌
脂肪	乳汁中脂肪酸与膳食脂肪酸的组成相似，乳汁中脂肪含量与乳母膳食脂肪的摄入量有关。脂类与婴儿的脑发育有密切关系，尤其是其中的不饱和脂肪酸，例如二十二碳六烯酸（DHA），对中枢神经的发育特别重要。我国乳母脂肪推荐摄入量与成人相同，膳食脂肪供给为 20%～30%
碳水化合物	每日碳水化合物提供能量应占总能量的 50%～65%，宜以淀粉类为主，总碳水化合物不低于 160g
钙	乳母通过乳汁分泌钙 300mg/d，乳母钙摄入 AI 值为 1 200mg/d，以保证乳汁钙含量稳定和母体钙平衡
铁	尽管母乳中铁含量极少，为改善孕期缺铁的状况，应注意铁的补充，膳食中应多供给富含铁的食物。乳母膳食铁的适宜摄入量每日为 25mg，可耐受的最高摄入量每日为 50mg
维生素 A	维生素 A 可以通过乳腺进入乳汁，乳母膳食维生素 A 的摄入量可以影响乳汁中维生素 A 的含量。乳母膳食维生素 A 的推荐摄入量每日为 1 300μg RAE/d

（续上表）

	需求量
维生素 D	维生素 D 几乎不能通过乳腺，母乳中维生素 D 的含量很低。乳母膳食维生素 D 的推荐摄入量每日为 10μg（400IU）。由于膳食中富含维生素 D 的食物很少，建议多进行户外活动来改善维生素 D 的营养状况以促进膳食钙的吸收，必要时可补充维生素 D 制剂
维生素 B_1	需要量为 1.5mg/d，可由瘦肉、粗粮、豆类等提供
维生素 B_2	需要量为 1.5mg/d，可由肝脏、奶、蛋、蘑菇、紫菜等提供
维生素 C	需要量为 150mg/d，可由新鲜的蔬菜水果提供
水	每天应比成人多饮水约 1L，总摄入水量不少于 3.8L，多喝白开水、汤

✻知识链接

哺乳期不宜选择的食物

（1）辛辣、刺激食物。如韭菜、蒜薹、辣椒、胡椒、茴香和酒等食物或饮品，哺乳期妈妈应尽量少吃，因为刺激性食物容易通过乳汁进入宝宝体内，影响宝宝健康。

（2）腌制的肉、鱼。一般成人每天食盐量为 4.5～9g，根据平时习惯，不要忌食盐，也不要吃得太咸。乳母食盐过多，会加重肾脏的负担，对肾不利，也会使血压升高。

（3）油炸食物、脂肪高的食物。这类食物不易消化，哺乳期妈妈消化力较弱，而且油炸食物的营养在油炸过程中已损失很多，哺乳期吃了对健康不利。

（4）麦乳精、韭菜、麦芽水和人参等食物。这类食物会抑制乳汁分泌，导致母乳供给不足。

（5）巧克力。过多吃巧克力对妈妈和宝宝都有害，巧克力里所含的可可碱会渗入母乳并在宝宝体内蓄积。可可碱能伤害神经系统和心脏，并使肌肉松弛，排尿量增加，使宝宝消化不良、睡眠不稳、哭闹不停。产妇多吃巧克力会影响食欲，身体发胖。

（6）酒、咖啡、可乐等饮料。它们会使人体的中枢神经兴奋。虽无证据表明它们对宝宝有害，但对哺乳的妈妈来说，应有所节制地饮用或停饮。

5.2.2 乳母膳食指南

乳母既要分泌乳汁、哺育婴儿，还需要逐步补偿妊娠、分娩时的营养素损耗并促进各器官、系统功能的恢复，因此比非哺乳期妇女需要更多的营养。乳母膳食仍是由多样化食物组成的营养均衡的膳食，除保证哺乳期的营养需要外，还通过乳汁的口感和气味，潜移默化地影响较大婴儿对辅食的接受和后续多样化膳食结构的建立。

乳母膳食指南在一般人群膳食指南基础上增加 5 条关键推荐：

（1）增加富含优质蛋白质及维生素 A 的动物性食物和海产品，选用碘盐。

（2）产褥期食物多样但不过量，重视整个哺乳期营养。

（3）愉悦心情，充足睡眠，促进乳汁分泌。

（4）坚持哺乳，适度运动，逐步恢复适宜体重。

（5）忌烟酒，避免浓茶和咖啡。

1. 合理安排产褥期膳食

有些产妇在分娩后的头一两天感到疲劳无力或肠胃功能较差，可选择较清淡、稀软、易消化的食物，如面片、挂面、馄饨、粥、蒸或煮的鸡蛋及煮烂的肉菜，之后就可过渡到正常膳食。进行剖宫手术的产妇，手术后约24小时胃肠功能恢复，应再给予术后流食1天，但忌用牛奶、豆浆、大量蔗糖等胀气食品。情况好转后给予半流食1~2天，再转为普通膳食。产褥期可比平时多吃些鸡蛋、禽肉类、鱼类、动物肝脏和动物血等以保证供给充足的优质蛋白质，并促进乳汁分泌，但不应过量。还必须重视蔬菜水果的摄入。

✿**小贴士**

产褥期一天膳食搭配

早餐：菜肉包子、小米红枣稀饭、拌海带丝。

早点：牛奶。

午餐：豆腐鲫鱼汤、炒黄瓜、米饭。

午点：苹果。

晚餐：炖鸡汤、虾皮炒小白菜、米饭。

晚点：牛奶、煮鸡蛋。

2. 获得充足的优质蛋白质和维生素 A

乳母膳食蛋白质在一般成年女性基础上每天应增加25g。鱼、禽、肉、蛋、奶及大豆类食物是优质蛋白质的良好来源。表5-3列举了可提供25g优质蛋白质的食物组合，供妈妈们选用。最好一天选用3种以上，数量适当，合理搭配，以获得所需要的优质蛋白质和其他营养素。

此外，乳母的维生素 A 推荐量比一般成年女性增加 600μg RAE，而动物肝脏富含维生素 A，若每周增选1~2次猪肝（总量85g）或鸡肝（总量40g），则平均每天可增加摄入维生素 A 600μg RAE。

表5-3　获得25g优质蛋白质的食物组合举例

组合一		组合二		组合三	
食物及数量	蛋白质数量	食物及数量	蛋白质含量	食物及数量	蛋白质含量
牛肉50g	10.0g	瘦猪肉50	10.0g	鸭肉50g	7.7g
鱼50g	9.1g	鸡肉60g	9.5g	虾60g	10.9g
牛奶200g	6.0g	鸡肝35g	5.5g	豆腐80g	6.4g
合计	25.1g	合计	25.0g	合计	25.0g

3. 获得充足的钙

乳母膳食钙推荐摄入量比一般女性增加 200mg/d，总量达到 1 000mg/d。奶类含钙高且易于吸收利用，是钙的最好食物来源。若乳母每天比孕前多喝 200mL 牛奶，每天饮奶总量达 500mL，则可获得约 540mg 的钙，加上所选用的深绿色蔬菜、豆制品、虾皮、小鱼等含钙较丰富的食物，则可达到推荐摄入量。为增加钙的吸收和利用，乳母还应补充维生素 D 或多做户外活动。现提供约 1 000mg 钙的食物组合，举例于表 5 - 4。

表 5 - 4 获得 1 000mg 钙的食物组合举例

组合一		组合二	
食物及数量	含钙量（mg）	食物及数量	蛋白质含量（mg）
牛奶 500mL	540	牛奶 300mL	324
豆腐 100g	127	豆腐干 60g	185
虾皮 5g	50	芝麻酱 10g	117
蛋类 50g	30	蛋类 50g	30
绿叶菜（如小白菜）200g	180	绿叶菜（如小白菜）250g	270
鱼类（如鲫鱼）100g	79	鱼类（如鲫鱼）100g	79
合计	1006	合计	1005

注：不习惯饮牛奶或有乳糖不耐的乳母也可用酸奶替代。

4. 增加泌乳量

（1）愉悦心情，树立信心。家人应充分关心乳母，经常与乳母沟通，帮助其调整心态，舒缓压力，愉悦心情，树立母乳喂养的信心。

（2）尽早开奶，频繁吸吮。分娩后开奶应越早越好；坚持让孩子频繁吸吮（24 小时内至少 10 次）；吸吮时将乳头和乳晕的大部分同时含入婴儿口中。

（3）合理营养，多喝汤水。营养是泌乳的基础，而食物多样化是营养充足的基础。除营养素外，乳母每天摄水量与乳汁分泌量也密切相关，所以乳母每天应多喝水，还要多吃流质的食物，如鸡汤、鲜鱼汤、猪蹄汤、排骨汤、菜汤和豆腐汤等，每餐都应保证有带汤水的食物。

（4）生活规律，保证睡眠。尽量做到生活有规律，每天保证 8 小时以上睡眠时间，避免过度疲劳。

5. 乳母一天食物建议量

谷类 250 ~ 300g，薯类 75g，杂粮不少于谷类的 1/5；蔬菜类 500g，其中绿叶蔬菜和红黄色等有色蔬菜占 2/3 以上；水果类 200 ~ 400g；鱼、禽、蛋、肉类（含动物内脏）每天总量为 220g；牛奶 400 ~ 500mL；大豆类 25g，坚果 10g；烹调油 25g，食盐 5g。为保证维生素 A 和铁的供给，建议每周吃 1 ~ 2 次动物肝脏，总量达 85g 猪肝，或总量达 40g 鸡肝。

6. 科学饮汤

乳母每天摄入的水量与乳汁分泌量密切相关，因此应科学饮用汤水。

第一，餐前不宜喝太多汤，以免影响食量。可在餐前喝半碗至一碗汤，待到八九成饱后再喝一碗汤。

第二，喝汤的同时要吃肉。肉汤的营养成分大约只有肉的1/10，为了满足乳母和宝宝的营养，应该连肉带汤一起吃。

第三，不宜喝多油浓汤，以免影响乳母的食欲及引起婴儿脂肪消化不良性腹泻。煲汤的材料宜选择一些脂肪较低的肉类，如鱼类、瘦肉、去皮的禽类、瘦排骨等，也可喝蛋花汤、豆腐汤、蔬菜汤、面汤及米汤等。

第四，可根据乳母的需求，加入对补血有帮助的煲汤材料，如红枣、红糖、猪肝等。还可加入对催乳有帮助的食材，如仔鸡、黄豆、猪蹄、花生、木瓜等。

5.3　婴幼儿营养

概　述

提倡6月龄内纯母乳喂养，6月龄之后开始添加辅食。

6月龄内补充维生素D，不需补钙。

幼儿时期是培养良好饮食习惯的时期。

提倡顺应喂养，不强迫进食。

5.3.1　婴幼儿的生理特点

1. 0~6月龄婴儿的生理特点

出生后12个月内为婴儿期，包括新生儿期（断脐至出生后的28天），这是人一生中生长发育最快的时期，也是婴儿完成从子宫内生活到子宫外生活的过渡期。

新生儿出生时平均体重一般为3.0kg（2.5~4.0kg），出生后头几天可出现体重生理性下降，第7~10日恢复到出生时体重。6个月龄内的婴儿体重平均每月增长0.6kg。足月新生儿平均身长50cm，一般每月增长3~3.5cm，到4个月时增长10~12cm，1岁时身长可达出生时的1.5倍左右。

新生儿婴儿唾液分泌较少且含酶量低，口腔内黏膜干燥易受损。4月龄后婴儿唾液腺逐渐发育完善，消化道的淀粉酶也逐渐达到成人水平，消化淀粉类食物的能力增强。从6月龄起，婴儿逐渐可以吃些软质的食物。

新生儿的胃呈水平状，胃贲门的括约肌松弛，而胃幽门的肌肉较发达，再加上胃容量较小，因此易溢奶。

新生儿胃液和胃酸的分泌量比较少，胃蛋白酶的活力弱，消化能力低，胃排空迟缓，肝脏分泌的胆汁较少，对脂肪的消化与吸收能力较差，但消化蛋白质的能力较好。因此食物的形状和成分必须适合婴儿消化吸收的特点，否则会造成消化和营养紊乱。

新生儿的肾脏结构不成熟，肾小球的滤过率仅为成人的1/4~1/2，肾小管的重吸收、分泌及酸碱调节功能比较弱，尿的浓缩能力、尿素及钠的排出能力有限，人工喂养时不宜使蛋白质和矿物质（尤其是钠）摄入过多。

2.6~12 月龄婴儿的生理特点

婴儿的生长发育很快，需求增加，仅靠母乳或牛乳不能供给所需要的营养素。如婴儿出生4个月以后，体内储存的铁往往被消耗殆尽，加上母乳含铁量较低，婴儿必须从辅食中获得足够的铁以满足生长的需要。此时期婴儿常见的营养缺乏性疾病较易发生，主要有因维生素 D 缺乏引起的佝偻病、营养性缺铁性贫血和生长迟缓等。

4~6个月后，婴儿消化器官和功能逐渐完善，神经系统进一步发育成熟，对食物的质和量也有了新的要求，消化器官和其他器官的发育需接受相应的刺激。从 6 月龄开始逐渐给婴儿补充一些非乳类食品，能增加唾液的分泌量，增强消化酶的活性，促进牙齿的发育和增强消化机能，训练婴儿的咀嚼吞咽能力，有助于婴儿精神发育，刺激味觉、嗅觉、触觉和培养良好的饮食习惯。

3. 幼儿的生理特点

幼儿的生长发育不如出生后第 1 年迅速。1~2 岁间全年体重增加约 2.5~3.0kg，到 2 岁时是出生时的 4 倍，2 岁以后体重每年增加 2.3kg 左右。1~2 岁间全年身长增加约 10cm，2~3 岁平均增加 5cm。再加上独立行走导致活动量增加，智力、语言发育也较快，体能和智力发育迅速，营养需求旺盛。

幼儿的消化器官逐渐发育完善，但胃肠功能尚未发育完全，容量较小（300mL 左右），到 2 岁半时 20 只乳牙基本出齐，但是牙齿的咀嚼功能仍较差，营养摄取能力相对不足，因而幼儿膳食需要专门加工烹制。与成年人膳食相比，尽管幼儿膳食数量有限，但烹制加工程序、耗用时间并不减少，需要养护人精心安排。

5.3.2 0~6 月龄婴儿喂养指南

0~6 月龄婴儿期是人一生中生长发育的第一个高峰期，对能量和营养素的需要高于其他任何时期。但婴儿消化器官和排泄器官的发育尚未成熟，功能不健全，对食物的消化吸收能力及对代谢废物的排泄能力仍较低。母乳既可提供优质、全面、充足和结构适宜的营养素，满足其生长发育的需要，又能完美地适应婴儿尚未成熟的消化能力，并促进其器官发育和功能成熟。

1. 产后尽早开奶，坚持新生儿第一口食物是母乳

初乳富含营养和免疫活性物质，有助于肠道功能发展，并提供免疫保护。母亲分娩后应尽早让婴儿吸吮乳头，获得初乳并进一步刺激泌乳、增加乳汁分泌。婴儿出生后第一口食物应是母乳，这有利于预防婴儿过敏，并减少新生儿黄疸、体重下降和低血糖的发生。此外，让婴儿尽早反复吸吮乳头，是确保成功纯母乳喂养的关键。婴儿出生时，体内具有一定的能量储备，可满足至少三天的代谢需求，开奶过程中不用担心新生儿饥饿，可密切关注婴儿体重，生后体重下降只要不超过出生体重的 7% 就应坚持纯母乳喂养。温馨环境、愉悦心情、精神鼓励和乳腺按摩等辅助因素有助于成功开奶。准备母乳喂养应从孕期开始。

关键推荐：

①分娩后尽早开始让婴儿反复吸吮乳头。

②婴儿出生后的第一口食物应该是母乳。

③生后体重下降只要不超过出生体重的 7% 就应坚持纯母乳喂养。

④婴儿吸吮前无须过分擦拭或消毒乳头。

⑤温馨环境、愉悦心情、精神鼓励和乳腺按摩等辅助因素，有助于成功开奶。

2. 坚持 6 月龄内纯母乳喂养

母乳是婴儿最理想的食物，纯母乳喂养能满足婴儿 6 月龄内所需要的全部液体、能量和营养素。此外，母乳有利于肠道健康微生态环境的建立和肠道功能成熟，降低感染性疾病和过敏发生的风险。母乳喂养有利于营造母子情感交流的环境，给婴儿最大的安全感，有利于婴儿心理行为和情感发展。母乳喂养的婴儿最聪明。母乳喂养经济、安全又方便，同时有利于避免母体产后体重滞留，并降低母体患乳腺癌、卵巢癌和 2 型糖尿病的风险。应坚持纯母乳喂养 6 个月。母乳喂养需要全社会的努力，专业人员的技术指导，家庭、社区和工作单位的积极支持。应充分利用政策和法律保护母乳喂养。

关键推荐：

①纯母乳喂养能满足婴儿 6 月龄内所需要的全部液体、能量和营养素，应坚持纯母乳喂养 6 个月。

②按需喂奶，两侧乳房交替喂养，每天喂奶 6 ~ 8 次或更多。

③坚持让婴儿直接吸吮母乳，尽可能不使用奶瓶间接喂哺人工挤出的母乳。

④特殊情况需要在满 6 月龄前添加辅食的，应咨询医生或其他专业人员后谨慎作出决定。

3. 顺应喂养，培养良好的生活习惯

母乳喂养应顺应婴儿胃肠道成熟和生长发育的过程，从按需喂养模式递进到规律喂养模式。婴儿饥饿是按需喂养的基础，饥饿引起哭闹时应及时喂哺，一般每天可喂奶 6 ~ 8 次或更多，不要强求喂奶次数和时间，特别是 3 月龄以内的婴儿。婴儿出生后 2 ~ 4 周就基本建立了自己的进食规律，家长应明确感知其进食规律的时间信息。随着月龄增加，婴儿胃容量逐渐增加，单次摄乳量也随之增加，哺喂间隔则会相应延长，同时减少喂奶次数，逐渐形成规律哺喂的良好饮食习惯。如果婴儿哭闹时间明显与平日进食规律不符，应该首先排除非饥饿原因，如胃肠不适等。非饥饿原因哭闹时，增加哺喂次数只能缓解婴儿的焦躁心理，并不能解决根本问题，这时应及时就医。

关键推荐：

①母乳喂养应从按需喂养模式递进到规律喂养模式。

②饥饿引起哭闹时应及时喂哺，一般每天可喂奶 6 ~ 8 次或更多，不要强求喂奶次数和时间，特别是 3 月龄以内的婴儿。

③随着婴儿月龄增加，应逐渐减少喂奶次数，形成规律哺喂的良好饮食习惯。

④婴儿异常哭闹时，应考虑非饥饿原因，并积极就医。

4. 生后数日开始补充维生素 D，无须补钙

人乳中维生素 D 含量低，母乳喂养儿不能通过母乳获得足量的维生素 D。适宜的阳光照射会促进皮肤中维生素 D 的合成，但鉴于养育方式的限制，阳光照射可能不是 6 月龄内婴儿获得维生素 D 的最方便途径。婴儿出生后数日就应开始每日补充维生素 D 10μg（400IU）。纯母乳喂养能满足婴儿骨骼生长对钙的需求，无须额外补钙。推荐新生儿出生后补充维生素 K，特别是剖宫产的新生儿。

关键推荐：

①婴儿生后数日开始每日补充维生素 D 10μg（400IU）。

②纯母乳喂养的婴儿不需要补钙。

③新生儿出生后应肌肉注射维生素 K_1 1mg。

5. 婴儿配方奶是不能纯母乳喂养时的无奈选择

当婴儿患有某些代谢性疾病、乳母患有某些传染性或精神性疾病、乳汁分泌不足或无乳汁分泌等，不能用纯母乳喂养婴儿时，建议首选适合 0~6 月龄婴儿的配方奶喂养，不宜直接用普通液态奶、成人奶粉、蛋白粉和豆奶粉等喂养婴儿。任何婴儿配方奶都不能与母乳相媲美，只能作为纯母乳喂养失败后无奈的选择，或者 6 月龄后对母乳的补充。6 月龄前放弃母乳喂养而选择婴儿配方奶，对婴儿的健康是不利的。

关键推荐：

①任何婴儿配方奶都不能与母乳相媲美，只能作为母乳喂养失败后的无奈选择，或母乳不足时对母乳的补充。

②以下情况，建议选用适合 0~6 月龄婴儿的配方奶喂养：

a. 婴儿患有半乳糖血症、苯丙酮尿症、严重母乳性黄疸。

b. 母亲患有 HIV 和人类 T 淋巴细胞病毒感染、结核病、水痘—带状疱疹病毒、单纯疱疹病毒、巨细胞病毒、乙型肝炎和丙型肝炎病毒感染期间，以及滥用药物、大量饮用酒精饮料和吸烟、使用某些药物、癌症治疗和密切接触放射性物质。

c. 经过专业人员指导和各种努力后，乳汁分泌仍不足。

③不宜直接用普通液态奶、成人奶粉、蛋白粉和豆奶粉等喂养 0~6 月龄婴儿。

6. 监测体格指标，保持健康生长

身长和体重是反映婴儿喂养和营养状况的直观指标。疾病或喂养不当、营养不足会使婴儿生长缓慢或停滞。6 月龄前婴儿应每半月测一次身长和体重，病后恢复期可增加测量次数，并选用世界卫生组织的《儿童生长曲线》判断婴儿是否得到正确、合理喂养。婴儿生长有自身规律，过快、过慢生长都不利于儿童远期健康。婴儿生长存在个体差异，也有阶段性波动，不必相互攀比生长指标。母乳喂养儿体重增长可能低于配方奶喂养儿，只要处于正常的生长曲线轨迹，即是健康的生长状态。

5.3.3　7~24 月龄婴幼儿喂养指南

对于 7~24 月龄婴幼儿，母乳仍然是重要的营养来源，但单一的母乳喂养已经不能完全满足其对能量以及营养素的需求，必须引入其他营养丰富的食物。与此同时，7~24月龄婴幼儿胃肠道等消化器官的发育、感知觉以及认知行为能力的发展，也需要其有机会通过接触、感受和尝试，逐步体验和适应多样化的食物，从被动接受喂养转变到自主进食。这一过程从婴儿7月龄开始，到24月龄时完成。这一年龄段婴幼儿的特殊性还在于，父母及喂养者的喂养行为对其营养和饮食行为有显著的影响。顺应婴幼儿需求进行喂养，有助于其健康饮食习惯的形成，并具有深远的影响。

1. 继续母乳喂养，满6月龄起添加辅食

母乳仍然可以为满6月龄（出生180天）后婴幼儿提供部分能量，优质蛋白质、钙等重要营养素，以及各种免疫保护因子等。继续母乳喂养也仍然有助于促进母子间的亲密接触，促进婴幼儿发育。因此7~24月龄婴幼儿应继续母乳喂养。不能母乳喂养或母乳不足时，需要以配方奶作为母乳的补充。

婴儿满6月龄时，胃肠道等消化器官已相对发育完善，可消化母乳以外的多样化食物。同时，婴儿的口腔运动功能，味觉、嗅觉、触觉等感知觉，以及心理、认知和行为能力也已准备好接受新的食物。此时开始添加辅食，不仅能满足婴儿的营养需求，也能满足其心理需求，并促进其感知觉、心理及认知和行为能力的发展。

关键推荐：

①婴儿满6月龄后仍需继续母乳喂养，并逐渐引入各种食物。

②辅食是指除母乳或配方奶以外其他各种性状的食物。

③有特殊需要时须在医生的指导下调整辅食添加时间。

④不能母乳喂养或母乳不足的婴幼儿，应选择配方奶作为母乳的补充。

2. 从富铁泥糊状食物开始，逐步添加达到食物多样

7~12月龄婴儿所需能量约1/3~1/2来自辅食，13~24月龄幼儿约1/2~2/3的能量来自辅食，而母乳喂养的婴幼儿来自辅食的铁更高达99%。因而婴儿最先添加的辅食应该是富铁的高能量食物，如强化铁的婴儿米粉、肉泥等。在此基础上逐渐引入其他不同种类的食物以提供不同的营养素。

辅食添加的原则：每次只添加一种新食物，由少到多、由稀到稠、由细到粗，循序渐进。从一种富铁泥糊状食物开始，逐渐增加食物种类，逐渐过渡到半固体或固体食物，如烂面、肉末、碎菜和水果粒等。每引入一种新的食物应适应2~3天，密切观察是否出现呕吐、腹泻、皮疹等不良反应，适应一种食物后再添加其他新的食物。

✿小贴士

添加辅食的适宜时间

在通常情况下，婴儿6个月时应逐步添加辅助食品，但因婴儿个体差异，开始添加辅食并没有一个严格的时间规定。一般有下列情形时可以开始添加辅食：婴儿体重增长已达到出生时的2倍；婴儿在吃完约250mL奶后不到4小时又饿了；婴儿可以坐起来了；婴儿在24小时内能吃完1 000mL或以上的奶；婴儿月龄达6个月。

关键推荐：

①随母乳量减少，逐渐增加辅食量。

②首先添加强化铁的婴儿米粉、肉泥等富铁的泥糊状食物。

③每次只引入一种新的食物，逐步达到食物多样化。

④从泥糊状食物开始，逐渐过渡到固体食物。

⑤辅食应适量添加植物油。

3. 提倡顺应喂养，鼓励但不强迫进食

随着婴幼儿生长发育，父母及喂养者应根据其营养需求的变化、感知觉以及认知、行为和运动能力的发展，顺应婴幼儿的需要进行喂养，帮助婴幼儿逐步达到与家人一致的规律进餐模式，并学会自主进食，遵守必要的进餐礼仪。

父母及喂养者有责任为婴幼儿提供多样化、且与其发育水平相适应的食物，在喂养过程中应及时感知婴幼儿所发出的饥饿或饱足的信号，并作出恰当的回应。尊重婴幼儿对食物的选择，耐心鼓励和协助婴幼儿进食，但绝不强迫进食。

父母及喂养者还有责任为婴幼儿营造良好的进餐环境，保持进餐环境安静、愉悦、避免电视、玩具等干扰婴幼儿的注意力。控制每餐进餐时间不超过 20min。父母及喂养者也应该是婴幼儿进食的好榜样。

关键推荐：

①耐心喂养，鼓励进食，但决不强迫进食。

②鼓励并协助婴幼儿自己进食，培养其进餐兴趣。

③进餐时不看电视、玩玩具，每次进餐时间不超过 20min。

④进餐时喂养者与婴幼儿应有充分的交流，不以食物作为奖励或惩罚。

⑤父母应保持自身良好的进食习惯，成为婴幼儿的榜样。

4. 辅食不加调味品，尽量减少糖和盐的摄入

辅食应保持原味，不加盐、糖以及刺激性调味品，保持淡口味。淡口味食物有利于提高婴幼儿对不同天然食物口味的接受度，减少偏食挑食的风险。淡口味食物也可减少婴幼儿盐和糖的摄入量，降低儿童期及成人期肥胖、糖尿病、高血压、心血管疾病的风险。

强调婴幼儿辅食不额外添加盐、糖及刺激性调味品，也是为了提醒父母在准备家庭食物时应保持淡口味，既为适应婴幼儿的需要，也为保护全家人的健康。

关键推荐：

①婴幼儿辅食应单独制作。

②保持食物原味，不需要额外加糖、盐及各种调味品。

③1 岁以后逐渐尝试淡口味的家庭膳食。

5. 注重饮食卫生和进食安全

选择新鲜、优质、无污染的食物和清洁水制作辅食。制作辅食前须先洗手。制作辅食的餐具、场所应保持清洁。辅食应煮熟、煮透。辅食应及时食用或妥善保存。进

餐前洗手，保持餐具和进餐环境清洁、安全。

婴幼儿进食时一定要有成人看护，以防进食意外。整粒花生、坚果、果冻等食物不适合婴幼儿食用。

关键推荐：

①选择安全、优质、新鲜的食材。

②制作过程始终保持清洁卫生，生、熟分开。

③不吃剩饭，妥善保存和处理剩余食物。

④饭前洗手，进食时应有成人看护，并注意进食环境安全。

6. 定期监测体格指标，追求健康生长

适度、平稳生长是最佳的生长模式。定期监测并评估体格生长指标，有助于判断其营养状况，并可根据体格生长指标的变化，及时调整营养和喂养。对于生长不良、超重肥胖，以及处于急慢性疾病期间的婴幼儿应增加监测次数。

关键推荐：

①体重、身长是反映婴幼儿营养状况的直观指标。

②每 3 个月一次，定期测量身长、体重、头围等体格生长指标。

③平稳生长是最佳的生长模式。

5.4　学龄前儿童营养

概　述

3 岁前是大脑发育的关键时期。

注意引导儿童自主、有规律地进餐。

每天饮奶。

食物烹调应少调料、少油炸。

注重培养儿童对食物的兴趣。

5.4.1　学龄前儿童的生理特点

学龄前儿童是指 3 岁至 6 岁入小学前的儿童。此期儿童生长发育速度减慢，脑及神经系统发育持续并逐渐成熟，但这个时期的儿童仍然处于迅速生长发育之中，需要更多的营养。然而此阶段影响学龄前儿童良好营养的因素较多，如挑食、贪玩等。能否供给儿童这个阶段生长发育所需的足够营养，帮助其建立良好的饮食习惯，是奠定孩子一生健康膳食模式基础的关键。

1. 体格发育特点

在这个阶段，儿童的身高每年增长 5~7cm，体重每年增加 2kg 左右，学龄前儿童四肢的加长较躯干迅速。此时期儿童的各项生理发育速度很快，新陈代谢比较旺盛，但由于身体的机能发育还不成熟，对外界环境的适应能力以及对疾病的抵抗能力都较弱。

2. 脑及神经系统发育特点

3 岁时神经细胞的分化已基本完成。4 ~ 6 岁时，儿童脑组织的重量可以达到成人脑重量的 86% ~ 90% 。此时神经系统的发育已趋于完善。此期的儿童会很好奇、好学、好动。

3. 消化功能发育特点

儿童到 3 岁的时候，20 颗乳牙已经出齐，6 岁时第一颗恒牙可能已萌出，但是咀嚼能力仅达到成年人的 40% ，消化能力仍然有限，尤其是对固体食物还需要较长时间来适应，不宜过早食用家庭中的成人膳食，以免导致消化与吸收的紊乱，造成营养不良。

5.4.2　学龄前儿童的营养需求

1. 能量

3 ~ 6 岁儿童每日需要能量 1 200 ~ 1 600kcal。好动小儿的能量需要比安静小儿可能要高 3 ~ 4 倍，男孩在这方面也比女孩高。学龄前儿童能量的营养素来源与 1 岁以内稍有不同，即脂肪提供的能量相对减少，由 1 岁时占总能量的 35% ~ 40% 逐渐减少，至 6 岁时占总能量的 25% ~ 30% 。

2. 蛋白质

学龄前儿童生长发育每增加 1kg 体重约需 160g 的蛋白质积累。中国营养学会建议学龄前儿童蛋白质参考推荐摄入量为 45 ~ 60g/d。蛋白质供能为总能量的 14% ~ 15% ，其中来源于动物性食物的蛋白质应占 50% ，包括 1 个鸡蛋（约提供 6.5g 蛋白质）、300mL 牛奶（约提供 9g 蛋白质）、100g 鱼或鸡或瘦肉（可提供约 17g 蛋白质），其余蛋白质可由植物性食物谷类、豆类等提供。

3. 脂肪

学龄前儿童需总脂肪 4 ~ 6g/（kg · d）。其膳食脂肪供能比高于成人，占总能量的 30% ~ 35% 。建议食用含有 α – 亚麻酸的大豆油、低芥酸菜籽油。在选择动物性食物时，也可多选用鱼类等水产品。

4. 碳水化合物

学龄前儿童的膳食基本完成了从以奶和奶制品为主到以谷类为主的过渡。谷类所含有的丰富碳水化合物是学龄前儿童能量的主要来源，占总能量的 50% ~ 60% 。但不宜食用过多的糖和甜食，而应以复杂碳水化合物的谷类为主，如大米、面粉、红豆、绿豆等。

5. 钙

学龄前儿童钙的 AI 为 800mg/d，UL 为 2 000mg/d。奶及奶制品钙含量丰富、吸收率高，是儿童最理想的钙来源。豆类及豆制品含钙也较丰富。此外，芝麻、虾皮、海带等也含有一定量的钙。要保证学龄前儿童钙的适宜摄入水平，每日奶的摄入量应不低于 300mL/d，但也不宜超过 600mL/d。

6. 碘

含碘较高的食物主要是海产品，如海带、紫菜、海鱼、虾、贝类。为保证其摄入量，除必须使用碘强化食盐烹调食物外，还建议每周膳食至少安排 1 次海产食品。

7. 铁

铁缺乏引起的缺铁性贫血是儿童期最常见的疾病。学龄前儿童铁缺乏有如下三方面的原因：一是儿童生长发育快，需要的铁较多，每公斤体重约需要 1mg 的铁；二是内源性可利用的铁较少，其需要的铁更依赖食物铁的补充；三是学龄前儿童的膳食中富含铁的食物较少。动物肝脏、动物血、瘦肉是铁的良好来源。

8. 锌

锌缺乏儿童常出现味觉下降、厌食甚至异食癖，嗜睡、面色苍白、抵抗力差而易患各种感染性疾病等，严重者生长迟缓。除海鱼、牡蛎外，鱼、禽、蛋和肉等蛋白质食物锌含量也十分丰富，利用率也较高。

9. 维生素 A

维生素 A 对学龄前儿童生长，特别是骨骼生长有重要作用。维生素 A 缺乏是发展中国家普遍存在的营养问题，严重威胁儿童的生存。可考虑每周摄入 1 次含维生素 A 丰富的动物肝脏，每天摄入一定量蛋黄、牛奶，或在医生指导下补充鱼肝油，获得可直接利用的视黄醇（维生素 A），也可每日摄入一定量的深绿色或黄红色蔬菜补充维生素 A 原，即胡萝卜素。

10. B 族维生素

维生素 B_1、维生素 B_2 和烟酸在保证儿童体内的能量代谢以促进其生长发育方面有重要的作用。这三种 B 族维生素常协同发挥作用，缺乏症可能混合出现。亚临床维生素 B_1 缺乏会影响儿童的食欲和消化功能。膳食中维生素 B_1 主要来源于非精制的粮谷类、坚果、鲜豆、瘦肉和动物内脏，酵母制品也含有丰富的维生素 B_1。

5.4.3 学龄前儿童膳食指南

学龄前儿童膳食指南适用于 2 周岁以后至未满 6 周岁的学龄前儿童。

经过 7~24 月龄期间膳食模式的过渡和转变，学龄前儿童摄入的食物种类和膳食结构已开始接近成人，是饮食行为和生活方式形成的关键时期。

基于学龄前儿童生理和营养特点，其膳食指南应在一般人群膳食指南基础上增加以下 5 条关键推荐。

1. 规律就餐，自主进食不挑食，培养良好的饮食习惯

学龄前儿童的合理营养应由多种食物构成的平衡膳食来提供，规律就餐是其获得全面、足量的食物摄入和良好消化吸收的保障。此时期儿童神经心理发育迅速，自我意识和模仿力、好奇心增强，易出现进食不够专注的情况，因此要注意引导儿童自主、有规律地进餐，保证每天不少于三次正餐和两次加餐，不随意改变进餐时间、环境和

进食量，培养儿童摄入多样化食物的良好饮食习惯，纠正挑食、偏食等不良饮食行为。

实践指导：

（1）合理安排儿童膳食。

①学龄前儿童每天应安排早、中、晚三次正餐，在此基础上还至少有两次加餐。

②加餐一般分别安排在上、下午各一次，晚餐时间比较早时，可在睡前 2 小时安排一次加餐。

③加餐以奶类、水果为主，配以少量松软面点。

④晚间加餐不宜安排甜食，以预防龋齿。

（2）引导儿童规律就餐、专注进食。

①由于学龄前儿童注意力不易集中，易受环境影响，如进食时玩玩具、看电视、做游戏等都会降低其对食物的关注度，影响进食和营养摄入。

②尽可能给儿童提供固定的就餐座位，定时定量进餐。

③避免追着喂、边吃边玩、边吃边看电视等行为。

④吃饭细嚼慢咽但不拖延，最好在 30min 内吃完。

⑤让孩子自己使用筷、匙进食，养成自主进餐的习惯，既可增加儿童进食的兴趣，又可培养其自信心和独立能力。

（3）避免儿童挑食偏食。

①家长良好的饮食行为对儿童具有重要影响，建议家长以身作则、言传身教，并与儿童一起进食，起到良好榜样作用，帮助孩子从小养成不挑食、不偏食的良好习惯。

②应鼓励儿童选择多种食物，引导其多选择健康食物。对于儿童不喜欢吃的食物，可变换烹调方法（如将蔬菜切碎，将瘦肉剁碎，将多种食物制作成包子或饺子等），也可采用重复小分量供应，鼓励尝试并及时给予表扬加以改善，不可强迫喂食。

③通过增加儿童身体活动量，尤其是选择儿童喜欢的运动或游戏项目，使其肌肉得到充分锻炼，增加能量消耗，增进食欲，提高进食能力。

2. 每天饮奶，足量饮水，正确选择零食

建议每天饮奶 300～400mL 或相当量的奶制品。儿童新陈代谢旺盛，活动量大，水分需要量相对较多，每天需水量为 1 300～1 600mL，除奶类和其他食物中摄入的水外，建议学龄前儿童每天饮水 600～800mL，以白开水为主，少量多次饮用。

零食对学龄前儿童是必要的，对补充其所需营养有帮助。零食应尽可能与加餐相结合，以不影响正餐为前提，多选用营养密度高的食物如奶制品、水果、蛋类及坚果类等，不宜选用能量密度高的食品如油炸食品、膨化食品。

（1）培养和巩固儿童饮奶习惯。

①奶及奶制品中钙含量丰富且吸收率高，是儿童钙的最佳来源。

②每天饮用 300～400mL 奶或相当量奶制品，可保证学龄前儿童钙摄入量达到适宜水平。

③家长应以身作则常饮奶，鼓励和督促孩子每天饮奶，选择和提供儿童喜爱和适

宜的奶制品，帮助儿童逐步养成每天饮奶的习惯。

④如果儿童饮奶后出现胃肠不适（如腹胀、腹泻、腹痛），可能与乳糖不耐受有关，可采取以下方法加以解决：少量多次饮奶或饮酸奶；饮奶前进食一定量主食，避免空腹饮奶；改吃无乳糖奶或饮奶时加用乳糖酶。

（2）培养儿童喝白开水的习惯。

①建议学龄前儿童每天饮水 600 ~ 800mL，应以白开水为主，避免饮含糖饮料。

②儿童胃容量小，每天应少量多次饮水（上午、下午各 2 ~ 3 次），晚饭后根据实际情况而定。

③不宜在进餐前大量饮水，以免充盈胃容量，冲淡胃酸，影响食欲和消化。

（3）正确选择零食。

零食选择应注意以下几方面：

①宜选择新鲜、天然、易消化的食物，如奶制品、水果、蛋类等食物。

②少选油炸食品和膨化食品；

③零食最好安排在两次正餐之间，量不宜多，睡觉前 30min 不要吃零食。

此外，还需注意吃零食前要洗手，吃完要漱口；注意零食的食用安全，避免整粒的豆类、坚果类食物呛入气管发生意外。建议将坚果和豆类食物磨成粉或打成糊食用。

对年龄较大的儿童，可引导孩子认识食品标签，学会辨识食品生产日期和保质期。

3. 食物应合理烹调，少调料、少油炸

①从小培养儿童清淡口味，有助于其养成终生的健康饮食习惯。

②在烹调方式上，宜采用蒸、煮、炖、煨等烹调方式。

③特别注意大豆、花生等坚果类食物要完全去除皮、核等，必要时应先磨碎，制成泥糊等进食。

④口味以清淡为好，不应过咸、油腻和辛辣，尽可能少用或不用味精或鸡精、色素和糖精等调味品。

⑤为儿童烹调食物时，应控制食盐用量，少选含盐高的腌制食品或调味品。可选天然、新鲜香料（如葱、蒜、洋葱、柠檬、醋和香草等）和新鲜蔬果汁（如番茄汁、南瓜汁和菠菜汁等）进行调味。

4. 鼓励儿童参与食物选择与制作，增进对食物的认知与喜爱

①鼓励儿童体验和认识各种食物的天然味道和质地，了解食物特性，增进对食物的喜爱。

②同时应鼓励儿童参与家庭食物选择及制作过程，以引起儿童对各种食物的兴趣，享受烹饪食物过程中的乐趣和成就感。

③家长或幼儿园老师可带儿童去市场选购食物，辨识应季蔬果，尝试自主选购蔬菜。

④在节假日带儿童去农田认识农作物，实践简单的农业生产，参与植物的种植，观察植物的生长过程，向儿童介绍蔬菜的生长方式、营养成分及对身体的好处，并让

儿童亲自动手采摘蔬菜，激发孩子对食物的兴趣，享受劳动成果。

⑤让儿童了解家庭膳食制备过程，参与一些力所能及的加工活动如择菜，体会参与的乐趣。

5. 经常参加户外活动，保障儿童健康生长

①鼓励儿童经常参加户外游戏与活动，实现对其体能、智能的锻炼培养，维持其能量平衡，促进皮肤中维生素 D 的合成和钙的吸收利用。

②学龄前儿童每天应进行至少 60min 的体育活动，最好是户外游戏或运动，除睡觉外尽量避免让儿童有连续超过 1 小时的静止状态。每天看电视、玩平板电脑的累计时间不超过 2 小时。

③建议每天结合日常生活多做体力锻炼（公园玩耍、散步、爬楼梯、收拾玩具等）。

④适量进行较高强度的运动和户外活动，包括有氧运动（骑小自行车、快跑等）、伸展运动、肌肉强化运动（攀架、健身球锻炼等）、团体活动（跳舞、玩小型球类游戏等）。

⑤减少静态活动（看电视、玩手机、电脑或电子游戏）。

✿小贴士

学龄前儿童一日食谱举例

餐次	食物名称	用量	餐次	食物名称	用量
早餐	牛奶	牛奶 200mL	午餐		龙骨 30g
		白糖 10g		烹调用油 10g、盐 1g	
	面包夹黑芝麻酱	熟面包 75g	加餐	酸奶	150mL
		黑芝麻酱 15g		小蛋糕	30g
	圣女果	50g	晚餐	绿豆饭	大米 50g
午餐	二米饭	大米 50g			绿豆 30g
		小米 25g		银鱼煎蛋	银鱼 10g
	豆腐煮虾仁	南豆腐 50g			鸡蛋 30g
		虾仁 20g			豌豆 10g
	木耳韭黄炒鸡丝	鸡肉 20g			胡萝卜 10g
		干木耳 5g		圆椒炒猪肝	圆椒 80g
		韭黄 40g			猪肝 30g
	清炒碎菜薹	油菜薹 80g		烹调用油 10g、盐 1g	
	花生龙骨汤	花生仁 10g	加餐	苹果	100g

✿生活小常识

大自然中含维生素 A、维生素 D 的食物很少。维生素 A 仅在动物肝脏、全脂奶、蛋黄等少数食物中含量比较丰富，而维生素 D 主要存在于海鱼、动物肝脏、蛋黄和瘦肉中，母乳和一般的奶制品的维生素 D 含量极少，谷物和蔬菜中则更少。儿童每日通过饮食摄入的维生素 A、维生素 D 并不一定全部被吸收。维生素 A、维生素 D 在烹调的过程中容易流失。若儿童偏食或者挑食，更容易出现维生素 A、维生素 D 补充不足的现象。

✽营养素链接

您有以下现象吗？夜盲，在暗光下视物不清，眼睛干涩、没有光泽；皮肤干燥，头发干枯，指甲容易折断，易患呼吸道疾病，体格发育不良并伴有贫血等。

营养解读——维生素 A 加 D 软胶囊

维生素 A 和维生素 D 是人体生长发育的必需物质，尤其对胎儿、婴幼儿的发育，上皮组织的完整性、视力、生殖器官、血钙和磷的稳定、骨骼和牙的生长发育等有重要作用。维生素 A 和维生素 D 是人体所必需的微量脂溶性维生素。

维生素 A 的作用：

(1) 保护视力。缺乏维生素 A 时，眼睛就会干涩、模糊、视物不清以及暗适应能力差，甚至导致夜盲症或失明。

(2) 促进上皮的分化。帮助维护皮肤和黏膜的健康，尤其对眼睛、皮肤、呼吸道、泌尿系统及生殖器官影响显著。

(3) 调节免疫功能，预防多种疾病。

(4) 参与骨骼发育，促进生长发育。

(5) 参与造血作用，减少贫血。

维生素 D 的作用：

(1) 促进钙、磷的吸收，调节钙、磷平衡，维持钙的正常代谢。

(2) 促进骨骼钙化，预防佝偻病，保证骨骼和牙齿的正常发育。

5.5　学龄期儿童与青少年营养

概　述

青春期是人一生当中能量需要量最大的时期。

平时要多饮水，少喝含糖饮料。

要注意零食的安排。

强调户外运动，保持健康体重。

5.5.1　学龄期儿童与青少年的生理特点

儿童青少年时期是由儿童发育到成年人的过渡时期，可以分为 6~12 岁的学龄期和 13~18 岁的少年期或青春期，这个时期正是他们体格和智力发育的关键时期。男女生青春发育期开始的年龄是不同的，女生比男生早，一般在 10 岁左右开始，17 岁左右结束；男生一般在 12 岁前后开始，22 岁左右结束。在这个时期儿童青少年体格生长加速，第二性征出现，生殖器官及内脏功能日益发育成熟，大脑的机能和心理的发育也进入高峰，身体各系统逐渐发育成熟，对食物的选择要格外重视。由于儿童青少年体内合成代谢旺盛，为适应生长发育的需要，所需要的能量和各种营养素的量相对比成人高，尤其是能量、蛋白质、脂类、钙、锌和铁等营养素。同年龄男生和女生在儿童时期对营养素需要的差别很小，从青春期生长开始，男生和女生的营养需要出现较大的差异。

5.5.2 学龄期儿童与青少年的营养需求

1. 能量

学龄期儿童与青少年基础代谢率较高，体力、脑力活动较多，对能量的需求大。6 岁儿童男生需要 1 600kcal 能量，女生需要 1 450kcal 能量；随着年龄的增长，生长加速而对能量的需要量急速增加，超过成人。青春期男生需要 2 850kcal 能量，女生需要 2 300kcal 能量。

2. 蛋白质

蛋白质提供的能量应占膳食总能量的 12% ~ 14%。要保证优质蛋白质的摄入，其中动物性蛋白质占 50%。

3. 脂肪

儿童青少年时期是生长发育的高峰期，能量的需要也达到了高峰，因此一般不过度限制儿童、青少年膳食的脂肪摄入。但脂肪摄入量过多将增加肥胖及成年后心血管疾病、高血压和某些癌症发生的危险性，脂肪适宜摄入量为总能量的 25% ~ 30%。其中饱和脂肪酸、单不饱和脂肪酸和多不饱和脂肪酸的比例为小于 1：1：1（即三者含量依次增加），n - 6 和 n - 3 多不饱和脂肪酸的比例为（4 ~ 6）：1。在脂肪种类的选择上要注意选择含必需脂肪酸的植物油。

4. 碳水化合物

学龄期儿童与青少年膳食中碳水化合物的摄入量以占总能量的 55% ~ 65% 为宜。保证适量碳水化合物摄入，不仅可以避免脂肪的过度摄入，同时会增强膳食纤维及具有健康效用的低聚糖摄入，对预防肥胖及心血管疾病都有重要意义，但应注意避免摄入过多的食用糖，特别是含糖饮料。

5. 矿物质

青春前期及青春期正值生长突增高峰期，为了满足突增高峰的需要，11 ~ 18 岁青少年钙的适宜摄入量为 1 000mg/d，6 ~ 10 岁青少年钙的适宜摄入量为 800mg/d。

铁缺乏除引起贫血外，也可能降低学习能力、免疫和抗感染能力。青春期贫血是女童常见的疾病，需要特别关注。动物血、肝脏及红肉是铁的良好来源，含铁量多，吸收好。

儿童缺锌的临床表现是食欲差，味觉迟钝甚至丧失，严重时引起生长迟缓，性发育不良及免疫功能受损。贝壳类海产品、红色肉类、动物内脏等都是锌的良好来源，干果类、谷类胚芽、麦麸、花生和花生酱也富含锌。

碘缺乏在儿童期和青春期的主要表现为甲状腺肿，尤其是青春期甲状腺肿发病率较高，需特别预防。

6. 维生素

儿童、青少年处于生长发育的高峰期，对能量的需求增加，因此，与能量代谢有关的维生素如硫胺素、核黄素、烟酸要相应地增加。另外，还需注意补充与组织合成相关的营养素如叶酸、维生素 B_{12}，与骨骼增长相关的维生素 D，以及维持细胞结构和功能的维生素 A、维生素 C、维生素 E。

5.5.3 学龄期儿童与青少年膳食指南

这里的学龄期儿童与青少年是指 6 岁到不满 18 岁的未成年人。他们处于学习阶段，生长发育迅速，对能量和营养素的需要相对高于成年人。均衡的营养是儿童、青少年智力和体格正常发育乃至一生健康的基础，这一时期也是饮食行为和生活方式形成的关键时期，家庭、学校和社会要积极开展饮食教育。学龄期儿童与青少年膳食指南在一般人群膳食指南的基础上，补充以下核心信息：

1. 了解食物，学习烹饪，提高营养健康素养

儿童期是学习营养健康知识、养成健康生活方式、提高营养健康素养的关键时期，他们不仅要认识食物，参与食物的选择和烹调，养成健康的饮食习惯，更要积极学习营养健康知识，传承我国优秀饮食文化和礼仪，提高营养健康素养。家庭、学校和社会要共同努力，开展对儿童、青少年的饮食教育。家长要将营养健康知识融入儿童、青少年的日常生活，学校可以开设符合儿童、青少年特点的营养与健康教育的相关课程，营造校园营养健康环境。

2. 三餐合理，规律进餐，培养良好饮食习惯

儿童、青少年应做到一日三餐，包括适量的谷薯类、蔬菜、水果、禽畜鱼蛋、豆类、坚果，以及充足的奶制品。两餐间隔 4~6 小时，三餐定时、定量，早餐提供的能量应占全天总能量的 25%~30%，午餐占 30%~40%，晚餐占 30%~35%。要坚持每天吃早餐，保证早餐的营养充足。早餐应包括谷薯类、禽畜肉蛋类、奶类或豆类及其制品和新鲜蔬菜水果等食物。三餐不能用糕点、甜食或零食代替。要做到清淡饮食，少吃含高盐、高糖和高脂肪的快餐。

3. 合理选择零食，禁止饮酒，少喝含糖饮料

零食是指一日三餐以外吃的所有食物和饮料，不包括水。儿童可选择卫生、营养丰富的食物作为零食，如水果和能生吃的新鲜蔬菜、奶制品、大豆及其制品或坚果，油炸高盐或高糖的食品不宜做零食。要保障充足饮水，每天 800 ~ 1 400mL，首选白开水，不喝或少喝含糖饮料，更不能饮酒。

4. 不偏食节食，不暴饮暴食，保持适宜体重增长

儿童、青少年应做到不偏食挑食，不暴饮暴食，正确认识自己的体型，保证适宜的体重增长。营养不良的儿童，要在吃饱的基础上，增加鱼禽蛋肉或豆制品等富含优质蛋白质食物的摄入。超重和肥胖会损害儿童的体格和心理健康，要通过合理膳食和积极的身体活动来预防超重和肥胖。对于已经超重或肥胖的儿童，应在保证体重合理增长的基础上，控制总能量摄入，逐步增加运动频率和运动强度。

5. 增加户外活动，保证每天活动 60min

有规律的运动、充足的睡眠与减少静坐时间，可促进儿童生长发育，预防超重和肥胖的发生，并能提高他们的学习效率。儿童、青少年要增加户外活动时间，做到每天累计至少 60min 中等强度以上的身体活动，其中每周至少 3 次高强度的身体活动（包括抗阻力运动和骨质增强型运动）。看电子屏时间每天不超过 2 小时，越少越好。

✿ **小贴士**

各类零食的选用

零食类别	可经常食用（每天吃）	适当食用（1 周 1 ~ 2 次）	限量食用（1 周不超过 1 次）
蔬菜水果	香蕉、苹果、柑橘、西红柿、黄瓜	拌糖水果沙拉、苹果干、香蕉干	罐头、果脯、蜜饯
奶及奶制品	鲜牛奶、酸奶	奶酪、奶片	全脂炼乳
坚果类	花生、核桃、杏仁	琥珀桃仁、花生蘸、盐焗腰果	
薯类	蒸煮红薯、土豆	甘薯球、地瓜干	炸薯片、炸薯条
谷类	燕麦片、煮玉米、全麦面包及全麦饼干	蛋糕、饼干	膨化食品、方便面、奶油蛋糕、夹心饼干、甜点
肉、蛋、海产品	水煮蛋、水煮虾	肉干、鱼片、海苔、火腿肠、卤蛋	炸鸡块、炸鸡翅、炸烤肉串
豆及豆制品	豆浆、烤黄豆、烤黑豆	卤豆干、怪味蚕豆	
饮料类	不加糖鲜榨果蔬汁	植物蛋白饮料（如杏仁露、核桃露）、含乳饮料（如营养快线、酸酸乳等）、果菜汁含量 >30% 的饮料	碳酸饮料、奶茶、咖啡饮料、果汁含量 <30% 的果味饮料
糖果类		黑巧克力、纯牛奶巧克力	奶糖、软糖、水果糖、果冻
冷饮类		鲜奶冰淇淋、水果冰淇淋	人造奶油雪糕、人造奶油冰淇淋

✿生活小常识

学龄前期儿童大脑的发育和智力的发展都与营养有密切关系。5 岁孩子的脑重量已达成人的 90%，智力的发展在前四年达成人的 50%，到 8 岁可达成人的 80%。虽然智力发展与外环境的教育有很大关系，但若在这个年龄阶段不注意供给全面必需的营养，尤其是蛋白质的供应，智力的发展则会受到影响。

✿营养素链接

您有以下现象吗？夜盲、在暗光下视物不清；眼睛干涩、没有光泽；皮肤干燥，头发干枯，指甲容易折断；易患呼吸道疾病，体格发育不良并伴有贫血；骨骼钙沉积异常（佝偻病）、惊厥等。

营养解读——鳕鱼肝油软胶囊

鳕鱼肝油是冬天从高纬度的挪威等国的深海冷水中捕捞到的鳕鱼肝中提取的油脂，含有丰富的二十二碳六烯酸（DHA，俗称"脑黄金"），是公认的益智与促进大脑发育的重要营养素，同时含有天然维生素 A 和高生物活性的维生素 D，能维持视网膜的健康，强健骨骼和牙齿，兼有鱼油和鱼肝油二者的功效，有"液体黄金"的美称。

①鳕鱼肝油富含天然维生素 A、维生素 D，帮助维护皮肤和黏膜的健康，维持正常视力，增强免疫力。

②促进钙磷吸收、骨骼钙化、骨和牙齿的正常发育，维持正常钙代谢。

③增强机体清除、吞噬防御功能，从而增强机体及系统的抗病能力。

5.6　老年人营养

概　述

老年人的能量需要在逐步下降。

老年人更需要优质蛋白，延缓肌肉衰减。

老年人饮食要食物多样，少食多餐，制作细软。

老年人应适当进行户外运动，保持健康体重。

5.6.1　老年人的营养需求

1. 能量

老年人基础代谢比整个青壮年期降低 10% ~ 15%；体力活动逐渐减少，能量消耗下降，一般认为 50 ~ 60 岁减少 10%，61 ~ 70 岁减少 20%，71 岁以上减少 30%。

2. 蛋白质

老年人对食物蛋白质利用率下降，所以对蛋白质的需要量应比正常成人略高，特别应保证营养价值高的优质蛋白质，注意食用易于消化的蛋白质食品。

3. 碳水化合物

老年人对葡萄糖耐受差，碳水化合物过多易发生糖尿病及诱发糖源性高脂血症。

所以，碳水化合物的供给要适宜，使之占总热能的 50% ~ 60% 为宜。果糖对老年人最为适宜，因其在机体内易被利用，又可经氨基化和转氨基作用合成氨基酸。另外，果糖在体内转变为脂肪的可能性比葡萄糖小，对老年人较为有利。所以，老年人膳食中碳水化合物可包括较多的果糖；膳食中应有适量的粗粮、水果和蔬菜以提供膳食纤维。

4. 脂肪

老年人血清总脂、甘油三酯及胆固醇均较青壮年高，高胆固醇血症和高甘油三酯血症是导致动脉粥样硬化的主要危险因素。所以老年人不宜过多进食脂肪，尤其是动物性脂肪，宜食用含不饱和脂肪酸的植物油。一般来说，脂类在总能量中不宜少于20%，也不宜高于 30%。

5. 矿物质

老年人体内脏器功能衰退，钙的吸收、利用和储存能力降低，应注意补充钙。老年人造血机能和血中血红蛋白也下降，老年性贫血较为常见，且老年人对铁的吸收率也比一般成人差，所以老年人应多吃富含铁的食物。

6. 维生素

老年人因机体老化而出现的一些表现与某些维生素缺乏症近似，如上皮组织干燥、增生、过度角化，机体代谢及氧化过程减弱等。老年人由于牙齿脱落、胃肠道消化功能减退等，使蔬果食用量受限，或烹调过烂致维生素缺乏，所以老年人膳食中应多添加新鲜的叶菜或各种水果。

5.6.2 老年人膳食指南

老年人群是我国膳食营养改善的重点人群。在这个阶段，老年人的生理和代谢发生了很大的变化。随着年龄增加，老年人器官功能可出现不同程度的衰退。因此，老年人要努力做到合理膳食、均衡营养，减少和延缓疾病的发生和发展，延长健康的生命时间。在一般人群膳食指南的基础上补充以下 4 条：

1. 少量多餐，制作细软，预防营养缺乏

食物多样，制作细软，少量多餐，预防营养缺乏。

不少老年人牙齿缺损，消化液分泌和胃肠蠕动减弱，容易出现食欲下降和早饱现象，造成食物摄入量不足和营养素缺乏。因此，老年人膳食更应注意合理设计、精准营养。

对于高龄老年人和身体虚弱以及体重出现明显下降的老年人，应特别注意增加餐次，除三餐外可增加两到三次加餐，保证充足的食物摄入。

食量小的老年人，应注意在餐前和餐时少喝汤水，少吃汤泡饭。对于有吞咽障碍和 80 岁以上的老年人，可选择软食，在进食中要细嚼慢咽，预防呛咳和误吸。对于贫血，钙和维生素 D、维生素 A 等营养缺乏的老年人，建议在营养师和医生的指导下，选择适合自己的营养强化食品。

2. 主动足量饮水，积极户外运动

老年人身体对缺水的耐受性下降，要主动饮水，每天的饮水量达到 1 500 ~ 1 700mL，首选温热的白开水。

户外活动能够更好地接受紫外线照射，有利于体内维生素 D 的合成和延缓骨质疏松在的发展。

一般认为老年人应每天户外锻炼 1 ~ 2 次，每次 1 小时左右，以轻微出汗为宜；或每天至少步行 6 000 步。

注意每次运动要量力而行，强度不要过大，运动持续时间不要过长，可以分多次运动。

3. 延缓肌肉衰减，维持适宜体重

骨骼、肌肉是身体的重要组成部分，延缓肌肉衰减对维持老年人活动能力和健康状况极为重要。

延缓肌肉衰减的有效方法是吃、动结合：一方面要增加摄入富含优质蛋白质的瘦肉、海鱼、豆类等食物，另一方面要进行有氧运动和适当的抗阻运动。

老年人体重应维持在正常稳定水平，不应过度苛求减重，体重过高或过低都会影响健康。从降低营养不良风险和死亡风险的角度考虑，70 岁以上老年人的 BMI 应不低于 20kg/m^2。在血脂等指标正常的情况下，BMI 上限值可略放宽到 26kg/m^2。

4. 摄入充足食物，鼓励陪伴就餐

老年人每天应至少摄入 12 种及以上的食物。采用多种方法增加食欲和进食量，吃好三餐。早餐宜有 1 ~ 2 种以上主食、1 个鸡蛋、1 杯奶，另有蔬菜或水果。中餐、晚餐宜有 2 种以上主食，1 ~ 2 个荤菜、1 ~ 2 种蔬菜、1 个豆制品。饭菜应色香味美、温度适宜。

老年人应积极主动参与家庭和社会活动，主动与家人或朋友一起进餐或活动，积极快乐享受生活。老年人可适当参与食物的准备与烹饪，通过变换烹饪方法和食物的花色品种，烹制自己喜爱的食物，提升进食的乐趣，享受家庭喜悦和亲情快乐。

对于孤寡、独居老年人，建议多结交朋友，或者去集体用餐地点（社区老年人食堂或助餐点、托老所）用餐，以增进交流，促进食欲，摄入更多、更丰富的食物。

对于生活自理有困难的老年人，家人应多陪伴，采用辅助用餐、送餐上门等方法，保障食物摄入和营养状况。

家人应对老年人更加关心照顾，陪伴交流，注意其饮食和体重变化，及时发现和预防疾病的发生和发展。

✱知识链接

老年人膳食宝塔

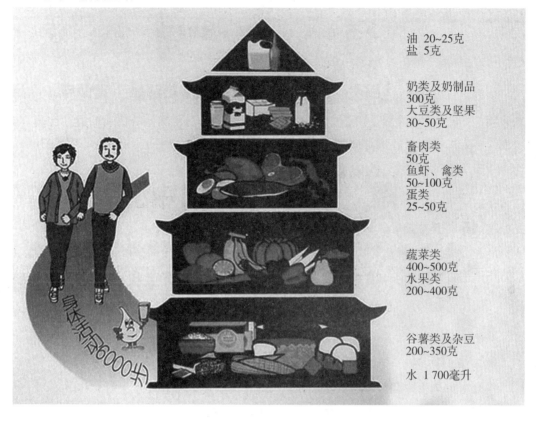

油 20~25克
盐 5克

奶类及奶制品
300克
大豆类及坚果
30~50克

畜肉类
50克
鱼虾、禽类
50~100克
蛋类
25~50克

蔬菜类
400~500克
水果类
200~400克

谷薯类及杂豆
200~350克

水 1 700毫升

身体活动量6000步

第一层：谷薯类食物。老年人平均每天吃200~350g谷薯类食物，其中粗粮：细粮：薯类=1：2：1（以重量比计），即粗粮50~100g，薯类50~100g。

第二层：蔬菜和水果。老年人每天应吃400~500g蔬菜，其中深色蔬菜最好占一半以上。每天吃2~3种新鲜水果，总量达200~400g。

第三层：鱼、禽、肉、蛋等动物性食物。老年人每天应该吃150g动物性食物，其中鱼虾、禽类50~100g，畜类50g，蛋类25~50g。有条件的老年人可以多选择一些海鱼和虾，每周也可适量食用一次全血制品（如鸭血等）。动物内脏每周限吃1~2次，每次吃50g。大多数老年人一天可吃1个鸡蛋，胆固醇异常者每周可吃3~4个鸡蛋。

第四层：奶类和豆类食物。老年人每天应该吃相当于液态奶300g的奶类及奶制品，以及大豆类及坚果30~50g。对于有高血脂和超重肥胖倾向者，应选择低脂奶、脱脂奶及其制品。

第五层：烹调油和食盐。老年人每天应吃烹调油20~25g，食盐不超过5g。

在膳食宝塔中特别强调，老年人每日至少喝1 700mL水。建议每天进行累计相当于步行6 000步以上的活动量，最好达到1万步。

第6章　营养与慢性病

　　慢性病是慢性非传染性疾病的简称，是对一类起病隐匿、病程长且病情迁延不愈、缺乏明确的传染性生物病因证据、病因复杂或病因尚未完全确认的疾病的概括性总称。影响我国人民群众身体健康的常见慢性病主要有心脑血管疾病、糖尿病、恶性肿瘤、慢性呼吸系统疾病等。

　　慢性病的共同特点是：①常见多发；②起病缓、病程长；③经常反复发作，治疗效果不显著，有些几乎不能治愈；④增长幅度快，发病年龄呈年轻化趋势。

　　慢性病的发病率、致残率和死亡率高，2012年我国居民慢性病死亡人数占死亡总人数的85.09%。慢性病死因前五位分别是脑血管疾病、缺血性心脏病、慢阻肺、肺癌和肝癌。但慢性病同时也是可预防、可控制的疾病。

6.1　慢性病的干预

概　述

　　慢性病的干预工作要面向三类人群：一般人群、高风险人群和患病人群。

　　慢性病的危险因素控制包括健康生活方式行动、烟草控制、促进健康饮食、身体活动促进、减少有害使用酒精等方面。

　　慢性病的高风险人群具有血压、血糖、血脂偏高，吸烟，酗酒，肥胖，超重等任一项或几项特征。

　　慢性病的预防包括三级预防。

　　《全国慢性病预防控制工作规范》提出，慢性病的干预工作要面向三类人群：一般人群、高风险人群和患病人群，重点关注三个环节：危险因素控制、早诊早治和规范化管理，注重运用三个手段：健康促进、健康管理和疾病管理。

6.1.1　慢性病的危险因素控制

　　疾病的危险因素是指存在于机体的一种生理生化或社会心理特征（因素），由于它的存在，个体发生该病的危险性（概率）增加，减少或去除该因素后个体发生某病的危险性就降低或消失。烟草使用、不健康饮食、身体活动不足和有害使用酒精，是非传染性疾病领域内最重要的危险因素。

　　慢性病危险因素控制的内容和方法主要包括：

1. 健康生活方式行动

根据《卫生部办公厅关于开展全民健康生活方式行动的通知》精神，开展全民健康生活方式行动。通过政府倡导与推动，营造有利于健康的生活环境和工作环境，开发和推广适宜技术。充分利用大众传媒，广泛宣传慢性病防治知识，开展心理健康教育，普及心理健康知识。寓慢性病预防于日常生活之中，促使人们自觉养成良好的健康行为和生活方式，降低人群慢性病危险因素水平，预防慢性病的发生和发展。

2. 烟草控制

履行 WHO 的《烟草控制框架公约》，全面推行公共场所禁烟，党政机关、医院、学校等要率先成为无烟单位，禁止烟草广告、促销和赞助等。开展系统的烟草危害宣传与健康教育，开展吸烟人群戒烟指导和干预，加强医生对病人的戒烟教育，重点预防青少年吸第一支烟、医务人员和妇女吸烟。鼓励医疗机构设立规范的戒烟门诊。避免烟草使用，减少室内外空气污染，是预防慢性呼吸系统疾病发生发展的关键。

3. 促进健康饮食

落实《营养改善工作管理小法》，促进学生营养午餐、餐饮业健康膳食宣传等相关制度的制订和实施。积极开发推广低盐/钠、低脂（饱和脂肪、反式脂肪酸）、低糖（游离糖）、低能量的健康食品，引导生产安全、营养、方便、多样的农产品，实施《预包装食品营养标签通则》标准，餐饮业逐步推行营养成分标识，引导消费者选择健康食品和餐饮。推广普及《中国居民膳食指南》，增加水果和蔬菜消费量，减少盐的摄入，以不饱和脂肪酸取代反式脂肪酸、饱和脂肪酸，限制能量摄入过剩，减少食量和食品能量密度。

4. 身体活动促进

宣传和推进《全民健身条例》，积极营造运动健身环境，逐步提高各类公共体育设施的开放程度和利用率，鼓励日常健身活动。政府机关、企事业单位、社会团体、学校等都应实行工间、课间健身制度等，倡导每天健身一小时。促进青少年培养体育爱好，掌握一项以上体育运动技能，确保学生校内每天体育活动时间不少于一小时。社区积极推广健康生活方式指导员和社会体育指导员工作模式。

5. 减少有害使用酒精

WHO 提出有害使用酒精现象要相对减少至少 10%，改变酒精消费模式，减少饮酒和醉酒的负面后果，严禁酒驾、醉驾。

6.1.2 高风险人群的早期发现与管理

积极发现慢性病高风险人群，通过健康管理和强化生活方式干预，降低个体的慢性病危险水平，延缓和防止慢性病的发生。

1. 高风险人群的早期发现

（1）创造方便发现慢性病高风险人群的条件和政策环境，扩大基本公共卫生服务项目内容及其覆盖人群，加强慢性病高风险人群的检出和管理。宣传高风险人群早期发现的重要性和方法，鼓励在家庭、社区、单位、公共场所提供便利条件，发现高风险人群。

（2）医疗卫生机构可通过日常诊疗、居民电子健康档案建立、单位职工和社区居民定期健康体检、从业人员体检、大型人群研究项目等途径发现高风险人群。

（3）每个成年人都应知道自己的身高、体重、腰围、血压、血糖值，定期体检，尽早发现早期征兆，积极采取有效措施，降低慢性病患病风险。

（4）慢性病高风险人群特征。慢性病高风险人群具有血压、血糖、血脂偏高，吸烟，酗酒，肥胖，超重等任一项或几项特征。具体指标为：①血压水平为 130～139/85～89mmHg；②现在吸烟者；③空腹血糖水平（FBG）为 $6.1 \leqslant FBG < 7.0mmol/L$；④血清总胆固醇水平（TC）为 $5.2 \leqslant TC < 6.2mmol/L$；⑤男性腰围≥90cm，女性腰围≥85cm。

2. 高风险人群的健康管理

基层医疗卫生机构要全面履行健康教育、预防、保健、医疗、康复等综合服务职能，建立规范化居民电子健康档案，及时了解社区慢性病流行状况和主要问题，有针对性地开展健康教育，免费提供常见慢性病健康咨询指导。对在健康体检与筛查中发现的高风险人群，要进行定期监测与随访，实施有针对性的干预，有效降低发病风险。

针对具有任何一项高风险人群特征者，可以通过公众群体的健康管理，促进其对自身进行动态监测和生活方式调整；针对具有三项及以上高风险人群特征者，应当纳入个体健康管理范围。

（1）强化生活方式干预的内容。

主要包括合理膳食、减少钠盐摄入、适当活动、缓解心理压力、避免过量饮酒等。

（2）强化生活方式干预的原则。

强度适中，循序渐进；长期坚持，形成习惯；亲友互助，强化习惯；同伴共勉，提高信心和技能。

（3）强化生活方式干预的步骤。

①确定个体存在的危险因素和所处水平，了解其知识、态度和行为改变状况。

②分析控制各种危险因素对预防慢性病作用的大小，提出循证医学建议。

③结合实际情况，综合考虑各种危险因素控制的难度和可行性，制订危险因素控制优先顺序、阶段目标和干预计划。

④创造方便危险因素监测、咨询和随访管理的支持性环境；鼓励高风险个体争取亲友、同事的配合，积极参与有关活动组织。

⑤结合经常性的监测与评价，适时调整干预策略和措施。

3. 控制其他并存的疾病或危险

高风险个体在监测危险因素、调整生活方式（包括控烟）的同时，还需加强对体重、血糖和血脂等指标的控制。

✱知识链接

慢性病的三级预防

疾病预防不仅仅是阻止疾病的发生，还包括疾病发生后阻止或延缓其发展，最大限度地减少疾病造成的危害。因此，可根据疾病的不同阶段，相应地采取不同的预防措施，即疾病的三级预防。

（1）一级预防。又称病因预防，是在疾病尚未发生时针对致病因素（或危险因素）采取措施，也是预防疾病和消灭疾病的根本措施。WHO 提出的人类健康四大基石"合理膳食、适量运动、戒烟限酒、心理平衡"是一级预防的基本原则。

（2）二级预防。又称"三早"预防，即早发现、早诊断、早治疗，是防止或减缓疾病发展而采取的措施。通过普查、筛检和定期健康检查以及自我监护，及早发现疾病初期（亚临床型）患者，并使其得到及时合理的治疗。

（3）三级预防。又称临床预防，主要是对症治疗和康复治疗，可以防止伤残并促进功能恢复，提高生存质量，延长寿命，降低病死率。对症治疗可以改善症状、减少疾病的不良反应，防止复发转移，预防并发症和伤残等。康复治疗包括功能康复、心理康复、社会康复和职业康复。

6.2　营养与超重和肥胖

概　述

一般用体重指数（BMI）和腰围来判断是否肥胖。

减重膳食的基本原则是低能量、低脂肪、适量优质蛋白质、含复杂碳水化合物，增加新鲜蔬菜和水果在膳食中的比重。

减重的目标一般是每周能降低体重 0.5kg。

在注意饮食控制的同时，应加强体力锻炼，每天应累计活动 30min 以上。

超重和肥胖是由于体内脂肪的体积和（或）脂肪细胞数量的增加导致的体重增加，或体脂占体重的百分比异常增高，并在某些局部过多沉积脂肪。

肥胖是一种慢性代谢性疾病。按病因不同，肥胖可分为原发性肥胖和继发性肥胖。原发性肥胖又称单纯性肥胖，其发生与遗传、饮食和身体活动水平等有关。单纯性肥胖者占肥胖总人数的 95% 以上，肥胖儿童中绝大多数属于单纯性肥胖。

根据全身脂肪组织分布部位的不同可将肥胖分为中心型肥胖和周围型肥胖。中心型肥胖又称向心性肥胖、腹型肥胖，脂肪主要在腹壁和腹腔内蓄积，腰围大于臀围，此类肥胖者成年期发生各种并发症的危险性较高，更易患心脑血管疾病、糖尿病等。周围型肥胖亦称全身匀称性肥胖或皮下脂肪型肥胖，肥胖者体内脂肪基本上呈匀称性分布，青春期发育后臀部脂肪堆积明显多于腹部，臀围大于腰围。

超重和肥胖是全球引起死亡的第六大风险，每年至少有 340 万成年人死于超重或肥胖。据调查，我国成年人的超重率为30.1%，肥胖率为11.9%。18岁以下的肥胖人群已达1.2亿。预防和控制肥胖已成为刻不容缓的任务。

6.2.1 肥胖程度的评价和分类

估计肥胖程度，最常用的人体测量学指标是体重指数（BMI）和腰围。

1. 体重指数

体重指数又称为体质指数，是一种计算身高体重的指数，通常用来判断体重是否正常。计算公式为：体重指数（BMI）＝体重/身高^2（kg/m^2）

对于大多数人而言，BMI的增加大体反映体内脂肪重量的增加，但是对于运动员等体内肌肉比例高的人，健康体重的BMI范围不一定适用。

2. 腰围

根据腰围可以直接判定是否属于中心型肥胖。体重指数相同，腰围可能不同，腰围大的危害更大，其患相关慢性病的风险增加。

3. 肥胖程度的分类

以BMI为依据对成年人体重进行分类：BMI≥28.0为肥胖，24.0≤BMI＜28.0为超重，18.5≤BMI＜24.0为体重正常，BMI＜18.5为体重过低。

成年人中心型肥胖的分类标准是：男性腰围≥90 cm，女性腰围≥85 cm。

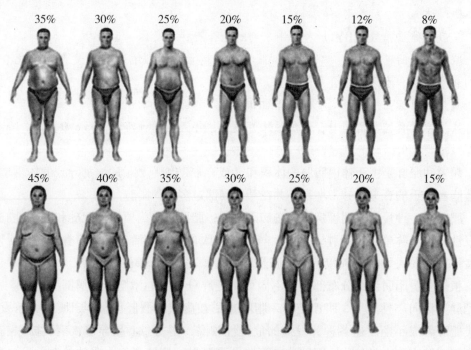

图6-1　不同脂肪含量的人群

6.2.2　超重和肥胖发生的原因

肥胖属于多基因遗传，但大多数人的肥胖是肥胖相关基因与环境因素共同作用的结果，只有在适宜的环境下遗传因素才对肥胖的发生起作用。

高能量密度膳食、不健康的饮食行为、低身体活动水平和静态生活方式等被普遍认为是影响超重和肥胖发生、发展的重要环境因素，社会经济文化因素亦不能忽视。

1. 遗传因素

对致肥胖因子的易感性因种族、性别、年龄的不同而不同。

2. 年龄因素

年龄是肥胖的一个重要影响因素。

3. 营养因素

能量摄入过多和（或）消耗减少也会引起肥胖。例如，碳水化合物是人体的主要功能物质，本身并不导致肥胖，只有能量过多时，过多的碳水化合物才转化为脂肪而引起肥胖。脂肪摄入过多也是促发肥胖的重要原因之一。当摄入的食物中含有高脂肪时，脂肪的贮存量就会明显加快，导致肥胖。

4. 不良的饮食习惯

①进食能量密度较高的食物；②不良的进食行为；③进食餐次与时间；④采用西方饮食方式；⑤边看电视边进食、临睡前进食。

5. 精神因素

精神因素对肥胖发生的影响表现为对某种食物的强烈食欲以及人们通过视觉、嗅觉刺激反射性地引起食欲，使食量倍增。

研究发现，妊娠最后三个月营养较差的母亲，其子女发生肥胖者较少，而妊娠前6个月营养较差的母亲，其子女肥胖的发生率则较高，提示胚胎生长发育早期孕妇食物摄入量对胎儿出生后的营养状态存在较大影响。

6.2.3　超重和肥胖的危害

超重和肥胖是成人罹患非传染性疾病的重大风险因素，可增加高血压、2型糖尿病、血脂异常、冠心病、动脉粥样硬化、缺血型卒中、某些癌症（子宫内膜癌、乳腺癌和结肠癌）、睡眠呼吸暂停症、内分泌及代谢紊乱、胆结石、脂肪肝、骨关节病和痛风的患病风险。

儿童期肥胖最严重的后果是肥胖及其相关健康危险可持续至成年期。常见较有特征性的健康危害有心理—行为问题、高血压、血脂异常、糖耐量异常、2型糖尿病、早期动脉粥样硬化、阻塞性睡眠呼吸暂停、非酒精性脂肪性肝病、微量白蛋白尿、男性青春期乳房发育、多囊卵巢综合征、黑棘皮症等。儿童期肥胖会使成年期肥胖、早逝和残疾出现的概率更大，肥胖儿童发生呼吸困难、骨折的风险升高。

超重和肥胖会导致一些社会和心理问题，肥胖者必须跟来自社会和环境的偏见与歧视作斗争。年轻女性以"减肥"为时尚，往往出现正常体重的人还在奋力减重的现象，有人甚至因此患上厌食症。发胖的儿童容易产生自卑感，对各种社交活动产生畏惧而不愿积极参与，造成心理问题。暴饮暴食是肥胖患者中常见的另外一种心理病态行为。

6.2.4 肥胖的干预

肥胖是可以预防和控制的，某些遗传因素也可以通过改变生活方式来抗衡。

1. 肥胖的干预原则

（1）成人肥胖的干预原则。

①必须坚持预防为主，从儿童、青少年开始，从预防超重入手，并终生坚持。

②采取综合措施预防和控制肥胖，积极改变人们的生活方式，包括改变膳食、增加体力活动、矫正引起过度进食或活动不足的行为和习惯。

③鼓励摄入低能量、低脂肪、适量蛋白质和碳水化合物、富含微量元素和维生素的膳食。

④控制膳食与增加运动相结合以克服因单纯减少膳食能量所产生的不利后果。二者相结合可使基础代谢率不至因摄入能量过低而下降，从而达到更好的减重效果。积极运动可防止体重反弹，还可改善心肺功能，产生更多、更全面的健康效益。

⑤长期坚持减体重计划，速度不宜过快，不可急于求成。

⑥同时防治与肥胖相关的疾病，将防治肥胖作为防治相关慢性病的重要环节。

⑦树立健康体重的概念，防止进入为美容而减肥的误区。

（2）儿童少年肥胖的干预原则。

儿童少年肥胖的干预必须贯彻"预防为主"的方针，要及早抓起，从母亲孕期开始预防。

①儿童少年正处于生长发育期，预防的目的是使其建立健康的行为和生活方式，在保证正常生长发育的前提下，控制体重的过度增长，但一般情况下不建议减重。

②保证供给其生长发育需要的能量和营养素，尤其要有充足的蛋白质，能量摄入过多时要进行合理的膳食调整和加强身体活动。

③采取有效措施进行干预，纠正儿童少年和家长不健康的饮食行为。

④开展经常的、持久的、适合儿童少年年龄特点的各种强度的身体活动。

⑤定期进行身高、体重测量，计算 BMI，根据具体情况采取不同的措施。

⑥抵制和反对伪科学和虚假的商业性"减肥"宣传。

⑦原则上儿童少年不宜采用药物和手术等手段减轻体重。

2. 超重及肥胖者应通过控制饮食和积极运动控制体重

增加体力活动与适当控制膳食总能量，是世界公认的减重良方。超重或肥胖者期望短期恢复到所谓的"理想体重"往往不太现实，但是即使在一年之内比原有体重减少 5%～10% 也会对健康有极大好处。

（1）合理安排饮食。

①构成减重膳食的基本原则为低能量、低脂肪、适量优质蛋白质、含复杂碳水化合物（如谷类），增加新鲜蔬菜和水果在膳食中的比重。在平衡膳食中，蛋白质、碳水化合物和脂肪提供的能量比，应分别占总能量的15% ~ 20% 、60% ~ 65%和25%左右。

②合理饮食，包括改变膳食结构和食量，避免吃油腻食物和过多零食，少吃油炸食品，少吃盐；尽量少吃点心和加餐，控制食欲，七分饱即可。适当减少饮用含糖饮料，养成喝白开水和茶水的习惯。尽量采用煮、煨、炖方法烹调食物，少量用油。进食应有规律，不暴饮暴食，不要一餐过饱，也不要漏餐。限制饮酒。避免过度节食，防止产生神经性厌食症。

③肥胖者每天膳食中的能量最好比原来减少约1/3，这是达到每周能降低体重0.5kg目标的一个重要步骤。低能量减重膳食一般设计为女性每天4.18 ~ 5.02MJ（1 000 ~ 1 200kcal），男性每天5.02 ~ 6.69MJ（1 200 ~ 1 600kcal），或比原来习惯摄入的能量低12.55 ~ 20.92MJ（300 ~ 500kcal）。避免采用能量总摄入低于每天3.347MJ（800 kcal）的极低能量膳食，如有需要，应在医护人员的严密观察下进行。

为了便于选择合适的食物比例及用量，在计划不同能量水平的膳食时，表6-1可以提供在选择各类食物时的参考用量。

表6-1　各类食物的能量值及其可提供的主要营养素含量　　　单位：g

能量	食物种类								主要营养素含量		
	谷类	肉、鱼、禽	蛋类	豆腐干*	蔬菜	水果	牛乳	植物油	蛋白质	脂肪	碳水化合物
4.60MJ（1 100kcal）	150	70	40	40	400	100	250	10	54.0	40	149
5.44MJ（1 300kcal）	200	80	50	50	400	100	250	14	64.4	48	187
6.28MJ（1 500kcal）	240	90	50	60	400	100	250	16	72.4	53	217
7.11MJ（1 700kcal）	280	90	50	60	500	100	250	18	77.8	55	250
7.95MJ（1 900kcal）	320	90	50	60	500	100	250	20	82.2	58	280
8.37MJ（2 000kcal）	350	90	50	60	500	100	250	20	85.5	59	302

注：*其他豆制品按水分含量折算。如豆制品25g＝豆腐干50g＝素什锦50g＝北豆腐65g＝南豆腐120g。

④对于年龄很小或刚发生轻中度肥胖的儿童，考虑到其生长发育，可按不太严格的饮食调整方案进行治疗，并不绝对限制能量摄入。但对中重度肥胖儿童，就应适当限制能量摄入。

（2）加强体力活动和锻炼。

①以减肥为目的的运动时间应比一般健身长，每天应累计活动 30min 以上，每次活动时间最好不少于 10min。

每天安排进行体力活动的量和时间应按减体重目标计算，对于需要亏空的能量，一般多考虑采用增加体力活动和控制饮食相结合的方法，其中 50%（40%~60%）应该由增加体力活动来消耗能量。增加体力活动的时间，可以有意识地结合日常活动来安排。

中等强度体力活动消耗的能量，男、女分别为 4.8~7.0kcal/min 和 3.3~5.1 kcal/min，而低强度体力活动消耗的能量，男女则分别为 1.9~4.6kcal/min 和 1.4~3.2kcal/min。

②肥胖者可根据减重需要咨询专业人员制定个体化运动方案，提倡采用有氧活动或运动，因为中等或低强度体力运动可持续的时间长，如走路、慢跑、骑车、打球、爬山、跳舞、游泳、滑冰、滑雪及舞蹈等。没有必要进行剧烈运动以减肥。

③肥胖者体重负荷大，耐热性差，参加运动应尤其注意避免运动损伤。

3. 超重及肥胖者应长期坚持减重计划，速度不宜过快

减重速度应控制在每周降低体重 0.5 kg，使体重缓慢地降低至目标水平。减重速度过快不利于减重后的长期维持，且体重的急剧变化对健康会有不良影响，如骨关节病、胆囊疾患、骨质疏松等。

制订的减重目标要具体并且是可以达到的。要建立一系列短期的可实现的目标。肥胖者对体力活动量的安排应根据其体能、年龄和兴趣等因素进行，可以以某一项活动为主，再配合其他一些活动以达到需要亏空的能量。

表 6-2　减肥者体力活动计划参考指标

减肥者体力锻炼计划	计划目标值			
每月需减重量	1kg	2kg	3kg	4kg
每周需减重量	0.25kg	0.5kg	0.75kg	1.0kg
每天亏空能量	270kcal	550kcal	800kcal	1 100kcal
每天需增加体力活动所消耗的能量	150kcal	300kcal	400kcal	550kcal
每天需增加中等强度体力活动时间	1h	1~1.5h	1.5~2h	2h
每天需增加低强度体力活动时间	2h	2~3h	2.5~3.5h	3~4h

4. 肥胖者的食物选择

（1）宜用食物：谷类，各种瘦肉、鱼、豆、奶、蛋均可选择，但应限量。蔬菜和水果可多选用。

（2）忌（少）用食物：富含饱和脂肪酸的各类食物，如肥肉、猪牛羊油、椰子油、可可油等，以及各类煎炸食品和富含精制糖的各种零食、饮料、酒类。

✿小贴士

减肥运动处方设计

一名 35 岁的女性肥胖患者，身高 1.56m，体重 64kg，BMI 为 26.3，计划将体重减轻至 58kg，即需要减重 6kg，并拟在两个半月内达到减重目标，每月减体重 2.5kg，每周需减重 0.625kg，则每天需要亏空能量 670kcal。为其设定的活动处方是：在原有活动量的基础上每天增加散步 30min（消耗能量 100kcal），骑车上下班 30min（消耗能量 180kcal），下班回家后带孩子玩 15min（消耗能量 75kcal），1 天通过增加活动消耗能量 355kcal，其余的能量要通过减少能量摄入（315kcal/d）来解决。

6.3 营养与糖尿病

概　述

糖尿病是由于胰岛素分泌功能缺陷和（或）胰岛素作用缺陷所引起的碳水化合物、脂肪、蛋白质、水和电解质的代谢异常。

糖尿病发病的饮食因素是长期摄入高能量、高脂肪、低膳食纤维的膳食，以及某些维生素和矿物质摄入不足。

营养治疗、运动治疗、药物治疗、健康教育和血糖监测是糖尿病的五项综合治疗措施。

糖尿病病人要根据 GI 指数（即血糖指数，glycemic index）选择食物，优选食物包括低脂肪食物、高膳食纤维食物、低 GI/GL 食物。

糖尿病是由于胰岛素分泌功能缺陷和（或）胰岛素作用缺陷所引起的以慢性高血糖伴碳水化合物、脂肪及蛋白质代谢障碍为主要特征的一组病因异质性的代谢性疾病。

糖尿病是常见病、多发病。据调查，我国 18 岁及以上居民糖尿病患病率为 2.6%，空腹血糖受损率为 1.9%；与 1996 年糖尿病抽样调查资料相比，大城市 20 岁以上糖尿病患病率由 4.6% 上升到 6.4%、中小城市由 3.4% 上升到 3.9%。糖尿病的发病特点是中、老年人高于年轻人，脑力劳动者高于体力劳动者，超重和肥胖者发病率较高，富裕地区高于贫困地区，城市高于农村。

糖尿病是由多种病因引起的、以慢性高血糖为特征的代谢紊乱性疾病。其基本病理生理为胰岛素分泌绝对或相对不足，引起碳水化合物、脂肪、蛋白质、水和电解质的代谢异常。临床表现为糖耐量降低、高血糖、糖尿，以及多尿、多饮、多食、消瘦乏力（即三多一少）等症状。久病可引起多系统损害，出现心血管、肾脏、眼、神经等组织的慢性进行性病变，最终导致脏器功能缺陷或衰竭。病情严重或应激时可发生急性代谢异常，如酮症酸中毒、高渗性昏迷等，甚至威胁生命。

6.3.1 糖尿病的危害

糖尿病对人体的危害主要体现在并发症上。患者常伴有脂肪、蛋白质代谢异常，长期高血糖可引起多种器官，尤其是眼、心、血管、肾、神经损害或器官功能不全或衰竭，导致残疾或者早亡，是严重损害公民健康的主要慢性病，已成为严重的公共卫生问题。

我国是糖尿病患病率增长最快的国家之一，近十年来糖尿病流行情况更为严重，患病率城市高于农村。糖尿病患病率增加可能有城市化、老龄化、生活方式改变、肥胖和超重率增加等原因。2012年我国成人糖尿病患病率为9.7%，糖尿病患者平均期望寿命比正常人减少14.4岁。

6.3.2　诱发糖尿病的危险因素

1. 遗传因素

糖尿病是多基因疾病，因其遗传易感性和广泛的遗传异质性，临床表现差别很大。"节约基因"（thrifty genotype）学说认为，人类在与生存作斗争的过程中，由于食物供应不足，基因产生适应性改变，逐渐形成"节约基因"，一旦得到食物，便将能量转变成脂肪储存下来，以供饥饿时维持生命；食物不足时，节约能量，以适应恶劣环境。有这种基因的人群，当食物摄入充足或消耗减少时，易产生肥胖，致胰岛素分泌缺陷和胰岛素抵抗，成为诱发糖尿病的潜在危险因素之一。

2. 环境因素

（1）饮食因素。营养摄入不均衡，长期摄入高能量、高脂肪、低膳食纤维的膳食，以及某些维生素和矿物质不足，易诱发糖尿病和肥胖，超重和肥胖也是诱发糖尿病的重要因素。孕妇子宫内营养不足可致胎儿生长不良，而低体重儿在成年后肥胖，其糖尿病及胰岛素抵抗发生概率明显增加。

（2）生理因素。年龄增大、妊娠。

（3）病理因素。高血脂、高血压、肥胖（尤其是中央型肥胖）、感染、应激、化学毒物等。

（4）社会因素。体力活动减少、生活富裕、享受增多等使能量消耗减少；社会竞争激烈、思想负担加重，应激增多等。

6.3.3　糖尿病的诊断标准

① 空腹血糖（指至少8~14h无能量摄入）大于或等于7.0 mmol/L（126 mg/dL）。

② 口服葡萄糖耐量试验（OGTT）2h血糖大于或等于11.1 mmol/L（200 mg/dL）。

③ 随机血糖（一天中任何时间的血糖，与进餐无关）大于或等于11.1 mmol/L（200 mg/dL）。

有典型的糖尿病症状（多饮、多尿、多食、体重减轻等），并符合以上任意一条者即可诊断为糖尿病。无明确的糖尿病症状者，只有符合①或②条才可作为诊断条件，并且需在另一天进行复查核实。

6.3.4　糖尿病的分类

糖尿病按病因分为：1型糖尿病（2个亚型）、2型糖尿病、其他特殊类型糖尿病

（8 个亚型）和妊娠期糖尿病（GDM）。

1 型糖尿病：此型糖尿病病人有胰岛 β 细胞破坏，导致胰岛素分泌绝对不足或缺乏，呈酮症酸中毒倾向，血浆胰岛素水平低于正常值低限。此型病人不包括由于非自身免疫的特异性原因引起的胰岛 β 细胞破坏或衰竭，例如囊性纤维化病。1 型糖尿病有两种亚型：①免疫介导糖尿病；②特发性糖尿病。

2 型糖尿病：原称为非胰岛素依赖性糖尿病、Ⅱ 型或成年型糖尿病。包括有胰岛素抵抗和胰岛素分泌缺陷的病人，但这些病人不发生胰岛 β 细胞的自身免疫损伤。病人血浆胰岛素水平可正常或升高，很少自发性发生酮症酸中毒，但在应激（如感染）情况下可诱发酮症酸中毒。此型糖尿病的危险性随年龄、肥胖和缺乏体力活动而增加，遗传易感性较 1 型强且更为复杂，是最常见的糖尿病类型。这类病人不一定依赖胰岛素治疗。这类病人占糖尿病病人总数的 80% ~ 90%。

我国患病人群中，2 型糖尿病占 90.0% 以上，1 型糖尿病约占 5.0%。其他类型糖尿病仅占 0.7%，城市妊娠糖尿病的患病率接近 5.0%。

6.3.5　成人糖尿病患者膳食指导

营养治疗、运动治疗、药物治疗、健康教育和血糖监测是糖尿病的五项综合治疗措施。生活方式干预是 2 型糖尿病的基础治疗措施，应贯穿于糖尿病治疗的始终。饮食治疗是糖尿病患者所有治疗措施的基础，是任何阶段预防和控制糖尿病必不可少的措施。

1. 膳食原则

（1）平衡膳食。

选择多样化、营养合理的食物。做到主食粗细搭配，全谷类食物占谷类一半；副食荤素搭配。

（2）合理计划餐次及能量分配。

定时定量进餐，早、中、晚三餐的能量应控制在占总能量的 20% ~ 30%、30% ~ 35%、30% ~ 35%。分餐能量占总能量的 10%，以防止低血糖发生。

（3）进行个体化膳食安排及营养教育。

根据文化背景、生活方式、血糖控制方法及状况、经济条件和教育程度进行合理的个体化膳食安排和相应的营养教育。

（4）恰当选择食物。

① 结合患者的饮食习惯和食物喜好，以 GI/GL 以及营养特点为参考，选择并交换食物。其中优选食物包括低脂肪食物、高膳食纤维食物、低 GI/GL 食物。需限制性选择的食物包括中等 GI 食物、较低膳食纤维食物。不宜多选的食物包括高脂肪高胆固醇食物、高盐食物、精制糖食物或者高 GI 食物以及低膳食纤维食物。

食物中碳水化合物的组成不同，血糖升高幅度也不同，其影响程度可用血糖指数来衡量。

$$血糖指数 = \frac{食物餐后\,2\,小时血浆葡萄糖曲线下总面积}{等量葡萄糖餐后\,2\,小时血浆葡萄糖曲线下总面积} \times 100$$

一般而言，血糖指数越低的食物对血糖的升高反应越小，但是食物中糖类的含量并不是影响血糖指数的唯一因素，进食速度、食物中水溶性膳食纤维和脂肪的含量、胃排空速度、胃肠道的消化功能、膳食中食物的种类及食物中是否有阻碍消化吸收的因子等，都会影响食物的血糖指数。常见食物的血糖指数见表 6-3。一般规律是粗粮的血糖指数低于细粮，复合碳水化合物低于精制糖，多种食物混合低于单一食物。故糖尿病治疗膳食宜多用粗粮和复合碳水化合物，食物品种尽量多样化，少用富含精制糖的甜点，如蜂蜜、蔗糖、麦芽糖等纯糖食品。必要时，为了改善食品的风味，可选用甜叶菊、木糖醇、阿斯巴糖等甜味剂代替蔗糖。

表 6-3　部分食物的 GI 指数

主食类		鱼肉类		水果类		蔬菜谷物类		点心类	
100g	GI	100g	GI	100g	GI	100g	GI	100g	GI
法国面包	93	蛋饺	75	西瓜	95	马铃薯	90	白糖	109
馒头	88	鱼板	71	荔枝	79	胡萝卜	80	巧克力	91
白米饭	84	贡丸	70	凤梨	65	红薯	76	蜂蜜	88
牛角面包	68	牛肚	70	葡萄	56	山药	75	甜甜圈	86
意大利面	65	鲔鱼	55	香蕉	55	玉米	70	洋芋片	85
麦片	64	培根	49	芒果	49	南瓜	65	鲜奶蛋糕	82
中华面	61	牛肉	46	哈密瓜	41	芋头	64	松饼	80
荞麦面	59	火腿	46	桃子	41	韭菜	52	苏打饼干	70
黑麦面包	58	香肠	45	樱桃	37	洋葱	30	冰淇淋	65
糙米饭	56	猪肉	45	苹果	36	番茄	30	布丁	52
燕麦	55	羊肉	45	奇异果	35	苦瓜	24	果冻	46
全麦面包	50	鸡肉	45	梨	32	小黄瓜	23	低脂牛奶	26
		鳗鱼	45	木瓜	30	花生	22	酸奶	25
		牡蛎	45	草莓	29	海带	17		
		沙丁鱼	40						

近年的一些实验显示，一些单（双）糖，如果糖、蔗糖的血糖指数并不显著高于面包、米饭、马铃薯等复合碳水化合物，因此，美国糖尿病协会认为，糖类的总摄入量远远重于其供应形式，治疗膳食的设计应个性化、多元化，既要根据病人的健康状况和食物的血糖指数，又要顾及饮食习惯，使病人更易于配合，从而达到治疗糖尿病的目的。

② 不推荐糖尿病患者饮酒。如要饮酒，建议每周不超过 2 次。一天饮用酒的酒精量女性不超过 15g，男性不超过 25g。

③ 限制甜味剂的摄入量。糖尿病患者适量摄入糖醇类和非营养性甜味剂是安全的，

但应注意由甜味剂制作的高脂肪食品如冰淇淋、点心等对血糖仍有影响。

④选择健康的烹调方法。选择少油烹调方式，不建议选择煎、炒、炸等多油烹调方式。每日烹调用盐限量 5g 以内，合并高血压或肾脏疾病的患者应限制在 3g 以内。

⑤膳食摄入与体力活动相结合，吃动平衡。保持运动前、中、后适宜的心率，维持运动中心率在（170 - 年龄）左右。保持进食能量与消耗量相匹配，减轻胰岛素抵抗，改善代谢状态。

2. 推荐营养摄入量

（1）能量。采用通用系数方法，按照每日 105 ~ 126kJ/kg（25 ~ 30kcal/kg）计算推荐能量摄入。再根据患者身高、体重、性别、年龄、活动度、应激状况等进行系数调整，见表 6 - 4。

表 6 - 4　成人糖尿病患者每日能量供给量　　　　　　　　　单位：kcal/kg

身体活动强度	体重过低	正常体重	超重/肥胖
重体力活动（如搬运工）	188 ~ 209（45 ~ 50）	167（40）	146（35）
中体力活动（如电工安装）	167（40）	125 ~ 146（30 ~ 35）	125（30）
轻体力活动（如坐式工作）	146（35）	104 ~ 125（25 ~ 30）	84 ~ 104（20 ~ 25）
休息状态（如卧床）	104 ~ 125（25 ~ 30）	84 ~ 104（20 ~ 25）	62 ~ 84（15 ~ 20）

（2）脂肪。糖尿病患者每日摄入总脂肪量占总能量比不超过 30%，超重或肥胖者不超过 25%。饱和脂肪酸的每日摄入量占总能量比不超过 7%，反式脂肪酸不超过 1%。适当提高多不饱和脂肪酸摄入量，但占总能量比不宜超过 10%。单不饱和脂肪酸每日摄入量占总能量比以 10% ~ 20% 为宜。

（3）蛋白质。糖尿病患者每日摄入蛋白质总量占总能量的 10% ~ 15%，推荐 0.8 ~ 1.0g/（kg·d），其中至少 1/3 来自动物类食物和（或）大豆制品。临床糖尿病、肾病患者应进一步限制蛋白质的总摄入量。

（4）碳水化合物。糖尿病患者每日摄入碳水化合物总量占总能量的 50% ~ 60%。多选择低 GI/GL 食物，限制精制糖的摄入。

（5）矿物质、维生素。糖尿病患者容易缺乏 B 族维生素、维生素 C、维生素 D 以及铬、锌、硒、镁、铁、锰等多种微量营养素，应根据营养评估结果适量补充。长期服用二甲双胍者应防止维生素 B_{12} 缺乏。不建议常规、大量补充抗氧化维生素制剂。

（6）膳食纤维。推荐每日膳食纤维摄入量 14g/4 200kJ（1 000kcal）。

❋**生活小常识**

糖尿病患者推荐食谱

早餐：牛奶（鲜牛奶 250g）、面包（面粉 25g）、鸡蛋清（1 个）、拌三丝（青笋 50g、胡萝卜 50g、白菜 50g）。

午餐：清蒸鱼（鲈鱼 75g）、肉末豆腐（瘦肉 25g、豆腐 100g）、清炒苦瓜（苦瓜 150g）、米饭（大米 75g）。加餐：水果（草莓 100g）。

晚餐：清炖排骨海带（排骨150g、海带150g）、素炒油麦菜（油麦菜200g）、米饭（大米50g）。加餐：水果（猕猴桃100g）。

全天烹调油控制在20~25g，食盐控制在3~5g。

营养素搭配方案

糖尿病患者的营养素指导：常见的口服降糖药有5大类：磺脲类、双胍类、胰岛素增敏剂、葡萄糖苷酶抑制剂、餐时血糖调节剂，药物搭配蜂胶软胶囊服用，治疗效果更佳。

原因是：①有些降糖药通过刺激胰岛β细胞产生和释放胰岛素来降糖，长期使用会引起自身胰岛素的分泌枯竭，最终不得不注射胰岛素。

②有些降糖药通过改变肠胃功能、降低食欲、减少糖的吸收、抑制糖类分解来达到降糖的作用，短期服用病人会出现厌食、腹泻等情况，长期服用会造成病人胃肠无法逆转的病变，甚至造成肝肾功能严重损伤。

③药物搭配保健品可弥补药物作用的不足之处，从而避免因病程的延续而加大药物量的情况。

④蜂胶软胶囊起到辅助降糖的作用，从而减少用药量，同时减少药物副作用。

营养解读（一）——蜂胶软胶囊

蜂胶软胶囊采用优质提纯蜂胶加工溶解后，以适当比例加入色拉油中，在标准GMP车间制成软胶囊。蜂胶中含有丰富而独特的黄酮类、萜烯类物质，对多种细菌、真菌、病毒等有显著的抑制和杀灭作用。制作成胶囊易于吸收，便于服用及携带，口感好，易于保存。

（1）蜂胶是蜜蜂采食天然树脂后分泌出的精华，涂抹在蜂巢上能预防蜂群被病菌入侵。由于其稀有珍贵，价格高昂，被称为"紫色黄金"。

（2）蜂胶是目前发现的唯一集动植物精华于一体的天然抗生素，营养价值极高。

（3）卫生部新出版的《中华本草》记载：蜂胶有六大神奇作用：①提高免疫力；②改善血糖；③调节血脂；④缓解疲劳；⑤杀灭多种病原微生物，消炎杀菌；⑥修复组织，帮助伤口愈合和再生。

营养解读（二）——大蒜油软胶囊

现代医学研究发现大蒜不仅含有普通蔬菜的矿物质、维生素和纤维素，还含有一种特殊的保健成分——大蒜素。

（1）大蒜素对总胆固醇、甘油三酯以及低密度脂蛋白均有降低作用。同时大蒜素可抑制胆固醇微胶粒的形成，抑制肠道胆固醇的吸收，减少了肝脏胆固醇的合成，促进了血清和肝脏甘油三酯的分解。

（2）大蒜素还可影响肝糖原合成，增加血浆胰岛素水平，对糖友呈现颇为有益的治疗作用。研究发现，大蒜素含有一种能刺激脑垂体的物质，有助于调节人体对脂肪和糖类物质的消化和代谢，提高正常人葡萄糖耐量。而葡萄糖耐量可强化胰岛β细胞的功能，促进胰岛素的分泌，达到降血糖的作用。

（3）炎症可谓"万病之源"，多达90%的疾病与炎症有关，心脑血管疾病亦不例外。

大蒜具有抗炎活性，经常食用有助于消除体内慢性炎症，从而起到防病保健的作用。

6.4　营养与血脂异常

概　述

血脂异常是指机体血浆中胆固醇和（或）甘油三酯水平异常升高，是导致冠心病、高血压、脑卒中等心脑血管疾病的危险因素，其发病原因主要与饮食因素有关。

控制血脂异常的方法包括膳食指导、改变生活方式、服用他汀类药物。

血脂异常的膳食指导原则包括控制总能量，减少饱和脂肪酸、胆固醇的摄入，增加不饱和脂肪酸的摄入，选择能够降低 LDL – C 的食物。

6.4.1　血脂异常概述

血浆中的脂类包括胆固醇、胆固醇酯、甘油三酯、磷脂和游离脂肪酸等。高脂血症（hyperlipoidemia）是指机体血浆中胆固醇或（和）甘油三酯水平升高，可表现为高胆固醇血症（hypercholesterolemia）、高甘油三酯血症（hypertriglyceridemia），或两者兼有（混合型高脂血症）。由于脂质难溶于水，必须与血浆中的蛋白质结合形成大分子的脂蛋白后，才能在血液中被运输，进入组织进行代谢。胆固醇和甘油三酯在血浆中都以脂蛋白的形式存在，严格地说，高脂血症应称为高脂蛋白血症（hyperlipoproteinemia）。另外，血浆中高密度脂蛋白水平降低也是一种血脂代谢紊乱，并多与胆固醇和甘油三酯水平升高同时存在，故称为血脂异常（dyslipidermia）能更准确、全面地反映血脂代谢紊乱状态。

血脂异常分类较为繁杂，简易的临床分型为：高胆固醇血症（仅 TC 增高）、高甘油三酯血症（仅 TG 增高）、混合型高脂血症（TC、TG 均增高）、低高密度脂蛋白血症（HDL – C 降低）。《中国成人血脂异常防治指南》提出了我国人群的血脂合适水平，见表 6 – 5。

表 6 – 5　血脂水平分层标准

分层	血脂项目（mmol/L）			
	TC	LDL – C	HDL – C	TG
合适范围	<5.18（200）	<3.37（130）	≥1.04（40）	<1.70（150）
边缘升高	5.18～6.19（200～239）	3.37～4.12（130～159）		1.70～2.25（150～199）
升高	≥6.22（240）	≥4.14（160）	≥1.55（60）	≥2.26（200）
降低			<1.04（40）	

注：TC = 总胆固醇，LDL – C = 低密度脂蛋白胆固醇，HDL – C = 高密度脂蛋白胆固醇，TG = 甘油三酯；括号内为 mg/dl。

血脂异常是一类较常见的疾病，其发病原因除了人类自身遗传基因缺陷外，主要与饮食因素有关，肥胖、年龄、性别等也是重要因素。

主要临床表现：高脂血症病人，由于血浆中脂蛋白水平升高，血液黏稠度增加，血流速度缓慢，血氧饱和度降低，表现为倦怠、易困，肢体末端麻木、感觉障碍，记忆力减退，反应迟钝等。当动脉硬化或原有动脉硬化加重、细小动脉阻塞时，出现相应靶器官功能障碍。

6.4.2　血脂异常的危害

目前我国成人血脂异常现患率为 18.6%，估计全国血脂异常现患人数达 1.6 亿人。血脂异常患者中，50% 患有高血压，37.5% 患有冠心病，超过 30% 患有外周动脉疾病。可见，血脂异常已经成为影响我国居民健康的一个重要公共卫生问题。

高胆固醇和高低密度脂蛋白是冠心病和缺血性脑卒中的独立威胁因素之一。其中以低密度脂蛋白胆固醇增高为主要表现的高胆固醇血症是导致动脉粥样硬化性心血管疾病（ASCVD，包括冠心病、缺血性卒中以及外周动脉疾病）最重要的危险因素。

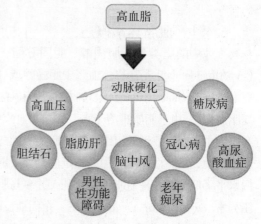

低密度脂蛋白胆固醇（俗称"坏"胆固醇）升高是心肌梗死的"元凶"，脑血栓的"帮凶"。因为它会在血管里形成动脉粥样硬化斑块，斑块不断增大，使动脉逐渐狭窄甚至阻塞，引起心绞痛、心肌缺血、脑梗死、脑软化。更可怕的是，这些斑块就像不定时炸弹，会在没有任何先兆时破裂，迅速堵塞血管，引发急性心肌梗死甚至猝死。

胆固醇每降低 1%，冠心病事件发生的危险就降低 2%，被称为"1 = 2 公式"；冠心病、糖尿病、高血压患者的"坏"胆固醇每降低 10%，偏瘫的发生就减少 15.6%。

血脂异常的防治就是要保持血中较低的"坏"胆固醇和甘油三酯水平，保持较高的"好"胆固醇水平。当前，血脂异常的首要治疗目标是降低"坏"胆固醇。

6.4.3　控制血脂异常的健康行为

合理饮食和改变不良生活方式不仅是预防血脂异常的根本手段，而且是治疗血脂异常的基础，适用于任何血脂异常患者，必须长期坚持。单纯饮食控制和运动可使胆固醇降低 7%~9%，即使正在服用降胆固醇药物，也应坚持健康饮食和规律运动。有效控制血脂可以有效预防并减少心脑血管疾病的发生。

（1）血脂异常患者膳食指导。

①控制总能量。要求能够保持理想体重或预防体重增加，蛋白质占总能量 15% 左右、总脂肪 ≤30%、碳水化合物 ≥55%。主食每天 200g（女）、300g（男），以全麦面

包、燕麦、糙米、土豆、南瓜为佳，少吃点心，不吃油炸食品。

②减少饱和脂肪酸的摄入。摄入量占总能量不超过7%，反式脂肪酸<1%。少吃肥肉，每人每天摄入瘦肉<100g，烹调油<25g，不食用棕榈油、猪油、黄油、奶油等，少吃奶油糕点及冰淇淋、雪糕等甜食。

③增加不饱和脂肪酸的摄入。多不饱和脂肪酸为总能量的8%～10%，单不饱和脂肪酸为总能量的12%～14%。每周吃2次鱼，用橄榄油或茶籽油代替其他烹调油。

④控制胆固醇的摄入。摄入量<200mg/d。不吃动物内脏，蛋黄每周不超过2个，建议用脱脂奶代替全脂奶。

⑤选择能够降低低密度脂蛋白胆固醇的食物。建议摄入植物固醇2g/d，可溶性纤维素10～25g/d。每天蔬菜500g、水果1～2个，适量豆制品。

（2）改善生活方式。减轻体重，适量运动，每天至少消耗200kcal能量。戒烟限酒。

（3）及时就医，遵医嘱服药（如他汀类药物），定期复查。降胆固醇治疗要长期坚持。

6.4.4 血脂异常的食物选择

1. 宜用食物

（1）富含膳食纤维的蔬菜（如芹菜、韭菜、油菜）、粗粮等。

（2）富含多不饱和脂肪酸的深海鱼类。

（3）乳类及乳制品、豆类及豆制品。

（4）食用油宜选用植物油，如豆油。

（5）若单独补充深海鱼油，应同时加服维生素E，以防止脂质过氧化。

（6）茶叶，尤其是绿茶，具有明显的降血脂作用，可常食用。

2. 忌（少）用食物

（1）动物性油脂（鱼油除外）。

（2）胆固醇含量高的动物内脏（尤其是脑）、蛋黄、鱼子、蟹籽、蛤贝类等。

✿生活小常识

《中国成人血脂异常防治指南》建议公众每日摄入胆固醇少于300mg，高甘油三酯血症患者应尽可能减少每日摄入脂肪总量，每日烹调油应少于30g。已有动脉粥样硬化心血管病人群或其他高危人群，每天摄入脂肪不应超过每日总能量的20%至30%。脂肪摄入应优先选择富含多不饱和脂肪酸的食物，如深海鱼、鱼油、植物油等。20至40岁成年人至少每5年测量1次血脂；40岁以上男性和绝经期后女性建议每年检测血脂。

营养解读——金枪鱼油软胶囊

DHA是大脑细胞优先吸收利用的脂肪酸，是大脑、神经、视觉细胞中重要的脂肪酸成分，人体不能自身合成DHA，人体中DHA唯一的来源是食物。

科学研究表明，DHA只存在于鱼类及少数贝类中，因此从营养和健脑的角度来说，人们要想获得足够的DHA，最简便有效的途径就是吃鱼。而鱼体内DHA含量最多的则是眼窝部分，其次是鱼油。专家指出，直接从海洋鱼类身上获取DHA是很困难的，现代科学已经能够提取纯度极高的DHA，普通消费者完全可以通过食用DHA类产品达到补充目的。

金枪鱼油的七大好处：①降血脂；②降血压；③抗血栓；④抗肿瘤；⑤增强抗病能力；⑥健脑促智；⑦抗衰老。

6.5　营养与痛风

概　述

痛风是嘌呤合成代谢紊乱和（或）尿酸排泄减少、血尿酸增高所致的一组疾病，典型症状是痛风石和关节炎。

痛风的饮食调控原则是限制外源性嘌呤的摄入，减少尿酸的来源，并增加尿酸的排泄。

痛风病人宜选用嘌呤含量低于 25mg/100g 的食物，限量选用嘌呤含量中等（25～150mg/100g）的食物，禁用嘌呤含量高于 150mg/100g 的食物。

6.5.1　痛风的成因及表现

痛风是嘌呤合成代谢紊乱和（或）尿酸排泄减少、血尿酸增高所致的一组疾病。其临床特点为高尿酸血症及尿酸盐结晶沉积所引起的特征性关节炎、痛风石、间质性肾炎和尿酸肾结石形成，严重者可致关节活动功能障碍和畸形。根据导致血尿酸升高的原因，痛风可分为原发性和继发性两大类。原发性痛风除少数由嘌呤代谢的一些酶的缺

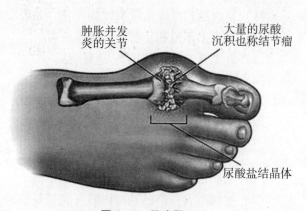

图6-2　足痛风

陷引起外，大多数病因尚未明确，属遗传性疾病，病人常伴有高脂血症、肥胖、原发性高血压、糖尿病和动脉粥样硬化等。继发性痛风可由肾脏病、血液病、药物、高嘌呤食物等多种因素引起。

痛风多见于体型肥胖的中老年男性，女性很少发病，如有发病多在绝经期后。发病前常有漫长的无症状高尿酸血症史，但只有在发生关节炎和（或）痛风石时才称为痛风。主要表现如下：

1. **急性关节炎**

急性关节炎常是痛风的首发症状，是尿酸盐在关节内结晶、沉积和脱落引起的炎

症反应。其最易累及足姆趾关节，其次为踝、跟、膝、腕、指、肘等关节。多数为单一关节受影响，反复发作则受累关节增多。典型发作起病急骤，病人常在午夜痛醒。急性期关节红肿热痛和活动受限，可伴发热、白细胞数增多等全身反应。一般数小时至数周后自然缓解，个别病人终身仅发作一次。多次反复发作可发展为慢性关节炎和痛风石。急性期促发因素为饮酒、高蛋白饮食、脚扭伤、劳累、受寒、感染等。

2. 痛风石

痛风石是痛风的特征性病变，是由尿酸盐结晶沉积于结缔组织而引起的一种慢性异物样反应，除中枢神经系统外，痛风石可累及身体任何部位，常见于耳郭、关节内及附近，呈黄白色大小不一的隆起，初起质软，随着纤维组织的增生渐变硬如石。发生于关节附近的痛风结节，表皮磨损易溃疡和形成瘘管，排出含尿酸盐结晶的糊状物。由于痛风石沉积不断扩大增多，关节结构及其软组织会被破坏，纤维组织和骨质增生会引起关节僵硬、畸形，从而活动受限、功能丧失。

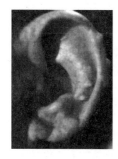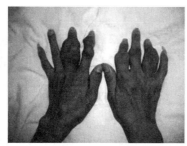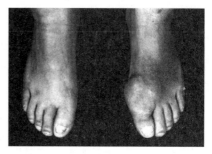

图6-3 脚、手、耳痛风石

3. 痛风性肾病

尿酸盐结晶在肾组织沉积可引起慢性间质性肾炎，表现为高蛋白尿、血尿、等渗尿，进而发生高血压、氮质血症等肾功能不全症状群。肾小管急性、大量、广泛的尿酸盐结晶阻塞，可产生急性肾功能衰竭。

4. 尿酸性尿路结石

尿酸性尿路结石发生率占高尿酸血症病人的40%，占痛风病人的25%。绝大多数为纯尿酸结石，泥沙样结石常无症状，较大者有肾绞痛、血尿。

男性和绝经后女性血尿酸大于420μmol/L（7.0mg/dl）、绝经前女性大于350μmol/L（5.8mg/dl）可诊断为高尿酸血症。中老年男性如出现特征性关节炎表现、尿路结石或肾绞痛发作，伴有高尿酸血症应考虑痛风。X线检查、CT或MRI扫描对明确诊断有一定价值。秋水仙碱试验性治疗对急性关节炎期诊断有意义。

✱知识链接

嘌呤代谢

人体尿酸来源有两个途径：外源性占20%，来自富含嘌呤或核蛋白食物在体内的消化代谢；内源性占80%，是由体内氨基酸、磷酸核糖和其他小分子化合物合成的核酸所分解而来。从食物摄取或体内合成的嘌呤的最终代谢产物是尿酸。高尿酸血症主要是内源性嘌呤代谢紊乱、尿酸排出减少与生成增多所致。在原发性痛风中，80%～90%的发病直接机制是肾小管对尿酸的清除率下降。因尿酸易溶于碱性液中，多食用碱性食物，可使尿液偏碱性，促进尿酸的排泄。虽然高嘌呤饮食并不是痛风的致病原因，但可使细胞外液尿酸值迅速增高，诱发痛风发作。停止摄入嘌呤，可使痛风病人血尿酸降低29.5～89.3μmol/L（0.5～1.5mg/dl）。

6.5.2 痛风的饮食调控

通过饮食调控，限制外源性嘌呤的摄入，减少尿酸的来源，并增加尿酸的排泄，以降低血清尿酸水平，从而减少痛风急性发作的频率、减轻其程度，防止并发症。

1. 饮食调控的原则

（1）限制嘌呤。

病人应长期控制嘌呤摄入。根据病情，限制膳食中嘌呤的含量。在急性期应将嘌呤摄入量严格控制在150mg/d以内，可选择嘌呤含量低的食物（＜25mg/100g）。在缓解期，视病情可限量选用嘌呤含量中等的食物（25～150mg/100g）。其中肉、鱼、禽用量60～90g/d，用煮过汤的熟肉代替生肉。另外可自由选用嘌呤含量低的食物，禁用嘌呤含量高的食物（＞150mg/100g）。

（2）低能量。

病人多伴有超重或肥胖，应尽量将体重控制在理想体重之内，最好能低于理想体重10%～15%。能量供给平均为25～30kcal/（kg·d），6.28～8.37MJ（1 500～2 000kcal/d）。超重者应减重，减少能量应循序渐进，切忌猛减，否则引起体脂分解过快会导致酮症，抑制尿酸的排除，诱发痛风急性发作。

（3）低蛋白质。

食物中的核酸多与蛋白质合成核蛋白存在于细胞内，适量限制蛋白质供给可控制嘌呤的摄取。其供给量为0.8～1.0g/（kg·d）或50～70g/d，并以含嘌呤少的谷类、蔬菜类为主要来源，优质蛋白质可选用不含或少含核蛋白的乳类、干酪、鸡蛋等。尽量不食用肉、鱼、禽类等，如一定要食用，可经煮沸弃汤后食用少量。患有痛风性肾病时，应根据尿蛋白的丢失和血浆蛋白质水平适量补充蛋白质；但在肾功能不全、出现氮质血症时，应严格限制蛋白质的摄入量。

（4）低脂肪。

脂肪可减少尿酸排泄，应适量限制，供给量为40～50g/d，占总能量的20%～25%，并采用蒸、煮、炖、卤、煲、灼等用油少的烹调方法。

（5）合理供给碳水化合物。

碳水化合物有抗生酮作用和增加尿酸排泄的倾向，故应是能量的主要来源，占总能量的55%～65%。但果糖可增加尿酸的生成，应减少其摄入量。

（6）充足的维生素和矿物质。

各种维生素，尤其是 B 族维生素和维生素 C 应足量供给。多供给富含矿物质的蔬菜和水果等碱性食物，有利于尿酸的溶解与排出。但由于痛风病人易患高血压、高脂血症和肾病，应限制钠盐摄入，通常用量为 2 ~ 5g/d。

（7）多饮水。

饮水量应保持 2 000 ~ 3 000mL/d，以维持一定的尿量，促进尿酸排泄，防止结石生成。可在睡前或半夜饮水，以防止夜尿浓缩。可多选用富含水分的水果和食品，并设法使尿液呈碱性。但若伴有肾功能不全，水分摄入应适量。

（8）限制刺激性食物。

乙醇可使体内乳酸增多，抑制尿酸排出，并促进嘌呤分解使尿酸增高，诱发痛风发作，故不宜饮酒。此外，味道浓烈的香料和调味品，如辛辣调味品也不宜食用。茶、可可和咖啡可适量食用。

2. 食物的选择

（1）宜用食物。

痛风病人宜选用嘌呤含量低于 25mg/100g 的食物（见表 6 - 6）。

（2）忌（少）用食物。

在缓解期可按个人情况限量选用嘌呤含量中等（25 ~ 150mg/100g）的食物；禁用嘌呤含量高于 150mg/100g 的食物。一般食物嘌呤含量为：内脏、鱼 > 干豆、坚果、肉 > 叶菜 > 谷类 > 淀粉类、水果。

表 6 - 6 常见食物的嘌呤含量

分类	食物类别	食物举例
高嘌呤食物（150 ~ 1 000 mg/100g）	畜肉类	肝、肠、胰、心、肚、胃、肾等动物内脏，浓汤汁
	水产类	鱼类（沙丁鱼、凤尾鱼、鲭鱼、鲨鱼、海鳗、带鱼、鲳鱼等海鱼、鱼皮、鱼卵鱼干等）、贝壳类（蛤蜊、淡菜、干贝类）、虾类（海虾、虾米、海参等）
	豆类和菌菜类	黄豆、豆腐、紫菜、香菇等
	其他	酵母粉等
中嘌呤食物（25 ~ 150 mg/100g）	畜禽肉类	猪、牛、羊、狗等畜肉，鸡、鸭、鹅、鸽、鹌鹑等禽肉
	水产类	鱼类（草鱼、鲤鱼、鳕鱼、比目鱼、鲈鱼、刀鱼、鳝鱼、河鳗等）及其制品（鱼丸、鱼翅等）、螃蟹、香螺
	豆类及其制品	干豆类（绿豆、赤豆、黑豆、蚕豆等）、豆制品（豆腐、豆腐干、腐乳、豆奶、豆浆、豆苗、豆芽等）
	蔬菜类	菠菜、笋（冬笋、笋干等）、芦笋、鲜豆类（四季豆、毛豆、蚕豆、豇豆、豌豆）、海带、金针、银耳、花菜、龙须菜、蘑菇等
	其他	花生、腰果、杏仁、芝麻、粟子、莲子等

（续上表）

分类	食物类别	食物举例
低嘌呤食物（＜25mg/100g）	主食类	精细米面及其制品（面包、糕点、饼干等）、各种淀粉
	奶蛋类	奶类及其制品（鲜奶、奶酪、酸奶、奶粉等）、蛋类（鸡蛋、鸭蛋、鹌鹑蛋等）
	蔬菜类	青菜、鸡毛菜、白菜、卷心菜、莴笋、苋菜、茼蒿菜、芹菜、芥菜、韭菜、韭黄、番茄、茄子、瓜类（黄瓜、冬瓜、丝瓜、南瓜、倭瓜、西葫芦、苦瓜等）、萝卜（白萝卜、胡萝卜）、土豆、芋艿、甘薯、荸荠、甘蓝、橄榄菜、柿子椒、辣椒、洋葱、大蒜、葱、姜、木耳等
	水果类	各种鲜果及干果、果酱、果汁
	饮料	淡茶、碳酸饮料（苏打水、汽水、可乐等）、矿泉水等
	其他	各种油脂和糖类（本身不含嘌呤，但应适量选用）

6.6　营养与高血压

概　述

收缩压≥140mmHg和/或舒张压≥90mmHg，诊断为高血压。

高血压是导致脑卒中、心脏病、肾脏病和糖尿病发病和死亡最重要的危险因素。

控制血压的方法有控制体重、合理膳食、增加体力活动等。

高血压病人的饮食治疗原则包括减少钠盐，减少脂肪，保证优质蛋白的摄入，注意补充钾、钙、维生素C，多摄入蔬菜和水果，限制饮酒。

高血压病人应定期检测血压。

6.6.1　高血压的定义和分类

高血压为体循环动脉血压高于正常的一种常见临床症候群，是最常见的慢性病之一，也是导致心脑肾疾病的主要危险因素。在未用抗高血压药的情况下，非同日3次测量上臂血压，收缩压≥140mmHg（1mmHg＝0.133kPa）和/或舒张压≥90mmHg，诊断为高血压。

根据发生心血管风险的水平，高血压患者可分为四个层次：低危、中危、高危和极高危。

6.6.2　高血压的危险因素及危害

目前九成以上的高血压原因尚不明确，称为原发性高血压。如果血压高是由某些疾病（如肾脏病、原发性醛固酮增多症、嗜铬细胞瘤等）引起的，称为继发性高血压。

70%～80%的高血压发生与不健康的

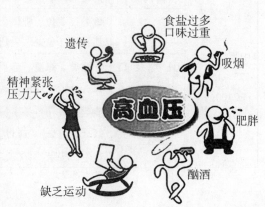

生活方式有关，包括高盐低钾饮食、吃高能量食物而缺乏活动所致的超重或肥胖、长期过量饮酒、吸烟、缺乏运动、精神压力大等。高血压具有遗传性，但遗传对高血压的影响明显低于生活习惯和环境因素，20%～30%的高血压发生与先天遗传因素有关。

高血压易患人群主要有：血压高值者（收缩压 130～139mmHg 和/或舒张压 85～89 mmHg）、超重或肥胖者、有高血压家族史者（一、二级亲属患高血压）、长期过量饮酒者（每日饮白酒≥100mL）、年龄大于 55 岁者、长期高盐饮食者等。

高血压是最常见的心血管疾病，可能危及每一个人的健康。高血压早期常无症状，往往悄然起病并造成突发事件，被公认为"无声杀手"。高血压是导致脑卒中、心脏病、肾脏病和糖尿病发病和死亡最重要的危险因素，超过半数的心血管病发病与高血压有

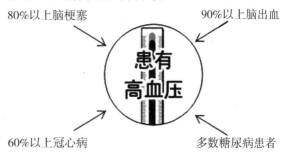

关。与舒张压相比，收缩压与心血管病风险的关系更为密切。

2012 年我国 18 岁及以上人群高血压患病率为 27.3%，城乡人群高血压患病率差别在缩小，高血压患病率随年龄的增加而呈明显上升趋势，65 岁以上人群的高血压患病率达 50% 左右。我国高血压直接医疗费达 300 亿元。

6.6.3 控制血压的方法

高血压的非药物治疗包括改善生活方式、消除不利于心理和身体健康的行为和习惯等。以下生活方式的改变可以作为高血压的辅助或常规治疗：①减重（若超重）；②有氧运动；③限盐；④限酒；⑤维持足够的膳食钾、钙和镁摄入；⑥戒烟；⑦降低膳食饱和脂肪酸和胆固醇的摄入量。

1. 控制体重

体重与血压、体重变化与血压变化之间的强相关表明，过重者减重和避免肥胖都应是防治高血压的关键策略。新的减肥目标是适度的体重减轻，即减轻 10% 甚至 5% 的体重足以控制或至少改善大多数肥胖症的并发症。

近年儿童超重现象甚为普遍，城市中发生率竟高达 20% 以上。儿童期肥胖者及成人时仍肥胖的比例较高，患心脑血管疾病的危险性相应增加，故控制体重应从早期开始。

2. 合理膳食

（1）减少钠盐的摄入。WHO 建议每人每日食盐用量以不超过 6g 为宜。我国居民食盐摄入量过高，平均值是 WHO 建议量的两倍以上。我国膳食中的钠 80% 来自烹饪时的调味品和含盐高的腌制品，包括食盐、酱油、味精、咸菜、咸鱼、咸肉、酱菜等。因此限盐首先要减少烹调用调料量，并少食用各种腌制品。

（2）减少膳食脂肪的摄入，补充适量优质蛋白质。低脂的动物性蛋白质能有效地改善一些危险因素。大豆蛋白质具有显著降低血浆胆固醇水平的作用。此外，动物性和大

豆蛋白质食品还含有许多生物活性成分，可以提供除降低胆固醇以外的保护作用。因此，作为低饱和脂肪膳食的一部分，动物性和/或大豆蛋白质的摄入量应占总能量的15%或以上。

（3）注意补充钾和钙。蔬菜和水果是钾的最好来源。每100g食物中钾含量高于800mg以上的食物有麸皮、赤豆、杏干、蚕豆、扁豆、冬菇、竹笋、紫菜等。奶和奶制品是钙的主要来源，其含钙量丰富，吸收率也高。发酵的酸奶更有利于钙的吸收。每100mL的牛奶含100mg左右的钙。奶中钙、钾、镁三种元素都有降低血压和脑卒中危险性的作用。此外，奶是低钠食品，对降低血压更有好处。奶制品还能降低血小板凝集和胰岛素抵抗作用。

（4）多吃蔬菜和水果。素食者比肉食者有较低的血压，可能是因为水果、蔬菜富含膳食纤维且脂肪含量低。

（5）补充维生素C。大剂量维生素C可使胆固醇氧化为胆酸排出体外，从而改善心脏功能和血液循环。橘子、大枣、番茄、芹菜叶、油菜、小白菜、莴笋叶等食物中均含有丰富的维生素C。多食用此类新鲜蔬菜和水果，有助于高血压病的防治。

（6）限制饮酒。过量饮酒会增加发生高血压、脑卒中等病的危险，而且饮酒可增加对降压药物的抗性，故提倡高血压病人戒酒。考虑到少量饮酒对心血管总体的作用，轻度饮酒（每天1~2杯）的人可以不改变饮酒习惯。建议饮酒每天限制在2杯（约含酒精28g）或以下，女性应更少，青少年不应饮酒。

3. 增加体力活动

有规律的有氧运动可以预防高血压的发生。体力活动还有助于降低体重，两者结合更有利于血压降低。

要根据自己的身体状况，决定自己的运动种类、强度、频率和持续时间。可选择步行、慢跑、太极拳、门球、气功、舞蹈等项目。运动强度需因人而异，运动频率一般要求每周3~5次，每次持续20~60min即可，还可根据自己的身体状况、所选择的运动项目和气候条件等而定。

4. 其他

包括减轻精神压力、保持心理平衡等。尼古丁能使血压一过性升高，还能降低服药的顺应性，增加降压药物的剂量，因此提倡高血压者戒烟。

6.6.4 高血压患者的饮食治疗方案

1. 宜用食物

（1）多食用能保护血管和具有降血压、降血脂作用的食物。有降压作用的食物有芹菜、胡萝卜、番茄、荸荠、黄瓜、木耳、海带、香蕉等。降脂食物有山楂、大蒜以及香菇、平菇、蘑菇、黑木耳、银耳等蕈类食物。

（2）多食用富含钙的食物，如乳类及其制品、豆类及其制品、鱼、虾等。

（3）多食用富含维生素的新鲜蔬菜、水果，如青菜、小白菜、芹菜叶、莴笋、柑橘、大枣、猕猴桃、苹果等。

2. 忌（少）用食物

（1）限制能量过高的食物，尤其是动物油脂或油炸食物。清淡饮食有利于高血压防治，油腻食物过量易导致消化不良，还可发生猝死。限制能量摄入会使体重减轻，血压也会有一定程度的降低。

（2）限制所有过咸的食物，如腌制品、蛤贝类、虾米、松花蛋、含钠量高的绿叶蔬菜等。

（3）高血压病人宜少量多餐，每天 4 ~ 5 餐为宜，避免过饱。

（4）少用烟、酒、浓茶、咖啡以及辛辣刺激性食品。

营养素搭配方案

高血压患者的营养素搭配指导：①降压药 + 金枪鱼油 + 浓缩大豆磷脂加硒软胶囊；②血管扩张剂 + 维生素 C 咀嚼片。

指导依据：①血管扩张剂只作用于血管，无法改变血液黏稠问题，金枪鱼油和浓缩大豆磷脂加硒软胶囊可降低血液黏稠度，弥补传统降压药的不足，长期降压效果更好。

②高血压患者用降压药的特点是随着病程的延长，想要控制血压，降压药的使用剂量会不断增加，而用了金枪鱼油和浓缩大豆磷脂加硒软胶囊，可明显控制此类现象。

③长期使用利尿剂、β 受体阻滞剂，会引起血液黏稠度和血脂增高，所以应配合使用金枪鱼油和浓缩大豆磷脂加硒软胶囊。

④大部分高血压患者都伴有血管弹性减退（如动脉硬化），长期使用血管扩张剂强行扩张血管，容易损害血管，甚至会增加血管破裂出血的概率，故应搭配维生素 C 咀嚼片增加血管弹性，保护血管。

营养解读——浓缩大豆磷脂加硒软胶囊

研究证实，大豆磷脂可以将黏附在血管壁的胆固醇溶解，让其脱落至血浆中并伴随新陈代谢排出人体，从而减少胆固醇在血管壁的沉积，全面预防心脑血管疾病。

硒能促进 T 细胞和中性粒细胞的增殖和杀伤作用，促进免疫球蛋白的合成和抗体生成，增强人体抗病毒的能力，抑制病毒活性，减少脂褐斑的形成，最大限度地减少辐射伤害。

6.7 营养与心脑血管疾病

概 述

心脑血管疾病是一组心脏和血管疾患，包括冠心病（心脏病发作）、脑卒中、心力衰竭等。

心脑血管疾病是多个危险因素共同作用的结果，控制单个危险因素是不够的，要预防和控制各种危险因素。

要及早识别和发现脑卒中的最初症状，减少后遗症。

脂质代谢紊乱是冠心病最重要的预测因素，饮食治疗时要注意脂肪的数量和质量。

心脑血管疾病是一组心脏和血管疾患，包括冠心病（心脏病发作）、脑卒中、心力衰竭、周围动脉疾病、风湿性心脏病、先天性心脏病、深静脉血栓和肺栓塞。

6.7.1 脑卒中

脑卒中俗称"脑中风"，是指急性脑血管病，由各种血管性病因（包括出血和缺血）引起的急性或局灶性脑功能障碍，持续时间超过24h，通常指包括脑出血、脑梗死、蛛网膜下腔出血等在内的一组疾病。

脑卒中具有高发病率、高死亡率、高致残率、高复发率及经济负担重的特点。首次发病约30%死亡，70%的生存者遗留偏瘫、失语等严重影响生活质量的残疾。调查显示，我国脑卒中患病率达1.88%。2012年脑血管病在总死亡率中农村占20.6%（第二位）、城市占19.6%（第三位），脑卒中导致的直接和间接经济负担达到400个亿。

1. 脑卒中发病的危险因素筛查

对40岁以上人群，应依据以下8项危险因素进行脑卒中发病风险评估：

①高血压病史（≥140/90mmHg），或正在服用降压药；②血脂异常或未知；③糖尿病；④吸烟；⑤房颤和心瓣膜病；⑥肥胖(BMI≥26)；⑦很少进行体育活动（体育锻炼的标准是每周锻炼≥3次、每次≥30min、持续时间超过1年，从事农业体力劳动可视为有体育活动）；⑧有脑卒中家族史。

具有3项及以上危险因素，或既往有脑卒中或短暂性脑缺血发作病史者，为脑卒中高危人群。有高血压、糖尿病、心房颤动之一者为中危人群。应根据个体危险程度不同，有选择性地开展相关实验室和影像学检查，并对其进行生活方式干预和早期临床治疗。

✿知识链接

脑卒中的早期发现及处理

脑卒中的早期症状一般很轻微，或只是持续很短的几分钟或数小时，这往往是一个预警信号，预示着真正的脑卒中将在短期内发生，所以应该引起足够的警惕，尽早处理。

急性脑卒中（脑中风）症状有：①一侧肢体（伴或不伴面部）无力或麻木；②一侧面部麻木或口角歪斜；③说话不清或理解语言困难；④双眼向一侧凝视；⑤一侧或双眼视力丧失或模糊；⑥眩晕伴呕吐；⑦既往少见的严重头痛、呕吐；⑧意识障碍或抽搐。

出现上述症状，应保持镇静、停止活动，令病人平卧，解开病人领口纽扣、领带、裤带、

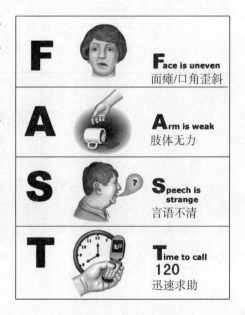

胸罩，如有假牙也应取出，保持呼吸道通畅。

如果怀疑脑卒中，应打电话给急救中心或者医院，寻求帮助，必要时不要放下电话，询问并听从医生指导进行处理。在没有医生明确诊断之前，切勿擅自使用止血剂等药物。

要在专业医生指导下将病人运送到医院，切勿抱、拖、背、扛病人。

2. 与脑卒中相关的饮食营养因素

（1）碳水化合物。碳水化合物与动脉硬化及高脂血症有密切的关系。高碳水化合物易引起高脂血症，高脂血症又易引起动脉硬化。研究发现果糖对血浆甘油三酯的影响比蔗糖大，表明果糖在体内更易合成脂肪。研究还发现碳水化合物占能量的比例如果从45%增加到80%～90%时，同样会引起甘油三酯增高。

由于中枢神经系统缺乏脂解酶，必须依靠碳水化合物氧化供能。但是脑细胞中糖原储备量非常低，需要血液循环提供的葡萄糖进行糖酵解作用提供能量。脑耗氧量占全身氧耗量的20%，故中枢神经系统每天需要约750～1 000mL的含氧血液流经脑组织，才可提供120～130g葡萄糖作为能源维持机体正常活动。因此当脑血液循环发生障碍或血糖降低时，脑就发生严重功能障碍，如乏力、出汗、神志不清、昏迷。对于脑血管疾病病人，每日应供给充足的单糖及双糖类食物，如水果、蜂蜜、蔗糖、牛奶等。这些食物能迅速转化为葡萄糖，以维持脑循环和脑组织。

（2）脂肪与胆固醇。血浆胆固醇水平与总死亡率呈U形相关，出血性脑卒中位于U形曲线的左支。多数研究观察到血浆胆固醇水平与脑出血呈负相关。有资料报道，人群脑卒中死亡率随平均总胆固醇水平升高而下降，部分降胆固醇的治疗会增加脑出血的危险。尽管如此，要确定血浆胆固醇水平与出血性脑卒中的关系还必须控制一些混杂因素，如饮酒、膳食蛋白质和脂肪摄入量，以及是否服用阿司匹林等降低血小板凝集的药物等。缺血性脑卒中与冠心病在病理基础方面有许多相似之处，均与动脉粥样硬化有关，应该有共同的危险因素——血浆胆固醇水平升高。但是胆固醇与脑梗死的关系远不如其与冠心病的关系明确，可能总胆固醇水平很高的人才会有脑卒中的危险。

血浆甘油三酯与脑卒中的关系和它与冠心病的关系一样不确定。有研究报道，血浆甘油三酯水平与非出血性脑卒中呈明显的对数线性关系，但是更多的研究则认为甘油三酯与脑卒中无关。近年来关于载脂蛋白与脑卒中的研究报道较多，发现它不仅与脑梗死有关，还与脑出血呈正相关，可能与其富含胆固醇以及与血浆纤溶酶原具有同源性有关。

脂肪和胆固醇的供给应严格控制，胆固醇摄入量应限制在150mg/d以下。

（3）蛋白质。膳食蛋白质与脑卒中的关系研究很少。血液中游离的色氨酸进入大脑影响5-H色胺的合成。大量的蛋氨酸与赖氨酸可使脑中异亮氨酸、亮氨酸及精氨酸耗竭。因此，氨基酸的供给应平衡。

（4）饮酒。少量饮酒并不对脑卒中构成危险，甚至有不少研究认为少量饮酒是脑卒中的保护因素。但过量饮酒或长期饮酒会增加出血性脑卒中的危险早已得到公认。对于脑梗死，各国的研究结论差距较大，尚缺乏一致性。

（5）茶。茶叶中含有茶碱、鞣酸、氮、粗蛋白、粗纤维及灰分等。茶碱能使头脑保持清醒状态，增加精神活动能力，使思想清楚敏捷，还能使脉搏加快，血压略微升高，心脏肌肉的刺激增强。茶碱对脊髓反射中枢有兴奋作用，能使肌肉收缩更有力。茶碱及其化合物是一种利尿剂，能使尿比重略低于正常水平，减少尿内盐及尿素含量。所以喝茶对人体有一定的好处，脑血管病病人更应常饮淡茶。但是过量饮浓茶，其中的大量鞣酸将与胃中未消化的食物蛋白质结合生成不溶性的鞣酸盐，影响蛋白质的消化吸收；同时过量的茶碱会刺激骨髓，影响肾脏功能。

（6）咖啡。研究发现，健康人饮速溶咖啡 12g 后做葡萄糖耐量试验可出现游离脂肪酸增加的现象，且饮咖啡者血液葡萄糖和丙酮酸较不饮者高，恢复也慢，故脑动脉硬化及冠心病病人不宜饮咖啡。

3. 脑卒中的营养治疗原则

（1）控制能量摄入。能量供给量不应超过需要量，体重超重者应根据自身具体情况确定能量供给量及控制体重方案。

（2）限制脂肪及胆固醇摄入。脂肪摄入量限制在总能量的 20% 以下，以植物油为主，植物油与动物油脂比例不低于 2：1，胆固醇限制在 300mg/d 以下。若原有高脂血症，动物油脂比例还应适当下调，胆固醇摄入量应严格限制在 200mg/d 以下。

（3）适当增加膳食纤维摄入。碳水化合物仍是主要能源物质，占总能量的 60% ~ 65%，适当减少蔗糖和果糖摄入，增加膳食纤维摄入量。

（4）适宜蛋白质摄入。蛋白质可占全天总能量的 15% ~ 20%，适当减少动物蛋白质摄入，增加植物蛋白质摄入，两者比例为 1：1。

（5）控制钠盐摄入量。冠心病病人尤其是伴有高血压者，食盐摄入量应控制在 3 ~ 5g/d。

6.7.2　冠心病

冠心病是冠状动脉粥样硬化性心脏病的简称，是指冠状动脉粥样硬化使管腔发生堵塞以及冠状动脉功能性的改变，导致心肌缺血、缺氧而引起的心脏病，亦称为缺血性心脏病。冠心病由于发病率高、死亡率高，严重危害着人类的身体健康，故被称作"人类的第一杀手"。

1. 冠心病危险因素

冠心病是一个多因致病的疾患，影响冠心病发病的危险因素存在于我们的日常生活中，与生活方式紧密相关，这些危险因素均可增加冠心病发生的机会，主要包括：年龄与性别、高脂血症、高血压、糖尿病、肥胖症、久坐生活方式以及遗传、饮酒、吸烟、环境因素等。除遗传外，以上危险因素是可以控制和改善的。我们应该了解和尽可能减少这些危险因素，以便对抗或推迟冠状动脉阻塞的发生和减少心肌梗死的发生。

（1）年龄与性别。40 岁后冠心病发病率升高，女性绝经期前发病率低于男性，绝经期后与男性相等。

（2）高脂血症。除年龄外，脂质代谢紊乱是冠心病最重要的预测因素。总胆固醇（TC）和低密度脂蛋白胆固醇（LDL－C）水平和冠心病事件的危险性之间存在着密切的关系。LDL－C 水平每升高 1%，则患冠心病的危险性增加 2% ~ 3%。甘油三酯（TG）是冠心病的独立预测因子，往往伴有低高密度脂蛋白胆固醇（HDL－C）和糖耐量异常，后两者也是冠心病的危险因素。

（3）高血压。高血压与冠状动脉粥样硬化的形成和发展关系密切。收缩期血压比舒张期血压更能预测冠心病事件。140 ~ 149mmHg 的收缩期血压比 90 ~ 94mmHg 的舒张期血压更能增加冠心病死亡的危险。

（4）吸烟。吸烟对机体有许多副作用，这些副作用是由烟雾中所含的烟碱、尼古丁、一氧化碳引起的。吸烟是导致冠心病的重要危险因素，是唯一最可避免的死亡原因。冠心病与吸烟之间存在着明显的用量—反应关系。

（5）糖尿病。冠心病是未成年糖尿病患者首要的死因，冠心病占糖尿病病人所有死亡原因和住院率的近 80%。

2. 冠心病的营养治疗原则

（1）适宜能量。维持热量平衡，使体重达到并维持在理想范围。

（2）控制脂肪。脂肪数量和质量都很重要。通常每天脂肪摄入量应占总能量的 30% 以下。适当增加不饱和脂肪酸（p）（植物脂肪酸）的摄入，减少饱和脂肪酸（s）（动物脂肪酸）的摄入，使每天膳食中 p/s 的比值达到 1 ~ 1.5。

（3）限制胆固醇。食物胆固醇供给作为预防膳食时限制在 300mg/d 以下，作为治疗膳食时低于 200mg/d。禁用含胆固醇高的食品。

（4）适量蛋白质。蛋白质的需要摄入量与健康人相同，其中植物性蛋白质占蛋白质总量的 50%，动物性蛋白质占蛋白质总量的 30%。尽量多食用黄豆及其制品，如豆腐、豆干、百页等，其他如绿豆、赤豆也好，因为豆类含植物胆固醇较多，有利于胆酸排出，而且豆类被重吸收量减少，胆固醇合成随之降低。鱼类中河鱼或海鱼大部分含胆固醇较低，如青鱼、草鱼、鲤鱼、甲鱼、黄鱼、鲳鱼、带鱼等胆固醇含量均低于 100mg；故每天吃 250g 鱼，其胆固醇含量低于 300mg/d，故鱼油对防治冠心病有重要作用。牛奶含抑制胆固醇合成因子，牛奶的脂肪和胆固醇虽使人担忧，但 250mL 牛奶仅含脂肪 9g，胆固醇 30mg，故冠心病患者不必禁食牛奶。鸡蛋对冠心病的影响因素主要是蛋黄中的胆固醇，1 个鸡蛋约含 250mg 胆固醇；健康人每天增加 1 个鸡蛋不影响其血胆固醇。事实上，适量吃鸡蛋有益无害，但不宜多吃。

（5）适量糖类。宜选用复合多糖类，因为食物纤维、谷固醇、果胶等可降低胆固醇；肥胖者应限制主食，可多吃粗粮、蔬菜、水果等含食物纤维素高的食物，对防治高脂血症、糖尿病等均有益。应限制含单糖和双糖高的食品。

（6）充足矿物质和维生素。应限制钠盐，合并有高血压，或有家族性高血压史的患者尤应注意。WHO 提出，每天食盐量应控制在 6g 以下，根据我国的具体情况，每天控制在 5g 以下为宜。多食用新鲜绿叶蔬菜，深色蔬菜富含胡萝卜素和维生素 C。蔬菜体积大可饱腹，且含植物纤维多，能减少胆固醇吸收。水果含能量低，维生素 C 丰富，含有大量果胶。山楂除富含维生素 C 和胡萝卜素外，还含黄酮类物质，有显著扩张冠状动脉和镇静作用，其所含的多聚黄烷醇还有降压强心功能。海藻类，如海带、紫菜、发菜及黑木耳等富含甲硫氨酸、钾、镁、铜、碘，均有利于冠心病治疗；但甲硫氨酸不宜过多。

3. 冠心病患者的食物选择

（1）可用食物。谷类、豆类及其制品，豆浆、蔬菜、水果、酸牛奶、脱脂牛奶、鸡蛋清、鱼、去皮鸡肉、小牛肉、野禽及瘦猪肉等。鲜蘑菇、香菇、大豆蛋白、豆浆、豆制品、赤豆、绿豆、豌豆、毛豆、菜豆、鲳鱼、黄鱼、大蒜、大葱、韭菜、海带、芹菜、茄子、黑木耳、核桃仁、芝麻等均有降脂作用。

（2）限制食物。去掉可见脂肪的牛、羊肉、火腿，除小虾外的贝类及蛋黄等。

（3）禁用食物。含动物脂肪高的食物，如肥猪肉、肥羊肉、肥鹅、肥鸭；高胆固醇食品，如猪皮、猪爪、带皮蹄膀、鱼子、蟹黄、全脂奶油、腊肠；含高能量高糖类食品，如冰淇淋、巧克力、蔗糖、油酥甜点心、蜂蜜、各种水果糖等，均为体积小、产热高食品；刺激性食品，如辣椒、芥末、胡椒、咖喱、大量酒、浓咖啡等。

❀生活小常识

心脑血管疾病防治秘诀是"三个半小时"，即早上走半个小时，中午午睡半个小时，晚饭后散步半个小时。瑞典医学科学工作者对两种人群的计算结果显示，冠心病患者坚持每天午睡半小时比不睡的人死亡率减少30%。

❀营养素链接

您有以下症状吗？免疫力低下、老年性痴呆症、高血压、高血脂、糖尿病，营养素搭配的指导是鱼油维生素 E 软胶囊保健产品。

营养解读——鱼油维生素 E 软胶囊

鱼油里含有标志成分 EPA、DHA；EPA 有助于保持血管畅通，清除血液中堆积的脂肪；DHA 可健脑益智，是大脑细胞形成、发育及运作不可缺少的物质基础，而老年人补充 DHA 则有助于活跃思维。

鱼油中含有大量的多不饱和脂肪酸等成分，可以帮助中老年人或心血管疾病患者改善机体的代谢，具有一定保健功效；添加维生素 E 能抗氧化，使鱼油中的人体必需多不饱和脂肪酸等有益成分更易吸收。

6.8　营养与脂肪肝

概　述

脂肪肝是指肝内脂肪堆积过多，超过肝重量的10%甚至15%。

导致脂肪肝的危险因素包括肥胖、高血脂、高血压、糖尿病、高脂肪高热量的饮食结构等。

脂肪肝患者的饮食调理原则为控制总热量，限制脂类，减少糖类，补充维生素、矿物质、膳食纤维。

6.8.1 脂肪肝

正常人肝组织中含有少量的脂肪，其重量为肝重量的 4% ~ 5%。如果肝内脂肪堆积过多，超过肝重量的 10% 甚至 15% 时，就被称为脂肪肝。

肝脏是我们人体中糖、蛋白质、脂肪等三大营养物质代谢的中心器官，它并不是脂肪的储存器官，正常的肝脏内仅仅含有少量脂肪。肝脏可以把血液中的脂肪酸合成为甘油三酯，然而肝内并没有多少多余空间来储存它，所以甘油三酯一经合成，就要释放入血液，参与全身的代谢。脂肪肝发生的根本原因就是肝脏对甘油三酯的合成、转运以及消耗之间的平衡被打破，导致大量的甘油三酯堆积在肝脏内，结果就形成了脂肪肝。

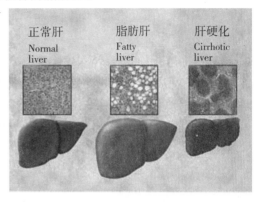

6.8.2 脂肪肝的形成原因

导致脂肪肝的病因有很多，医学上根据其是否与过量饮酒有关，分为非酒精性脂肪肝和酒精性脂肪肝。

导致非酒精性脂肪肝的危险因素很多，主要包括肥胖、高血脂、高血压、糖尿病、高脂肪高热量的饮食结构、多坐少动的生活方式，以及病毒性肝炎等。

（1）长期酗酒。酒精是损害肝脏的第一杀手。这是因为酒精进入人体后，主要在肝脏进行分解代谢。酒精使肝细胞对脂肪酸的分解和代谢发生障碍，引起肝内脂肪沉积而造成脂肪肝。饮酒越多，脂肪肝也就越严重，还可进一步引起肝硬化。

（2）营养过剩。长期摄入过多的产能营养素，过剩的能量在体内便转化为脂肪储存起来，导致肥胖、高血脂和脂肪肝。

（3）营养不良。众所周知，肥胖者容易得脂肪肝，但并不意味着瘦人就不会得脂肪肝。临床上也常发现有的人很瘦却也患有脂肪肝。这是由于长期营养不良，缺少蛋白质和维生素，导致低蛋白血症，肝内脂类不能得到顺利转运而在肝内堆积，从而引起营养缺乏性脂肪肝。

（4）糖尿病、肝炎、甲亢、重度贫血等慢性疾病。糖尿病患者由于胰岛素绝对或相对不足，身体对葡萄糖的利用减少，最终造成肝内三大营养素代谢紊乱，从而引起脂肪肝。

（5）药物性肝损害。有数十种药物与脂肪肝有关，如四环素、阿司匹林、糖皮质类固醇、合成雌激素、胺碘酮、硝苯地平、某些抗肿瘤药物等。

（6）高脂血症。高脂血症与脂肪肝关系密切，其中以高 TG（甘油三酯）血症关系最为密切。

此外，妊娠、遗传或精神、心理与社会因素等也与脂肪肝发生有关系。

6.8.3 脂肪肝人群的饮食调控

脂肪肝患者的饮食调理，总的原则为控制总热量，限制脂类，减少糖类，补充维生素、矿物质、膳食纤维。

（1）保持每日食物的多样性。脂肪肝患者应该增加而不是减少每日食物种类。每日人体需要的营养素超过 40 种，各种食物所含的营养成分不完全相同，除母乳外，任何一种天然食物都不能提供人体所需的全部营养素，靠一种或简单的几种食物根本不能满足脂肪肝患者的营养需要。因此按照合理比例，广泛摄入各类食物，包括谷类、动物性食物、蔬菜和水果、豆类制品、奶类制品和油脂，才能满足人体各种营养需要。

（2）谷类是每日饮食的基础。对脂肪肝患者而言，谷类应是每日能量的主要来源，应成为其每日膳食的基础。在谷类食物中，应提倡选用部分粗杂粮。

（3）适量进食动物性食物，每周进食 2～3 次海鱼。动物性食物是优质蛋白质、脂溶性维生素和矿物质的良好来源。适量进食动物性食物，不仅不会导致脂肪肝及其他慢性疾病的发生或加重，相反，动物性蛋白质的氨基酸模式更适合人体需要；同时鱼类（特别是海产鱼）所含的不饱和脂肪酸较多，在预防慢性疾病方面有独到的作用。因此，每日进食 50～100g 瘦肉（禁用肥肉和荤油），每周进食 2～3 次鱼（特别是海鱼）对防治脂肪肝是有用的。

（4）每日进食 100g 豆类及其制品。大豆的蛋白质含量高达 30%～40%，而且富含人体需要的 9 种必需氨基酸，是植物性食物中唯一可与动物性食物相媲美的高蛋白食物。大豆卵磷脂有促进肝中脂肪代谢，防止脂肪肝形成的作用；它所含有的植物固醇不被人体吸收，而且能够抑制动物胆固醇的吸收；大豆异黄酮具有很强的降脂、防癌、预防骨质疏松的作用，这对于脂肪肝患者来说都是必需的。

（5）每日吃 500g 蔬菜和 2 个水果。蔬菜和水果含有丰富的维生素、矿物质、膳食纤维和天然抗氧化物。建议在食物多样化原则的指导下，多选用红、黄、深绿的蔬菜和水果，因为它们是胡萝卜素、维生素 B_2、维生素 C 等的重要来源。为预防脂肪肝的发生，每日进食 500g 蔬菜（正餐）和 2 个水果（加餐）是必需的。应注意的是，水果一般宜作为加餐食用，也就是在两次正餐中间（如上午 10 点或下午 3 点），不提倡在餐前或餐后立即吃水果。

（6）控制能量摄入。对于脂肪肝患者来说能量供给不宜过高。从事轻度活动的脂肪肝病人每日供给能量 30～35kcal/kg，以防止发胖并避免脂肪堆积。对于肥胖或超重者，每日摄入 20～25kcal/kg 的能量即可，以控制或减轻体重。

（7）适当提高蛋白质摄入量。可按 1.5～1.8g/（kg·d）摄取，以及时补充体内蛋白质消耗，利于肝细胞的修复和再生。此外，保持氨基酸的平衡很重要，蛋白质中蛋氨酸、胱氨酸、色氨酸、苏氨酸和赖氨酸等均有抗脂肪肝作用。

（8）减少糖类摄入。过多的糖类可转变为脂肪，导致肥胖，使肝内脂肪堆积。注意少食精制糖类、蜂蜜、果汁、果酱、蜜饯等甜食和甜点心。

（9）控制脂肪和胆固醇。植物油不含胆固醇，所含谷固醇或豆固醇和必须脂肪酸有较好的趋脂作用，可阻止或消除肝细胞的脂肪变性。对于脂肪肝患者来说，全日食物和烹调油所供给脂肪总量不宜超过 40g，对于胆固醇含量高的食物应适量控制。

（10）每日补充膳食纤维。足够的膳食纤维摄入既有利于代谢废物的排出，也有利于调节血脂和血糖水平。

饮食应注意粗细搭配。每日应在膳食中添加燕麦片、荞麦等粗粮，以及富含膳食纤维的海带、魔芋和新鲜蔬菜、水果等食物。用部分粗粮替代精细米面，粗粮与细粮的适宜配比为 1/3～2/5。每日膳食中也可添加红豆、绿豆等豆类食物。

（11）适量采用橄榄油。橄榄油中单不饱和脂肪酸的含量高达 83%，还含有对心血管健康有益的角鲨烯、谷固醇、维生素 A 原和维生素 E 等成分。对于脂肪肝患者，适量食用橄榄油可起到降低血脂的作用。

（12）禁止饮酒。脂肪肝患者需要禁酒。

6.8.4 脂肪肝患者的食物选择

1. 可用食物

米、面、杂粮（主食类）；乳类及其制品；蛋类及其制品；各类蔬菜、水果；大豆及其制品；魔芋、山药、芋头等及其制品；海产品（特别是海鱼）；瘦肉、去皮的禽肉（鸡肉、鸭肉等）；植物油（特别是橄榄油、茶油等）及坚果类。

2. 忌（少）用食物

肥肉，禽肉皮，各类加工肉制品（火腿肠等），鱿鱼、带鱼、鱼子；动物内脏；蛋黄；动物油脂类；各种酱菜、腌制食品类；各类煎炸食品；各种奶油类食品等。

❋知识链接

脂肪肝的常见误区

（1）"脂肪肝是小毛病，不用管。"很多人都认为脂肪肝不像病毒性肝炎等其他肝病那么严重，不用大惊小怪。这种观念是非常片面和有害的。脂肪肝里面的一个类型——脂肪性肝炎，它的危害性并不比病毒性肝炎小。就是单纯性脂肪肝，仍有 1%～2% 的患者可以发展为肝硬化，而一旦发展为肝硬化，就不可逆转了。

（2）"脂肪肝是一个孤立的病。"而事实上，脂肪肝往往与糖尿病、高血压、高血脂、痛风等代谢性疾病相伴而行。如果患了脂肪肝，等于是敲了一个警钟，就要排查一下有没有其他一些状况，如果有就要采取措施，及时干预。

（3）"脂肪肝通过药物治疗就可以了。"一部分人比较迷信药物，或者是他们根据其他疾病的治疗经验，认为脂肪肝只要吃药就行了，或者一些经济条件比较好的人认为一些价格昂贵的补品，比如深海鱼油等，对脂肪肝有奇效。这些观点也是不对的，无论什么情况都要牢记对不良生活方式的调整才是治疗脂肪肝这种疾病的根本。

6.9　营养与骨质疏松症

概　述

骨质疏松症是老年人和绝经后妇女最为常见的一种骨代谢性疾病。

骨质疏松症的营养因素有钙、磷、维生素D、蛋白质。

骨质疏松症的预防比治疗更为重要，预防骨质疏松症的饮食调控有保证充足的钙，适量的磷、蛋白质，充足的维生素D、维生素A、维生素C等。

骨质疏松症是一种以低骨量及骨组织微结构破坏为特征，伴有骨脆性增加，易于发生骨折的全身性疾病。骨质疏松症是老年人和绝经后妇女最为常见的一种骨代谢性疾病。

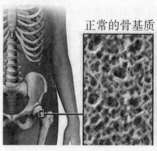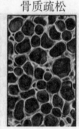

正常的骨基质　　骨质疏松

疼痛、驼背、身高降低和骨折是骨质疏松症的特征性表现，但有许多骨质疏松症患者在疾病早期常无明显的感觉。骨质疏松症最严重的后果是骨折，通常在日常负重、活动、弯腰和跌倒后发生。轻者影响机体功能，重则致残甚至致死。

骨质疏松症与营养因素密切相关。对老年人而言，摄入足够的维生素D和钙会减少患骨质疏松症的危险，而大量饮酒及体重过低会增加患骨质疏松症的危险。

6.9.1　骨质疏松症的病因及分类

根据病因可分为三大类型：

（1）原发性骨质疏松症：随年龄增长而出现的骨骼生理性退行性病变。

①Ⅰ型：常见于绝经不久的51～65岁女性，又称绝经后骨质疏松症，为高转换型，由破骨细胞介导，以骨吸收增加为主，小梁骨丢失大于皮质骨丢失，多发生在脊柱和桡骨远端。

②Ⅱ型：多在65岁以后发生，又称老年性骨质疏松症，为低转换型，以骨形成不足为主，小梁骨和皮质骨呈同等比例减少，主要侵犯椎骨和髋骨。

（2）继发性骨质疏松症：由其他疾病如内分泌疾病、血液病、长期卧床等继发。

（3）特发性骨质疏松症：多见于8～14岁青少年，常伴有遗传家族史。

6.9.2　骨质疏松症的营养代谢特点

1. 钙

钙是骨的主要成分，机体总钙量的99%存在于骨质和牙齿中。老年人骨质疏松症的发生和发展与一生中钙摄入状况有密切关系，从青少年期开始就有足够的钙供给，增加骨矿化程度，使成年后骨密度峰值增加；长期保持足量钙摄入，使女性闭经后以及进入老年的骨密度较高，骨质疏松速度减慢，那么骨折的危险性也会降低。随年龄增长而出现的骨矿物质丢失可能是长期钙摄入不足、吸收不良和排泄增多综合作用的结果。调节体内钙代谢的因素主要包括维生素 D、甲状旁腺素、降钙素和雌激素等。雌激素分泌能力下降，以至肾脏保留钙以减少排出钙的能力降低，加上缺乏运动，可能是绝经后妇女骨质疏松的重要原因。

2. 磷

一般饮食中含磷丰富。高磷摄入会引起血磷偏高，抑制 1, 25 - (OH)2 - D3 生成，最终使钙吸收下降。但增加磷摄入可减少尿钙丢失，因此，综合结果对钙平衡影响不大。一般认为钙磷比值在 2∶1 至 1∶2 范围内是合适的。

3. 维生素

1, 25 - (OH)2 - D3 促进小肠钙吸收，减少肾钙磷排泄，有利于骨质钙化。维生素 A 和维生素 C 参与骨胶原和黏多糖的合成，后两者是骨基质的成分，对骨钙化有利。

4. 蛋白质

蛋白质是组成骨基质的原料，但摄入高蛋白质膳食可增加尿钙排泄。一般情况下，高蛋白质膳食常伴有大量的磷，后者可减少尿钙排出，故对钙平衡影响相互抵消，不会产生明显的尿钙。

6.9.3 预防骨质疏松症的饮食

骨质疏松症的预防比治疗更为重要。自幼年起就应注意平衡膳食和积极运动。营养治疗的目的是在合理能量和蛋白质供给的基础上，通过膳食补充钙、磷、维生素 D 等，预防和治疗骨质疏松症。

1. 充足的钙

对于膳食钙的供给量，接受雌激素治疗的绝经期妇女为 800mg/d，没有使用雌激素的妇女和老人应达到 1 000 ~ 1 200mg/d。奶和奶制品含钙量多且吸收率也高，是优先选用的食物，对于伴高脂血症的病人可选用脱脂奶。可以连骨或壳吃的小鱼、小虾和一些坚果类，含钙也较多。必要时可适量补充钙剂，但钙总摄入量不超过 2 000mg/d，这是钙的可耐受最高摄入量，过量摄入会增加患肾结石等的危险性。

2. 适量的磷

膳食磷的适宜供给量为 700mg/d，合适的钙磷比例有利于钙的利用和减慢骨钙丢失。如磷摄入过多可能会加重发生骨质疏松症的危险性。磷的可耐受最高摄入量是 3 000mg/d，值得注意的是食物中普遍富含磷，一些食品在加工时添加多种含磷的添加剂。

3. 充足的维生素

维生素 D 促进钙的吸收和利用，推荐摄入量为 10μg/d，适量多晒太阳，以增加体内维生素 D 的合成。维生素 A 促进骨骼发育，维生素 C 促进骨基质中胶原蛋白的合成，故应足量供给。

4. 适量的蛋白质

蛋白质可促进钙的吸收和储存，但过量也促进钙的排泄，故应适量供给。其中奶中的乳白蛋白、蛋类的白蛋白、骨中的骨白蛋白、核桃的核白蛋白，都含胶原蛋白和弹性蛋白，是合成骨基质的重要原料，可选用。

5. 科学的烹调

谷类含有植酸，某些蔬菜富含草酸，它们与钙结合生成不溶性钙盐从而降低钙的吸收，故在烹调上应采取适当措施去除干扰钙吸收的因素。如植酸酶在 55℃ 环境下活性较高，可以加适量水浸泡大米后再洗，以增加大米中植酸酶的活性。在面粉、豆粉、玉米粉中加入发酵剂发酵一段时间，可使植酸水解，增加钙游离。对于含草酸高的蔬菜，可以先在沸水中焯一下，待部分草酸溶于水后再烹调。

6.9.4 骨质疏松症患者的食物选择

1. 宜用食物

富含钙和维生素 D 的食物，如奶、奶制品、小虾皮、海带、豆类及其制品、沙丁鱼、鲑鱼、青鱼、鸡蛋等；各种主食，特别是发酵的谷类；各种畜禽鱼肉类；各种水果和蔬菜（含草酸高的除外）。

2. 忌（少）用食物

含草酸高的菠菜、蕹菜、冬笋、茭白、洋葱头等，应先焯后烹调。含磷高的肝脏（磷比钙高 25~50 倍）和高磷酸盐添加剂的食品。

❋生活小常识

骨质疏松症防治的 11 点提示：

（1）骨质疏松症是可防可治的慢性病。

（2）人的各个年龄阶段都应当注重对骨质疏松症的预防，婴幼儿和年轻人的生活方式都与成年后骨质疏松症的发生有密切联系。

（3）富含钙、低盐和适量蛋白质的均衡饮食对预防骨质疏松症有益。

（4）无论男性或女性，吸烟都会增加骨折的风险。

（5）不过量饮酒。每日饮酒量应当控制在啤酒 570mL、白酒 60mL、葡萄酒 240mL 或开胃酒 120mL 之内。

（6）步行或跑步等能够起到提高骨强度的作用。

（7）平均每天日照至少 20min。充足的光照会对维生素 D 的合成及钙质吸收起到非常关键的作用。

（8）负重运动可以让身体获得及保持最大的骨强度。

（9）预防跌倒。老年人 90% 以上的骨折是由跌倒引起的。

（10）高危人群应当尽早到正规医院进行骨质疏松症检测，早诊断。

（11）与不治疗相比较而言，骨质疏松症任何阶段开始治疗都不晚，但早诊断和早治疗会大大受益。

✿营养素链接一

您有以下现象吗？骨质流失严重、经常腰背酸痛、牙齿松动、怕硬食和酸冷食；肌肉抽搐或痉挛；痛经；骨质疏松、骨软化、患佝偻病。

营养解读——钙加维生素 D₃ 软胶囊

钙是人体所需的宏量矿物质，99% 的钙用来强健骨骼和牙齿，被称为"骨钙"。1% 称"混溶钙池"，又名"血钙"，对人体起至关重要的作用，主要维持人体代谢，蛋白激素合成，细胞分裂，神经、肌肉和骨骼的正常功能。

钙是骨骼和牙齿健康的必需营养素；血液中的钙必须维持在一定的浓度，如果血液中没有足够的钙，就会从骨骼和牙齿中挪用钙以保持正常的血钙水平，这样就会导致骨质疏松；同时缺钙也会导致人的情绪暴躁和失眠；女性绝经后比男性缺钙更严重。

维生素 D₃ 是维生素 D 中的一种，主要是由人体自身合成的，人体的皮肤含有一种胆固醇，经阳光照射后，就变成了维生素 D₃。所以，如果儿童能充分接受阳光直射皮肤 4~6 小时以上，自身合成的维生素 D₃ 就基本上能满足身体需要。但是在紫外线照射带来的患皮肤癌概率上升、空气污染、各地天气变化等问题的影响下，各国人群接受日照的时间都在减少，并且很多国家明确规定要限制接受日照的时间，因此全世界范围内维生素 D₃ 均呈现广泛缺乏的现象。

✿营养素链接二

您有以下现象吗？腰酸背痛、颈肩僵硬、腰椎劳损；关节退化、肿痛；骨质增生。

营养解读——硫酸软骨素加钙片

硫酸软骨素（CS）是共价连接在蛋白质上形成蛋白聚糖的一类糖胺聚糖，广泛分布于动物组织的细胞外基质和细胞表面，糖链由交替的葡萄糖醛酸和 N－乙酰半乳糖胺（又称 N－乙酰氨基半乳糖）二糖单位组成，通过一个似糖链接区连接到核心蛋白的丝氨酸残基上。

硫酸软骨素可以迅速止痛，修复关节软骨，促进软骨再生，同时还能补充骨内营养，增强骨密度，从根本上解决骨关节疾病。

科学研究显示：硫酸软骨素帮助消除关节内的废物，催生关节滑液，减少骨与骨之间因软骨磨损摩擦产生的疼痛，同时修复已被磨损的关节软组织。

碳酸钙是使用最广泛、含钙量最高的钙补充剂。

6.10 营养与恶性肿瘤

概　述

恶性肿瘤是目前危害人类健康最严重的疾病之一，大多数恶性肿瘤是环境因素与遗传因素相互作用的结果。

恶性肿瘤发病的营养因素有：能量、膳食纤维、维生素 A、维生素 E、维生素 C、钙、镁、锌、硒等。

饮食不合理是癌症发生的第二个重要原因，合理膳食可以预防 30% ~ 50% 的癌症。

对肿瘤病人进行营养治疗的目的是满足病人的机体需要，改善其营养状况，增强免疫功能，提高病人对手术、放疗、化疗的耐受力。

肿瘤是机体在各种致瘤因素的作用下，局部组织的细胞在基因水平上失去对其生长的正常调控，导致异常增生而形成的新生物，一般表现为局部肿块。肿瘤一般分为良性肿瘤和恶性肿瘤两大类。恶性肿瘤是目前危害人类健康最严重的疾病之一。大多数恶性肿瘤是环境因素与遗传因素相互作用的结果。环境因素包括膳食结构、生活方式和环境致癌物。

恶性肿瘤早期发现、早期诊断和早期治疗对预后非常重要。多数中、晚期恶性肿瘤常见的临床表现有发热，疼痛，厌食，程度不等的营养不良，局部肿块及其引起的各种压迫、阻塞和破坏症状，有些还可有内分泌功能方面的变化。

中国每年新增癌症病例约 350 万。按照平均寿命 74 岁计算，人一生中患恶性肿瘤的概率是 22%，肿瘤已经成为一种常见疾病。2012 年我国居民恶性肿瘤死亡率居第一位，肺癌、肝癌、胃癌、食管癌、结直肠癌、乳腺癌、宫颈癌及鼻咽癌为我国癌症防治重点，其中肺癌是第一大癌症。癌症每年给我国造成的直接经济损失逾千亿元。

癌症并不可怕，既可以预防也可以治疗。世界卫生组织提出：1/3 的癌症完全可以预防，1/3 的癌症可以通过早期发现得到根治，1/3 的癌症可以运用现有医疗措施延长生命、减轻痛苦、改善生活质量。

6.10.1　恶性肿瘤发病的营养相关因素

恶性肿瘤的发病原因目前尚不十分清楚。实验研究及临床资料显示，恶性肿瘤的发生与烟酒嗜好、饮食营养不合理、职业接触理化因素、医源性因素及宿主自身因素等多种致癌因素密切相关。膳食营养因素影响恶性肿瘤发生的主要作用机制包括：①影响致癌物的代谢：酚类可促进致癌物降解，十字花科蔬菜可间接或直接阻断致癌物引起的机体损伤；②抑制自由基、抗氧化作用：维生素 E 是阻止过氧化物产生的关键抗氧化剂，β－胡萝卜素抑制单线态氧和其他自由基，维生素 C 是直接抑制剂，具有很强的抗氧化作用，硒通过谷胱甘肽过氧化物酶系统发挥抗氧化作用；③促进细胞分化及延缓细胞生长：维生素 A 及其衍生物、维生素 D 和钙等均属这类物质，是上皮细胞正常分化所必需的；④调节机体免疫功能：维生素 A 及其衍生物、锌等与机体免疫细胞、上皮细胞介导的细胞免疫及巨噬细胞的吞噬功能密切相关。

1. 能量

流行病学资料和实验资料显示，某些生活方式，包括膳食脂肪的摄入量和种类、总能量摄入量、体力活动和肥胖等，可以影响许多癌症的发病危险性，尤其是绝经后的乳腺癌、结肠癌、直肠癌和前列腺癌。膳食与癌症研究显示，低动物脂肪和红肉膳食对癌症有保护性倾向，而高脂肪膳食，尤其是高饱和脂肪酸膳食和高能量膳食似乎可增加发生癌症的危险性。动物实验表明，与自由进食的大鼠相比，限制进食20%的大鼠自发性肿瘤的发病率较低，肿瘤发生的潜伏期延长。流行病学资料表明，能量摄入过多、超重、肥胖、有久坐生活习惯的人群，其乳腺癌、结肠癌、胰腺癌、胆囊癌、子宫内膜癌和前列腺癌的患病危险性增加，而有规律的体力活动和瘦型体质可降低结肠癌的患病危险性并有可能降低乳腺癌、肺癌的患病危险性。

2. 膳食纤维

膳食纤维是植物性食物中能耐受人类消化酶的化合物。植物性食物一般以一种或两种纤维为主，兼有其他类型。流行病学调查发现，非洲居民的膳食纤维摄入量明显高于西方国家居民，他们很少患大肠癌，而在西方人中，大肠癌则是很常见的胃肠道疾病，因此得出膳食纤维与肠癌有关的结论。调查研究还表明，增加膳食纤维的摄取量可降低结肠癌和乳腺癌的发病危险性，甚至也能降低口腔癌、咽喉癌、食管癌、胃癌、前列腺癌、子宫内膜癌及卵巢癌的发病危险性。

膳食纤维中的纤维素、木质素和半纤维素一般不溶于水，不能被发酵；而果胶、树胶和其他半纤维素一般可溶于水，易被发酵。不发酵的纤维可以通过吸收水分增加粪便体积，稀释和吸附潜在的致癌物，改善肠蠕动功能，缩短食物残渣残留在体内的时间。结肠内细菌可发酵、分解纤维素产生短链脂肪酸，如丁酸、丙酸和乙酸等，降低肠道 pH 值，抑制结肠癌、直肠癌的发生。

3. 维生素

（1）维生素 A。膳食中的维生素 A 包括存在于动物性食物已经形成的视黄醇和来源于植物性食物的类胡萝卜素。已经证实维生素 A 与肿瘤的发生有着密切关系。维生素 A 类化合物的重要作用在于控制上皮组织分化，维持上皮组织细胞正常形态。机体缺乏维生素 A 时，上皮细胞过度角质化，演变为鳞状细胞，乃至发展为癌。维生素 A 还具有将已经向癌细胞分化的移形细胞恢复正常的特殊作用，正是由于维生素 A 的这种特殊作用，几乎所有起源于上皮组织的恶性肿瘤，如皮肤癌、食管癌、胃癌、肺癌、结肠癌、直肠癌、膀胱癌等的发生，都与机体维生素 A 缺乏有关。摄入较多类胡萝卜素，尤其是 β–胡萝卜素，对食管癌、喉癌、胃癌、宫颈癌、子宫内膜癌、卵巢癌、膀胱癌等均显示有保护作用。

（2）维生素 E。临床研究证实，维生素 E 与某些抗癌药物合用可增强疗效，同时维生素 E 还可减轻化疗毒性反应。维生素 E 可以降低肺癌、宫颈癌、乳腺癌、结肠癌的发病危险性。维生素 E 可以抑制机体自由基的形成，保护细胞的正常分化，阻止上皮细胞过度增生角化，进而减少细胞癌变；抑制癌细胞的增殖；诱导癌细胞向正常细胞分化；提高机体的免疫功能。这可能是维生素 E 的防癌机制。

（3）维生素 C。维生素 C 具有很强的抗癌作用。流行病学资料显示，摄入富含维生素 C 的膳食对口腔癌、食管癌和胃癌的保护作用有较强的一致性，其中高维生素 C 摄入量可降低胃癌发病危险性的证据较为充足，而对于结肠癌和肺癌，也具有一定的保护作用。维生素 C 具有很强的抗癌作用，作用机理可能是：①阻断致癌物质亚硝胺的合成；②促进淋巴细胞的形成；③大剂量维生素 C 能增强机体免疫功能；④增加胶原物质的生成，增强机体自身对癌细胞的抵抗能力；⑤加速机体致癌化合物的排出，抵消凋亡细胞的毒素；⑥促进机体干扰素的合成；⑦通过对癌细胞能量代谢的影响直接抑制癌细胞生长。研究表明，摄入新鲜的蔬菜和水果常与各种肿瘤的死亡率呈负相关，黄绿色蔬菜和水果中不仅含有 β-胡萝卜素和膳食纤维，也含有丰富的维生素 C。

（4）其他维生素。叶酸缺乏使患食管癌的危险性增加，补充叶酸可减少溃疡性结肠炎时肠黏膜上皮不典型增生的发生。叶酸和富含叶酸的食物与患大肠癌和乳腺癌的危险性呈明显负相关。维生素 B_2、泛酸和烟酸对于调整新陈代谢的关键酶的合成起着重要作用，对预防消化系统恶性肿瘤有着重要意义。维生素 B_2 缺乏对二乙基亚硝胺诱发肝癌有促进作用。维生素 B_6 可抑制膀胱癌的进展和转移。维生素 D 可抑制肿瘤细胞的增殖，还可通过钙的作用来抑制肠道胆汁酸及其衍生物的促癌作用。维生素 K_3 也具有抑癌活性。

4. 矿物质

（1）钙。钙通过与潜在性致癌物，如次级胆汁酸结合，以及通过降低黏膜增殖、增加细胞分化来降低发生大肠癌的危险性。钙离子参与上皮细胞增殖和分化的全过程，机体钙水平是直肠癌病因学因素之一，摄取常规膳食时肠内钙浓度就可以抑制结肠上皮生长，结肠内的离子钙结合脱氧胆酸形成不溶性钙盐，从而抑制脱氧胆酸对结肠黏膜细胞的增殖作用，有利于防止癌变。

（2）镁。镁缺乏会影响 T 淋巴细胞杀伤能力，使机体免疫功能降低，甚至导致染色体畸变，诱发恶性肿瘤。

（3）硒。硒的防癌作用是比较肯定的。资料显示，硒的营养状况与癌症发病率呈负相关，一项随机的临床干预实验表明，接受硒补充剂的人群与对照组相比，癌症的总发病率、总死亡率以及肺癌、大肠癌和前列腺癌的发病率均显著降低。这项有益的发现支持硒对癌症的预防作用。虽然硒并不是独立的抗氧化剂，但可作为谷胱甘肽过氧化物酶的构成成分，清除自由基、保护机体组织免受氧化性损伤。硒的其他保护性机制包括：改变致癌物的代谢，增强机体免疫功能，抑制蛋白质合成，刺激细胞凋亡，通过调整细胞分裂、分化及癌基因表达使癌细胞行为向正常方向转化。硒还具有促进正常细胞增殖和再生的功能。

（4）锌。锌摄入过低和过多都会降低机体免疫功能，增加患癌危险性。锌摄入过多还可影响硒的吸收。流行病学资料显示，锌过量可能与食管癌和胃癌有关。

（5）铁。流行病学资料表明，高铁膳食可能增加患结肠癌、直肠癌和肝癌的危险性。

5. 酒精

饮酒可增加患口腔癌、咽癌、喉癌、食管癌以及原发性肝癌的危险性。原发性肝癌与酒精性肝硬化有关。如果饮酒合并抽烟，则患癌症的危险性会进一步增加。饮酒也有可能增加患结肠癌、直肠癌及乳腺癌的危险性。

6.10.2 癌症的预防

癌症的发生是一个多因素、多阶段、复杂渐进的过程，而这个过程通常是十几年甚至几十年累积的结果。致癌因素不仅有化学、物理致癌因素和病毒感染等外部因素，还有遗传、免疫状态、年龄等自身因素。吸烟被 WHO 确定为致癌的最主要因素，其他重要致癌因素还包括膳食、酒精和体力活动、传染病、激素和辐射。

癌症是一种生活方式疾病。倡导健康生活方式，远离危险因素是预防癌症的第一要务。预防癌症要做到：戒烟限酒；适量运动；保持正常体重；接种乙肝病毒疫苗；改善居室通风条件；成年妇女经常乳房自查、定期做宫颈癌细胞学检查；加强劳动保护、减少致癌物的职业和环境接触；避免长时间强烈阳光照射；保持周围环境卫生，减少污染。

人类 1/3 的癌症由吸烟所致，戒烟可使您远离肺癌等多种癌症。吸烟是引起肺癌、喉癌、口腔癌、咽癌和食管癌的主要原因，目前我国每年有大约 32 万人在 35～69 岁期间死于吸烟相关疾病。控烟可减少 80% 以上的肺癌和 30% 的由癌症引起的死亡，所以应是我国癌症预防与控制的主要策略。

从世界范围看，饮食不合理是仅次于吸烟的第二个重要的、可避免的癌症发生原因。食管癌、肝癌、胃癌、结直肠癌等的发生和不健康饮食关系密切，合理膳食可以预防 30%～50% 的癌症。

（1）少吃熏、腌、泡、炸食品，如亚硝酸盐处理过的肉类、熏制食物及泡菜等。

（2）少吃过烫、过咸、过硬食物，限制盐的摄入（包括盐腌或用盐加工的食品）。

（3）少喝含糖饮料，限制高糖、低纤维、高脂肪、肉类食物的摄入。

（4）避免过量进食红肉（如牛肉、猪肉和羊肉）和加工的肉制品。

（5）少喝含酒精饮料（预防喉癌、食管癌、肝癌等的发生）。

（6）不吃霉变食物，如霉变的花生米、玉米、黄豆等。

（7）少用辛辣调味品，如肉桂、茴香、花椒、肉蔻等（过量食用这些调味品有可能促进癌细胞的增生，从而加速癌症的恶化）。

（8）原则上强调通过膳食本身满足营养需要，不要使用营养补充剂来预防癌症。

（9）多吃不同种类的新鲜蔬菜、水果、豆类、菇类食物，增加体内的维生素，抑制癌细胞的繁殖。

（10）多吃富含膳食纤维的食物，如胡萝卜、芹菜、莴苣等蔬菜。

✻知识链接

采取针对性措施预防不同癌症

癌症有 100 多种，不同的癌症预防控制的侧重点和措施不同。

（1）预防肺癌。以控烟为主。改善居室通风条件，避免吸二手烟。

（2）预防食管癌。不吃发霉变质的食物，避免进食过快、过热、过粗或具有强烈刺激性的食物；注意口腔卫生。

（3）预防胃癌。低盐饮食；不吃发霉变质的食物；不暴饮暴食；经常食用豆制品、新鲜蔬菜、水果等；根治幽门螺杆菌感染。

（4）预防肝癌。以接种乙肝病毒疫苗为主；不吃发霉变质的食物，特别是发霉的玉米、花生、大米、高粱等。不过量饮酒。

（5）预防结直肠癌。进食低脂肪食物；多吃新鲜蔬菜和水果。

6.10.3　肿瘤病人的营养治疗原则与饮食指导

对肿瘤病人进行营养治疗，是希望满足病人的机体需要，改善其营养状况，增强免疫功能，提高病人对手术、放疗、化疗的耐受力。

1. 能量

能量供给过多易引起病人肥胖，且多种恶性肿瘤的发生都与能量摄入过多有关；过少又易引起或加重病人营养不良，甚至导致恶病质。能量供给要适量，应视病人营养状况、活动量、性别、年龄而定，以能使病人保持理想体重为宜。在没有严重并发症的情况下，成人每日供给能量2 000kcal即可。

2. 蛋白质

荷瘤状态下，病人有效摄入量减少，加之肿瘤高代谢，蛋白质消耗增加。手术、放疗、化疗也会对机体正常组织造成不同程度的损伤，损伤组织的修复需要大量的蛋白质。因此，蛋白质供给量要充足。供给量应占总能量的15%～20%，或按（1.5～2）g/（kg·d）计算，其中优质蛋白应占50%以上。

3. 脂肪

多种恶性肿瘤的发生都与动物性脂肪摄入过多有关。脂肪供给量要限制，应占总能量的15%～20%，其中饱和脂肪酸、单不饱和脂肪酸与多不饱和脂肪酸的比例应为1:1:1。

4. 碳水化合物

碳水化合物是主要供能物质，应占总能量的60%～65%。供给足够的碳水化合物可以改善病人的营养状况，减少蛋白质的消耗，保证蛋白质的充分利用。另外，如果胃肠道条件允许，还应增加膳食纤维的供给。

5. 维生素和矿物质

多种恶性肿瘤的发生都与机体某些维生素和矿物质缺乏密切相关。应根据实验室检测结果，及时予以补充和调整。若膳食调整不能满足需要，可给予相应制剂，保证病人摄入足够的维生素和矿物质。

6. 特殊营养成分

有些食物含有某些特殊物质，具有很强的防癌、抑癌作用，如香菇、木耳、金针菇、灵芝、海参中含有的多糖类物质，人参中含有的蛋白质合成促进因子，大豆中的异黄酮，茄子中的龙葵碱，四季豆中的植物红细胞凝集素等。应适量供给这些食物。

7. 其他

肝功能不全时应限制水、钠摄入，肾功能不全时应限制蛋白质摄入，接受放疗、化疗时饮食宜清淡。对于伴有严重消化吸收功能障碍者，可选用经肠要素营养或（和）肠外营养，防止出现恶病质。

在保证病人膳食结构合理、营养素摄入平衡的前提下，经常食用一些目前认为具有防癌、抗癌作用的食物，对病人可能有一定的益处。

（1）菇类：如香菇、冬菇等，富含蘑菇多糖，有明显的抗癌、抑癌作用。

（2）木耳类：如银耳、黑木耳等，其提取物中的多糖类具有很强的抑癌作用。

（3）金针菇：富含多糖类、天门冬氨酸、精氨酸、谷氨酸、丙氨酸、组氨酸等多种氨基酸和核苷酸，以及多种微量元素和维生素，有明显的抗癌作用。

（4）人参：含蛋白质合成促进因子，对胃癌、胰腺癌、结肠癌及乳腺癌有明显疗效，对癌症症状有不同程度的改善。

（5）鱼类：尤其是海鱼含有丰富的锌、钙、硒、碘等元素，有利于抗癌。

（6）海参：含有海参多糖，对肉瘤有抑制作用，玉竹海参提取物硫酸黏多糖可明显增加脾脏的重量，提高腹腔巨噬细胞的吞噬功能，改善机体免疫功能。

（7）海带：含有藻酸，可促进排便、防止便秘，抑制致癌物在消化道内的吸收，具有防癌、抗癌功效。

（8）乳类：牛、羊乳中均含有某些具有生物活性的特殊物质，具有抗癌因子。

（9）豆制品：大豆及其制品中含有丰富的异黄酮，对乳腺癌、结肠癌等均有明显的抑制作用。

（10）莼菜：含丰富的维生素 B_{12}、天门冬素、多缩戊糖以及海藻多糖碱，可有效地抑制癌细胞增殖。

（11）萝卜、卷心菜、南瓜、莴笋等蔬菜：含有分解、破坏亚硝胺的物质，消除其致癌因子。

（12）茄子：其中的龙葵碱有抗癌作用。

（13）胡萝卜、菠菜、紫菜：含有大量的 β - 胡萝卜素、维生素 C 等成分，经常食用可防癌、抑癌。

（14）大蒜：其中的大蒜素和微量元素硒具有抗癌作用，还含有某些脂溶性挥发油，可激活巨噬细胞，提高机体免疫力。

（15）葱类：富含谷胱甘肽，可与致癌物结合，有解毒功能。另外还含有丰富的维生素 C，宜经常食用。

（16）四季豆：富含蛋白质、维生素及植物红细胞凝集素，在体外能抑制人体食管癌及肝癌细胞株的生长，对移植性肿瘤亦有抑制作用。

（17）苹果：含有苹果酸、酒石酸、柠檬酸、多糖类、维生素、矿物质及大量的纤维素和果胶，果胶可与放射性致癌物结合，使之排出体外。

（18）无花果：其果实中含有大量葡萄糖、果糖、苹果酸、柠檬酸、蛋白水解酶等，是良好的抗癌食物。

（19）大枣：含有大量的环磷酸腺苷及多种维生素，可改善机体免疫功能，是抗癌佳品。

（20）茶叶：含有丰富的茶多酚、叶绿素及多种维生素，有防癌、抗癌功能。

✿生活小常识

科学研究显示，吃饭时细嚼慢咽有助于预防癌症。因唾液中含有一种激素，除了具有强化肌肉、血管的作用外，还具有非常强的消毒能力。实验表明，细嚼半分钟便能有效消除致癌物质的毒性。

✿营养素链接

您有以下现象吗？免疫力低下，易生病；术后、病后体质虚弱；肝脏不适、肝功能下降，营养素指导的是灵芝孢子油软胶囊保健产品。

营养解读——灵芝孢子油软胶囊

灵芝孢子油软胶囊由以破壁灵芝孢子粉为原料，经超临界 CO_2 流体萃取后的脂溶性物质精制而成，集中了灵芝孢子粉原生质中的三萜类灵芝酸、不饱和脂肪酸、有机锗和微量元素等多种有效活性成分，是肿瘤患者辅助治疗、日常保健佳选。

①灵芝孢子是灵芝成熟后弹射而出的"种子"，也是灵芝精华所在，其功效是灵芝实体的 75 倍。

②现代研究发现，灵芝孢子中富含灵芝粗多糖、灵芝酸、灵芝三萜、有机锗等多种营养，能提高人体免疫力和延缓衰老，有助于预防肿瘤、保肝护脏。

6.11　营养与免疫

概　述

机体通过非特异性免疫（又称先天性免疫）和特异性免疫（又称获得性免疫）两种防御体系防护机体。

与免疫相关的营养素有蛋白质、脂肪酸、维生素 A、维生素 E、维生素 C、锌、铁、硒等，一些植物化学性物质也有免疫调节的功能。

6.11.1　免疫与健康

免疫是机体对外来异物的一种反应，是机体识别"自己"与"非己"物质，并清除非己物质以维持机体内环境平衡稳定的一种生理性防御反应。人体的免疫系统由免疫分子、免疫细胞、免疫组织和免疫器官组成，能抵抗外来有害致病因子的入侵。免疫功能是生物进化到一定阶段才出现的一种生命现象，是机体有效生存的根本保障。

正常情况下，机体通过非特异性免疫（又称先天性免疫）和特异性免疫（又称获得性免疫）两种防御体系防护机体，以避免外源性病原体的侵害，两者协同作用、密切联系。

非特异性免疫系统是生来就有的，它包括：①生理屏障，如完整的皮肤和黏膜的阻挡作用，呼吸道黏膜分泌物和纤毛的诱捕与清除作用，胃酸和溶菌酶的杀菌作用，鼻腔分泌物和唾液中黏多糖对某些病毒的灭活作用等；②组织和体液的杀菌作用，如溶菌酶和碱性多肽。

如果免疫应答过程发生异常，将产生病理性免疫应答反应，机体表现为免疫功能低下、易感染，或免疫功能异常亢进从而引发自身免疫性疾病。

6.11.2　营养素与免疫功能的关系

1. 能量、蛋白质

蛋白质营养不良常与能量不足同时存在，称为蛋白质—能量营养不良（Protein Energy Malnutrition，PEM），同时还常伴有维生素、矿物质等多种营养素的缺乏。蛋白质是细胞、抗体、补体、酶等的组成成分，其缺乏对免疫功能的影响最为明显。大量研究表明蛋白质—能量营养不良对免疫系统各个环节均有显著影响，以细胞免疫功能受损为主要特征，恶性营养不良免疫功能受损尤为明显。经过营养治疗后，随着营养状况的改善，免疫功能也逐渐恢复。

动物实验结果表明，能量摄入过多、体重超重的动物，其免疫功能也会下降。

蛋白质、氨基酸是构成机体免疫系统的基本物质，与免疫系统的组织发生、器官发育有着极为密切的关系。无论是生成各种免疫细胞还是合成抗体都需要蛋白质和氨基酸的参与。

2. 脂肪酸

膳食脂肪对免疫功能的影响不仅取决于膳食脂肪的含量，还取决于膳食脂肪中饱和脂肪酸与不饱和脂肪酸、不饱和脂肪酸中 $n-3$ 与 $n-6$ 的比例。膳食中必需脂肪酸含量不足时会降低免疫接种的作用。脂肪摄入过多也会降低免疫功能，导致感染的发病率和死亡率升高。实验显示，膳食中过量的饱和脂肪酸可抑制体内免疫应答和体外淋巴细胞转化，损害单核吞噬细胞和粒细胞的游走能力和杀菌能力；过量的不饱和脂肪酸会使胸腺萎缩，损害淋巴细胞功能。富含 $n-6$ 系列多不饱和脂肪酸的膳食，如葵花子油和玉米油，可以增强肿瘤的生长；过多的鱼油会通过抑制中性白细胞与单核细胞的5-脂氧酶而抑制炎症反应。由此可见，脂肪酸的过多与不足都会降低机体的免疫力。

脂类对免疫功能的影响可通过多种途径实现。①膳食中脂类的组成可影响免疫细胞细胞膜的组成及其流动性、细胞膜受体数量及其分布，从而导致细胞功能的改变；②膳食脂类对脂蛋白有显著影响，可间接影响免疫功能；③$n-3$ 与 $n-6$ 不饱和脂肪酸是前列腺素、血栓素、白三烯类物质的合成前体，这些物质具有介导炎症反应、调节免疫的作用。大多数研究结果表明，$n-3$ 系不饱和脂肪酸对机体免疫具有一定的抑制作用，而 n-6 系不饱和脂肪酸则对机体免疫有一定的促进作用，它们在体内按一定比例存在可维持机体正常的免疫功能。

3. 维生素

（1）维生素 A。流行病学调查资料显示，维生素 A 营养状况是儿童呼吸道感染和腹泻发病率的主要决定因素；膳食维生素 A 摄入量与一些肿瘤的发病危险呈负相关；维生素 A 缺乏时，几乎可以加重所有已知传染病的病情。近年来人们逐渐认识到维生素 A 和类胡萝卜素对免疫系统的作用是一把双刃剑。补充维生素 A 可提高免疫功能，但过量也会引起中毒。过量的维生素 A 可以增强辐射的毒性，并抑制修复酶的修复。

研究结果表明，类胡萝卜素本身即具有免疫促进作用。

（2）维生素 E。维生素 E 的主要生理功能是抗氧化作用，对免疫的影响可能是通过减少自由基的形成，维持免疫细胞膜结构的完整性与稳定性，从而使免疫细胞功能免受损伤。此外，维生素 E 可通过降低前列腺素（PG）的合成来调节免疫反应，低浓度 PGE_2 是免疫反应所必需，而高浓度 PGE_2 则抑制免疫反应。在合适的范围内，维生素 E 能促进免疫器官发育、提高细胞免疫和体液免疫功能，尤其能增强老年人的免疫功能。此外，维生素 E 尚可拮抗由应激引起的免疫抑制作用，对某些肿瘤的发生也有一定的预防作用。与维生素 A 一样，维生素 E 缺乏或过量均可抑制免疫功能。

（3）维生素 C。维生素 C 是重要的免疫调节剂，临床上常用于抗病毒的辅助性治疗。

①促进免疫球蛋白的合成：还原型维生素 C 参与 Ig 肽链分子中两个半胱氨酸残基之间二硫链的形成，从而促进 Ig 的合成。

②促进淋巴母细胞生成，有利于机体对外来的或恶变的细胞的识别和吞噬。

③提高白细胞功能：白细胞中维生素 C 含量丰富，维生素 C 能增强粒细胞趋化性和杀菌能力。

④抗病毒作用：维生素 C 促进维生素 C_1 补体脂酶活性，增加血补体滴度。维生素 C 还能促进干扰素的生成，具有抗病毒作用。大剂量维生素 C 可以减轻感冒症状，但对发病率无影响。

另外，维生素 C 是胶原合成必不可少的辅助物质，可以提高机体组织对外来病原菌的阻挡作用。维生素 C 还可以促进体内谷胱甘肽的生成，后者是刺激免疫系统的一种抗氧化剂，也是体内细菌代谢产物的解毒剂。

（4）B 族维生素。维生素 B_6 缺乏直接影响 DNA、RNA 以及蛋白质的合成。维生素 B_6 缺乏时细胞免疫功能与体液免疫功能均受到明显影响。但是，正常人大剂量补充维生素 B_6 并不会产生显著的免疫增强效果。泛酸、核黄素、叶酸等 B 族维生素缺乏都会引起细胞免疫和体液免疫功能下降。

4. 微量元素

微量元素缺乏或过量都会影响动物的免疫功能，主要表现在两个方面：一是缺乏时会直接造成机体免疫器官、免疫细胞的损伤，并影响其分化，导致免疫缺陷；二是影响机体免疫器官以外的其他组织的营养代谢和生长发育，间接引起免疫功能下降。大多数微量元素对机体的免疫功能都有重要影响，元素之间还存在相互协同和/或拮抗作用。在使用时应注意元素之间的适宜比例，以发挥免疫调节的最佳作用。

（1）锌。锌是 80 多种金属酶的辅基，参与核酸和蛋白质代谢，从而也影响淋巴器官的发育、淋巴细胞的增殖分化与抗体的合成。对于处于高度分化和增殖的免疫系统来说，锌对免疫系统的发育和正常免疫功能的维持起着重要作用。

（2）铁。缺铁会影响 DNA 的合成和 T 细胞的增殖，使外周血液 T 细胞数量减少，NK 细胞功能受抑制，影响浆细胞合成免疫球蛋白，使吞噬细胞活性受损，导致其杀伤力降低。铁缺乏时对细胞免疫的损害较大，而对体液免疫的影响较轻。婴儿铁缺乏后，传染病发病率明显升高。

铁过量也会增加机体对感染的敏感性。细菌的生长、繁殖和产生某些内毒素，都需要适量的游离铁。有些细胞可分泌一种含铁物，与周围的铁螯合以利细菌利用。当铁摄入过量，或因严重蛋白质营养不良而引起血流中运铁蛋白减少时，血清运铁蛋白结合能力很快饱和，血清中的铁易被入侵的细菌摄取，使细菌获得足够的铁质而生长繁殖加快，引起机体脓毒血症的发生，导致感染和死亡。

（3）硒。适量的硒对于细胞免疫和体液免疫均具有重要作用。硒能使血液中免疫球蛋白水平升高或维持正常，增强机体细胞免疫功能。近年来的研究发现，硒可以选择性调节某些淋巴细胞亚群的产生，诱导免疫活性细胞合成和分泌细胞因子。另外，硒是谷胱甘肽过氧化物酶的组成成分，对细胞膜有保护作用，在护肝解毒、刺激免疫反应等方面具有重要作用。

营养对免疫功能的影响不仅取决于营养素的种类及其缺乏或过量的程度，而且与机体状态有关，如创伤等应激状态下机体代谢发生剧烈变化，一些营养素的需要量也随之变化。值得注意的是，免疫功能的变化往往出现在营养缺乏病发生之前或早期，随着营养状况的改善免疫功能也逐渐恢复，因此免疫指标在营养状况评价中具有十分重要的意义。

6.11.3 调节免疫功能的饮食指导

利用饮食调节免疫功能时应遵循以下几个原则：

①供给充足的能量和优质蛋白质。

②供给适量脂肪，注意脂肪酸的来源。

③适量增加富含具有调节免疫功能的营养素的食物。

另外，一些植物性食物含有生物活性物质（植物化学物），它们并不是人体必需的营养素，但具有抗菌作用，有利于控制某些感染。同时，膳食中的生物活性物质可以增强人体的抗氧化功能，从而提高机体免疫功能。

膳食中的生物活性物质有很多，如大蒜、洋葱含有大蒜素，具有广谱灭菌作用，可抑制幽门螺杆菌；姜、胡椒、桂皮、茴香等含有挥发油，具有灭菌作用；西红柿、辣椒、茄子、菜豆、甘蓝等有抗菌作用，用其鲜品搅拌制成的浆液比压榨制成的汁液的抗菌作用更强；草莓含有花色苷，具有抗菌作用；大麦粉蛋白质分离出的一种不溶于水的物质具有抗真菌和灭芽孢菌的作用。

❋生活小常识

现代研究表明，机体的免疫功能状态与许多疾病的变化发展有关，肿瘤的发生就是由于机体免疫力降低和免疫反应缺陷，致癌因子破坏了细胞免疫和体液免疫所致。因此，在影响人体健康的诸多因素中，人体自身免疫功能失调、免疫力下降是最核心、最本质的因素。

❋营养素链接

您有以下现象吗？体质虚弱、免疫力低、食欲不振、消化不良、患肝病、贫血。

营养解读——蜂王浆冻干片

蜂王浆是蜜蜂采食了花蜜、花粉等蜜粉源植物的有效成分，充分消化、吸收后，在营养腺中加工升华而成，含有丰富的蛋白质、维生素、近20种氨基酸和生物激素。它珍稀名贵，出产奇特，成份复杂，有着极强的保健功能。

蜂王浆冻干片，就是将鲜蜂王浆用超低温真空冷冻干燥的方法，去除蜂王浆中的大部分水分，使其成为粉状后压制而成的。

蜂王浆冻干片充分保留了蜂王浆原有的营养成分及活性物质，特别是王浆酸的含量高达5.8倍以上，为鲜王浆的3倍。

蜂王浆冻干片是目前蜂产品中活性成分保存率极高的蜂产品，是真正绿色健康的保健食品。

第7章　膳食指导与食谱编制

7.1　中国居民一般人群膳食指南

概　述

膳食指南是广大居民实践平衡膳食的指导。

多样化的膳食满足人体对能量和各种营养素的需要。

多摄入全谷物有利于降低 2 型糖尿病等与膳食相关的慢性病的发病风险。

各年龄段人群都应天天运动、保持健康体重。

餐餐有蔬菜，保证每天摄入 300～500g 蔬菜，深色蔬菜应占 1/2。

天天吃水果，保证每天摄入 200～350g 的新鲜水果。

吃各种各样的奶制品，相当于每天液态奶 300g。

平均每天摄入各种肉类总量 120～200g，优先选择鱼和禽。

成人每天食盐不超过 6g，每天烹调油 25～30g。

控制添加糖的摄入量，每天摄入不超过 50g。

成年人每天 7～8 杯（1 500～1 700mL）水。

提倡多回家吃饭，享受食物和亲情。

7.1.1　我国居民膳食指南的制定

膳食指南是根据营养学原理紧密结合我国居民膳食消费和营养状况的实际情况制定的，指导广大居民实践平衡膳食、获得合理营养的科学文件。

制定膳食指南的目的包括：引导食物生产和消费；保障人群膳食平衡，满足其营养素需求，提高生活质量和身体素质；指导运动或体力活动，纠正不良行为和习惯；预防营养素缺乏和过量，预防营养相关慢性疾病发生。

中国营养学会于 1989 年制定了我国第一个《中国居民膳食指南》，之后于 1997 年和 2007 年进行了两次修订。2014 年起，中国营养学会再次启动指南修订工作，于 2016 年 5 月公布了最新版本。

《中国居民膳食指南（2016）》由一般人群膳食指南、特定人群膳食指南和平衡膳食模式及实践三部分组成。一般人群膳食指南共 6 条核心信息，针对 2 岁以上的所有健康人群。

7.1.2 中国居民膳食指南 （2016）

1. 食物多样，谷类为主

（1）关键推荐。

①每天的膳食应包括谷薯类、蔬菜水果类、畜禽鱼蛋奶类、大豆坚果类等食物。

②建议每天至少摄入 12 种食物，每周 25 种以上。

③每天摄入谷薯类食物 250 ~ 400g，其中全谷物和杂豆类 50 ~ 150g，薯类 50 ~ 100g。

④食物多样、谷类为主是平衡膳食模式的重要特征。

（2）为什么这么推荐？

每一种食物都有不同的营养特点。只有食物多样，才能满足平衡膳食模式的需要。中国的平衡膳食模式，是中国营养学会膳食指南专家委员会根据中国居民膳食营养素参考摄入量、我国居民营养与健康状况、食物资源和饮食特点所设计的理想膳食模式。

这个模式所推荐的食物种类和比例，能最大限度地满足人体正常生长发育及各种生理活动的需要，并且可降低包括心血管疾病、高血压等多种疾病的发病风险，是保障人体营养和健康的基础。

2012 年中国居民营养与健康调查数据显示，我国居民膳食中 50% 以上的能量、蛋白质、维生素 B_1、烟酸、锌和镁，40% 的维生素 B_2、铁和 30% 的钙都是来自谷薯类及杂豆类食物。谷物为主也是最经济合理的能量来源。全谷物富含 B 族维生素、脂肪酸，营养更丰富。杂豆类和薯类以碳水化合物为主，所以放于此以满足主食多样化需要。

（3）对健康的重要性。

我们知道，人体必需的营养素有 40 余种，这些营养素均需要从食物中获得。人类需要的基本食物一般可分为谷薯类、蔬菜水果类、畜禽鱼蛋奶类、大豆坚果类和油脂类五大类，不同食物中的营养素及有益膳食成分的种类和含量不同。

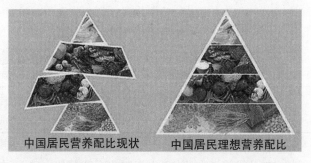

中国居民营养配比现状　　　中国居民理想营养配比

除供 6 月龄内婴儿的母乳外，没有任何一种食物可以满足人体所需的能量及全部营养素。因此，只有多种食物组成的膳食才能满足人体对能量和各种营养素的需要。只有一日三餐食物多样化，才有可能达到平衡膳食。

谷类为主，也是中国人平衡膳食模式的重要特征。谷类食物含有丰富的碳水化合物，它是提供人体所需能量的最经济、最重要的食物来源，也是提供 B 族维生素、矿物质、膳食纤维和蛋白质的重要食物来源，在保障儿童青少年生长发育、维持人体健康方面发挥着重要作用。

然而，近 30 年来，我国居民膳食模式正在悄然发生着变化，居民的谷类消费量逐年下降，动物性食物和油脂摄入量逐年增多，导致能量摄入过剩；谷类过度精加工导致 B 族维生素、矿物质和膳食纤维丢失而引起摄入量不足，这些因素都可能增加慢性非传染性疾病的发生风险。

因此，坚持谷类为主，特别是增加全谷物摄入，有利于降低 2 型糖尿病、心血管疾病、结直肠癌等与膳食相关的慢性病的发病风险，可减少体重增加的风险，增加全谷物和燕麦摄入具有改善血脂异常的作用。

（4）日常生活中如何实现？

若量化一日三餐的食物多样性，其建议指标为：谷类、薯类、杂豆类的食物品种数平均每天 3 种，每周 5 种以上；蔬菜、菌藻和水果类的食物品种数平均每天 4 种，每周 10 种以上；鱼、蛋、禽肉、畜肉类的食物品种数平均每天 3 种，每周 5 种以上；奶、大豆、坚果类的食物品种数平均每天 2 种，每周 5 种。

按照一日三餐食物品种数的分配，早餐摄入 4~5 个食物品种，午餐摄入 5~6 个食物品种，晚餐 4~5 个食物品种，加上零食 1~2 个品种。

所谓谷类为主，就是谷类食物所提供的能量要占膳食总能量的一半以上；谷类为主，也是中国人平衡膳食模式的重要特征，是平衡膳食的基础，一日三餐都要摄入充足的谷类食物。

✿ 小贴士

全谷物、杂豆、薯类推荐选择

全谷物，是指未经精细化加工或虽经碾磨、粉碎、压片等处理仍保留了完整谷粒所具备的胚乳、胚芽、麸皮及其天然营养成分的谷物。

我国传统饮食习惯中作为主食的稻米、小麦、大麦、燕麦、黑麦、黑米、玉米、裸麦、高粱、青稞、黄米、小米、粟米、荞麦、薏米等，如果加工得当均可作为全谷物的良好来源。

杂豆类指除了大豆之外的红豆、绿豆、黑豆、花豆等。

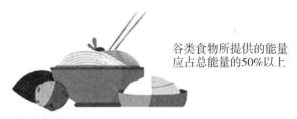

谷类（主食）为主是平衡膳食模式的重要特征，每天摄入谷薯类食物 250~400g

谷类食物所提供的能量应占总能量的 50% 以上

其中

全谷物和杂豆类 50~150g

薯类 50~100g

薯类有马铃薯（土豆）、甘薯（红薯、山芋）、芋薯（芋头、山药）和木薯，目前，马铃薯和芋薯常被我国居民作为蔬菜食用。薯类中碳水化合物含量在 25% 左右，蛋白质、脂肪含量较低；马铃薯中钾的含量也非常丰富，薯类中的维生素 C 含量较谷类高，甘薯中的胡萝卜素含量比谷类高，甘薯中还含有丰富的纤维素、半纤维素和果胶等，可促进肠道蠕动，预防便秘。

与精制谷物相比，全谷物及杂豆类可提供更多的 B 族维生素、矿物质、膳食纤维等营养成分及有益健康的植物化合物，全谷物、薯类和杂豆类的血糖生成指数远低于精制米面。

2. 吃动平衡，健康体重

（1）关键推荐。

①各年龄段人群都应天天运动、保持健康体重。

②食不过量，控制总能量摄入，保持能量平衡。

③每周至少进行 5 天中等强度身体活动，累计 150min 以上。

④坚持日常身体活动，身体活动总量至少相当于每天 6 000 步。

⑤减少久坐时间，每小时起来动一动。

（2）为什么这么推荐？

体重由脂肪体重和去脂体重构成，是客观评价人体营养和健康状况的重要指标。健康体重，指维持机体各项生理功能正常进行，充分发挥身体功能的体重，其体重构成的各组分比例恰当。体重过低或过高，或体重构成的组分比例失衡（如体脂过高，去脂体重过低）都是不健康的表现。通常采用体质指数（BMI）高低来判断体重是否健康，我国成人正常的 BMI 应在 18.5 ~ 23.9，小于 18.5 为体重不足，大于等于 24 为超重，大于等于 28 为肥胖。BMI 的计算是体重除以身高平方。能量是人体维持新陈代谢、生长发育、从事体力活等生命活动的基础，不同人群所需要的能量不同。身体活动消耗的能量至少应占总能量的 15%，对一般人群而言，也就是 240 ~ 360kcal。除日常家务、职业活动外，还需要再加主动身体活动 40min，即快步走 6 000 步（5.4 ~ 6.0km/h）的运动量。

（3）对健康的重要性。

吃和动是影响体重的两个主要因素。吃得过少或/和运动过量，能量摄入不足或/和能量消耗过多，均会导致营养不良，体重过低（低体重，消瘦），体虚乏力，增加感染性疾病风险；吃得过多或/和运动不足，能量摄入过量或/和消耗过少，会导致体重超重、肥胖，增加慢性病风险。因此吃动应平衡，保持健康体重。合理的"吃"和科学的"动"，不仅可以保持健康体重，打造美好体形，还可以增强心肺功能，改善糖、脂代谢和骨健康，调节心理平衡，增强机体免疫力，降低肥胖、心血管疾病、2 型糖尿病、癌症等威胁人类健康的慢性病的风险，提高生活质量，减少过早死亡，延年益寿。

（4）日常生活中如何实现？

每个人都应保持足够的日常身体活动，相当于每天 6 000 步或以上。

充分利用外出、工作间隙、家务劳动和闲暇时间，尽可能地增加"动"的机会，减少"坐"的时间。同时，将运动融入日常生活，每天进行中等强度运动 30min 以上，每周 5 ~ 7 天，如快走、游泳、乒乓球、羽毛球、篮球、跳舞等；每 2 ~ 3 天进行 1 次肌肉力量锻炼，每次 8 ~ 10 个动作，每个动作做 3 组，每组重复 8 ~ 15 次，如二头弯举、颈后臂屈伸、俯卧撑、深蹲等；每天进行伸展和柔韧性运动 10 ~ 15min，如颈、肩、肘、腕、髋、膝、踝各关节的屈曲和伸展活动，上、下肢肌肉的拉伸活动。

将运动的时间列入每天的日程，培养运动意识和习惯，有计划安排运动，循序渐进，逐渐增加运动量。

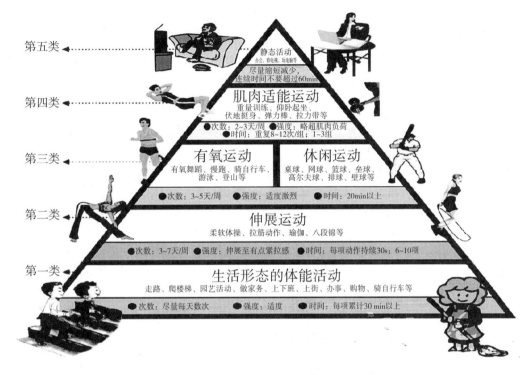

图 7 - 1　运动金字塔

3. 多吃蔬果、奶类、大豆

（1）关键推荐。

①蔬菜、水果是平衡膳食的重要组成部分，奶类富含钙，大豆富含优质蛋白质。

②餐餐有蔬菜，保证每天摄入 300 ~ 500g 蔬菜，深色蔬菜应占 1/2。

③天天吃水果，保证每天摄入 200 ~ 350g 的新鲜水果，果汁不能代替鲜果。

④吃各种各样的奶制品，相当于每天液态奶 300g。

⑤经常吃豆制品，适量吃坚果。

（2）为什么这么推荐？

食物与人体健康关系的研究发现，蔬菜水果的摄入不足，是世界各国居民死亡前十大高危因素。新鲜蔬菜和水果能量低，微量营养素丰富，也是植物化合物的来源。蔬菜水果摄入可降低脑卒中和冠心病的发病风险以及心血管疾病的死亡风险，降低胃肠道癌症、糖尿病等的发病风险。

奶类和大豆在改善城乡居民营养，特别是提高贫困地区居民的营养状况方面具有重要作用。在各国膳食指南中，蔬果奶豆类食物都是优先推荐摄入的食物种类。

目前，我国居民蔬菜摄入量逐渐下降，水果、大豆、奶类摄入量仍处于较低水平。

（3）对健康的重要性。

蔬菜和水果富含维生素、矿物质、膳食纤维，而且能量低，对满足人体微量营养素的需要，保持人体肠道正常功能以及降低慢性病的发生风险等具有重要作用。蔬果中还含有各种植物化合物、有机酸、芳香物质和色素等成分，能够增进食欲，帮助消化，促进人体健康。

奶类富含钙，是优质蛋白质和 B 族维生素的良好来源；奶类品种繁多，液态奶、酸奶、奶酪和奶粉等都可选用。我国居民长期钙摄入不足，每天摄入 300g 奶或相当量乳制品可以较好补充不足。增加奶类摄入有利于儿童少年生长发育，促进成人骨健康。

大豆富含优质蛋白质、必需脂肪酸、维生素 E，并含有大豆异黄酮、植物固醇等多种植物化合物。

另外坚果富含脂类和多不饱和脂肪酸、蛋白质等营养素，是膳食的有益补充。

（4）日常生活中如何实现？

实现膳食指南的推荐目标并不难，只要我们认真计划一日三餐，就可以在一段时间里达到上述推荐目标。简单的实施办法有：

①餐餐有蔬菜：每餐吃一大把蔬菜，其中深色蔬菜占 1/2；巧烹饪，保持蔬菜营养。

②天天吃水果：多种多样时令鲜果，每天一个。

③选择多种多样的奶制品：把牛奶当作膳食组成的必需品。

④常吃大豆和豆制品：豆腐、豆干、豆浆、豆芽、发酵豆制品都是不错的选择。

⑤坚果有益健康，但不可过量，最好一周 50 ~ 70g。

✿ 小贴士

合理烹饪蔬菜

保持蔬菜营养价值的好方法是尽可能减少加热的时间和高温烹调。

先洗后切：正确的方法是流水冲洗、先洗后切，不要将蔬菜在水中浸泡时间过久，否则会使蔬菜中的水溶性维生素和矿物质流失过多。

凉拌生吃：西红柿、黄瓜、生菜等蔬菜应在洗净后凉拌生吃，热烹调会降低它们的营养价值。

开汤下菜：维生素 C 含量高的嫩茎叶蔬菜可在沸水中焯 1 ~ 2min 后再拌食，也可用带油的热汤烫菜。用沸水煮根类蔬菜，可以软化膳食纤维，改善口感。

急火快炒：胡萝卜素含量较高的绿叶蔬菜用油急火快炒，不仅可以减少维生素的损失，还可促进胡萝卜素的吸收。

炒好即食：已经烹调好的蔬菜应尽快食用，连汤带菜吃。现做现吃，避免反复加热，这不仅是因为营养素会随储存时间延长而丢失，还可能因细菌的硝酸盐还原作用增加亚硝酸盐含量。

4. 适量吃鱼、禽、蛋、瘦肉

（1）关键推荐。

①鱼、禽、蛋和瘦肉摄入要适量。

②每周吃鱼280～525g，畜禽肉280～525g，蛋类280～350g，平均每天摄入总量120～200g。

③优先选择鱼和禽。

④吃鸡蛋不弃蛋黄。

⑤少吃肥肉、烟熏和腌制肉制品。

（2）对健康的重要性。

鱼、禽、蛋和瘦肉含有丰富的蛋白质、脂类、维生素A、B族维生素、铁、锌等营养素，是平衡膳食的重要组成部分，是人体营养需要的重要来源。根据2012年全国营养调查结果计算此类食物对人体营养需要的贡献率，满足人体营养需要20%以上的营养素有蛋白质、维生素A、维生素B_2、烟酸、磷、铁、锌、硒、铜等，其中蛋白质、铁、硒、铜等达到30%以上。但是此类食物的脂肪含量普遍较高，有些含有较多的饱和脂肪酸与胆固醇，摄入过多会增加肥胖、心血管疾病的发生风险，因此不宜摄入过多，应当适量摄入。

鱼类脂肪含量相对较低，且含有较多的不饱和脂肪酸，有些鱼类富含二十碳五烯酸（EPA）和二十二碳六烯酸（DHA），对预防血脂异常和心血管疾病等有一定作用，可首选；禽类脂肪含量也相对较低，其脂肪酸组成优于畜类脂肪，应先于畜肉选择。

蛋黄是蛋类中的维生素和矿物质的主要来源，尤其富含磷脂和胆碱，对健康十分有益，尽管胆固醇含量较高，但若不过量摄入，对人体健康不会产生影响，因此吃鸡蛋不要丢弃蛋黄。

肥的畜肉脂肪含量较多，能量密度高，摄入过多往往是肥胖、心血管疾病和某些肿瘤发生的危险因素，而瘦肉脂肪含量较低，矿物质含量丰富，利用率高，因此应当选吃瘦肉，少吃肥肉。

动物内脏如肝、肾等，含有丰富的脂溶性维生素、B族维生素、铁、硒和锌等，适量摄入可弥补日常膳食的不足，可定期摄入，建议每月可食用动物内脏2～3次，每次25g左右。

烟熏肉和腌制肉风味独特，是人们喜爱的食品，但由于在熏制和腌制过程中，易遭受多环芳烃类和甲醛等多种有害物质的污染，过多摄入会增加某些肿瘤的发生风险，应当少吃。

（3）日常生活中如何实现？

①控制摄入总量。

把握好"适量摄入"的关键，是要注意控制摄入总量。建议成人每周摄入鱼和畜禽肉的总量不超过1.1kg，鸡蛋不超过7个。应将这些食物分散到每天各餐中，避免集中食用。最好每餐可见到肉，每天可见到蛋，以便更好地发挥蛋白质互补作用。

②制定每周食谱。

制定食谱，是控制动物性食物适量摄入的有效方法，建议制定周食谱。鱼和畜禽肉可以换着吃，但不宜相互取代，不偏食某一类动物性食物。不要求每天各类动物性食物样样齐全，但每天最好不应少于两类。

③掌握食物分量。

了解常见食材或熟食品的重量，可在烹饪时掌握食块的大小，以及在食用时主动掌握食物的摄入量。大块的肉，如红烧蹄膀、鸡腿、粉蒸肉等，如果不了解其重量，会容易过量摄入，因此在烹饪时宜切小块烹制。烹制成的大块畜禽肉或鱼，最好分成小块再食用。

④外餐荤素搭配。

在外就餐时，常会增加动物性食物的摄入量，建议尽量减少在外就餐的次数。如果需要在外就餐，点餐时要做到荤素搭配，以清淡为主，尽量用鱼和豆制品代替畜禽肉。

5. 少盐少油，控糖限酒

（1）关键推荐。

①培养清淡饮食习惯，少吃高盐和油炸食品。成人每天食盐不超过 6g，每天烹调油 25 ~ 30g。

②控制添加糖的摄入量，每天摄入不超过 50g，最好控制在 25g 以下。

③每日反式脂肪酸摄入量不超过 2g。

④足量饮水，成年人每天 7 ~ 8 杯（1 500 ~ 1 700mL），提倡饮用白开水和茶水；不喝或少喝含糖饮料。

⑤儿童少年、孕妇、乳母不应饮酒。成人如饮酒，男性一天饮用酒的酒精量不超过 25g，女性不超过 15g。

（2）为什么这么推荐？

①我们为什么要少吃盐？

大多菜肴以咸作基础味，是食盐让我们享受到了美味佳肴。高血压流行病学调查证实，人群的血压水平和高血压的患病率均与食盐的摄入量密切相关。50 岁以上的人、有家族性高血压的人、超重和肥胖者，其血压对食盐摄入量的变化更为敏感，如果增加膳食中的食盐，其发生心脑血管意外的概率就大大增加。

中国营养学会建议健康成年人一天食盐（包括酱油和其他食物中的食盐量）的摄入量不超过 6g。但 2012 年的调查显示，我国居民每人日平均摄入食盐 10.5g。因此，仍需努力减少食盐的摄入量。

✷小贴士

如何减少盐摄入量

要自觉纠正因口味过咸而过量添加食盐和酱油的不良习惯，对每天食盐摄入采取总量控制，用量具量出，每餐按量放入菜肴。

一般 20mL 酱油中含有 3g 食盐，10g 蛋黄酱含 1.5g 食盐，如果菜肴需要用酱油和酱类，应按比例减少食盐用量。

习惯过咸味食物者，为满足口感，可在烹制菜肴时放少许醋，提高菜肴的鲜香味，帮助自己适应少盐食物。

烹制菜肴时如果加糖会掩盖咸味，所以不能仅凭品尝来判断食盐是否过量，使用量具更准确。此外，还要注意减少酱菜、腌制食品以及其他过咸食品的摄入量。

②烹调油的两面性。

人类饮食离不开油，烹调油除了可以增加食物的风味，还是人体必需脂肪酸和维生素 E 的重要来源，并且有助于食物中脂溶性维生素的吸收利用。但是过多脂肪摄入会增加慢性疾病发生的风险。

✿ 小贴士

如何科学用油

使用带刻度的油壶来控制炒菜用油；选择合理的烹饪方法，如蒸、煮、炖、拌等，使用煎炸代替油炸；少吃富含饱和脂肪酸与反式脂肪酸的食物，例如饼干、蛋糕、糕点、加工肉制品以及薯条、薯片等。

动物油的饱和脂肪酸比例较高；植物油则以不饱和脂肪酸为主。不同植物油又各具特点，如橄榄油、茶油、菜籽油的单不饱和脂肪酸含量较高，玉米油、葵花籽油则富含亚油酸，胡麻油（亚麻籽油）中富含 α - 亚麻酸。因此应当经常更换烹调油的种类，食用多种植物油，减少动物油的用量。

③为什么控制添加糖？

添加糖是指人工加入食品的糖类，包括饮料中的糖，具有甜味特征，常见的有白砂糖、绵白糖、冰糖和红糖。添加糖是纯能量食物，不含其他营养成分，过多摄入会增加龋齿及超重、肥胖发生的风险。因此，平衡膳食中不要求添加糖，若需要摄入，建议每天摄入量不超过 50g，最好控制在 25g 以下。

✿ 小贴士

如何控制添加糖摄入量

对于儿童青少年来说，含糖饮料是添加糖的主要来源，建议不喝或少喝含糖饮料。添加糖的另外一个主要来源是包装食品，如糕点、甜点、冷饮等，减少此类食品的摄入，也可控制添加糖。此外，家庭烹饪时也会使用糖作为佐料加入菜肴中，如红烧、糖醋等，在烹饪时应注意尽量少加糖。喝茶或咖啡时也容易摄入过多的糖，需要引起注意。

④为什么要限酒？

虽然酒是我们饮食文化的一部分，但是从营养学的角度看，酒中没有任何营养素。有许多科学证据证明，酒精是造成肝损伤、胎儿酒精综合征、痛风、结直肠癌、乳腺癌、心血管疾病的危险因素。此外，由于酒含有较多的能量，特别是高度白酒，经常饮酒会造成能量过剩；同时，酒会影响食物营养素的吸收，造成营养素缺乏。

对于孕妇、乳母、儿童少年、特殊状况或特定职业人群以及驾驶机动工具的人员，即使少量饮酒也会对健康、工作或生活造成不良影响。

✿ **小贴士**

如何做到限酒

从健康的角度出发，男性和女性成年人每日饮用酒的酒精量应该分别不超过 25g 和 15g。换算成不同酒类，25g 酒精相当于啤酒 750mL、葡萄酒 250mL、38°白酒 75g、高度白酒 50g，15g 酒精相当于啤酒 450mL、葡萄酒 150mL、38°白酒 50g、高度白酒 30g。

倡导中华民族良好的传统饮食文化，在庆典、聚会等场合不劝酒、不酗酒，饮酒时注意餐桌礼仪，饮酒不以酒醉为荣，做到自己饮酒适度，他人心情愉悦。

⑤为什么推荐饮水？

水是人体含量最多的组成成分（约占75%），是维持人体正常生理功能的重要营养素。水能促进和参与体内物质代谢，有利于营养物质的消化吸收；能协助物质运输，既是体内运输营养物质的载体，又是排泄代谢废物的媒介；能保持组织器官的形态，调节人体体温，是组织系统的湿润剂。

✿ **小贴士**

如何做到饮用足够的水

人体补充水分的最好方式是饮用白开水。在温和气候条件下，成年男性每日最少饮用 1 700mL（约8.5杯）水，女性最少饮用 1 500mL（约7.5杯）水。

最好的饮水方式是少量多次，每次 1 杯（200mL），不鼓励一次大量饮水，尤其是在进餐前，大量饮水会冲淡胃液，影响食物的消化吸收。除了早、晚各 1 杯水外，在三餐前后可以饮用 1~2 杯水，分多次喝完；也可以用较淡的茶水替代一部分白开水。此外，在炎热夏天，饮水量也需要相应的增加。

对于运动量大、劳动强度高或暴露于高温、干燥等特殊环境下的人，如运动员、农民、军人、矿工、建筑工人、消防队员等，全天的饮水推荐量大大超过普通人的，并需要考虑同时补充一定量的矿物质（盐分）。

6. 杜绝浪费，兴新食尚

（1）关键推荐。

①珍惜食物，按需备餐，提倡分餐不浪费。

②选择新鲜卫生的食物和适宜的烹调方式。

③食物制备生熟分开、熟食二次加热要热透。

④学会阅读食品标签，合理选择食品。

⑤多回家吃饭，享受食物和亲情。

⑥传承优良文化，兴饮食文明新风。

（2）为什么这么推荐？

①我国食物从生产环节到消费环节，存在着巨大的浪费。

2013 年调查资料显示，我国消费者仅在中等规模以上餐馆的餐饮消费中，每年最少倒掉2亿人一年的食物或口粮；全国各类学校、单位规模以上集体食堂每年至少倒掉了可养活 3 000 万人一年的食物；我国个人和家庭每年可能浪费约 5 500 万吨粮食，相当于 1 500 万人一年的口粮。浪费会增加污染、能源消耗，对经济和社会发展不利。

②食源性疾病仍然不容忽视。

目前，无论是发展中国家还是发达国家，食源性疾病仍然是食品安全的最大问题。据世界卫生组织估计，全球每年发生食源性疾病数十亿人，每年有 180 万人死于腹泻性疾病，其中大部分病例可归因于被污染的食物或饮用水。食源性疾病的问题在发展中国家更为严重。根据分析，发生在餐饮服务单位的食源性疾病事件最多，包括饭店、食堂和乡村酒席等，占总数的 55.4%。食源性疾病不仅会带来沉重的疾病负担，还可造成巨大的经济负担。

③食物过敏问题值得警惕。

一项区域性调查结果表明，在北京、广州等地，居民食物过敏的发生率为 3.4% ~ 5.0%；另一项针对中国 3 ~ 12 岁儿童的研究表明，儿童食物过敏率为 8.4%。在所有致敏性食物中，最常见的有鸡蛋、牛奶、海鲜、鱼、水果等。其中对鸡蛋过敏的人数最多，占所有过敏人群中的 54%；其次是牛奶。因此，掌握食物基本知识、学会阅读食品标签，是预防过敏的重要方法之一。

④现代生活节奏改变了传统饮食习惯。

在家吃饭本是中国的饮食传统，但目前随着现代化工作、生活节奏的加快，在外就餐的概率大大增加。有些年轻夫妻甚至很少在家做饭或陪父母吃饭。而在外就餐更加容易摄入较多的能量、脂肪、盐等，因此，提倡常回家吃饭，传承优良文化，享受家庭亲情。

（3）对健康的重要性。

食源性疾病除了会引起死亡等严重后果外，最常见的症状是肠道症状，如引起患者脱水、消化不良，这也严重影响了食物中营养素的吸收利用。除健康受到损害外，食源性疾病对经济的影响也不容忽视。如美国食源性沙门菌病导致每年 23.29 亿美元的经济损失，食源性弯曲菌病导致美国每年 13 亿 ~ 68 亿美元的经济损失，同样食源性疾病对我国的巨大影响也不容忽视。因此，掌握基本的食品安全知识、注意饮食卫生、预防食源性疾病，无论是从减轻疾病负担还是经济负担方面，都有巨大的公共卫生意义。

我国饮食文化源远流长，勤俭节约、平衡膳食、饮食卫生、在家吃饭等是我国优良的饮食文化。动手制备食物、在家就餐，不仅可以熟悉食物和烹饪技巧，更重要的是可以加强家庭成员的沟通、传承尊老爱幼风气、培养儿童和青少年良好饮食习惯、促进家庭成员的相互理解和情感交流。同时，在家就餐也是保持饮食卫生、平衡膳食、避免食物浪费的简单有效措施。

（4）日常生活中如何实现？

珍惜食物从每个人做起，日常生活应做到按需购买食物、适量备餐、准备小分量食物、合理利用剩饭菜。上班族午餐应采用分餐制或简餐。

选择当地、当季食物，能最大限度保障食物的新鲜度和营养；备餐应该彻底煮熟食物，对于肉类和家禽、蛋类，应确保熟透。

购买预包装食品要看食品、看标签。食品标签通常标注了食品的生产日期、保质期、配料、质量（品质）等级等，可以告诉消费者食物是否新鲜、产品特点、营养信息。另要注意过敏食物及食物中的过敏原信息。

食物不仅承载了营养，也反映了文化传承状况和生活状态。勤俭节约、在家吃饭、尊老爱幼是中华民族的优良传统，同时也是减少浪费、保证饮食卫生、享受亲情和保障营养的良好措施。

7.2　中国居民特定人群膳食指南

概　述
特定人群膳食指南是根据各人群的生理特点及其对膳食营养需要而制定的。

素食者要保证谷类为主的膳食，增加大豆及其制品的摄入，每天50～80g。

特定人群包括孕妇、乳母、2岁以下婴幼儿、2～6岁学龄前儿童、7～17岁儿童少年、老年人（＞65岁）和素食者等。特定人群膳食指南是根据各人群的生理特点及其对膳食营养需要而制定的，包括：孕妇乳母膳食指南（备孕、孕期、哺乳），婴幼儿喂养指南，学龄前儿童膳食指南，儿童少年膳食指南，老年人膳食指南，素食人群膳食指南。

其中，前五个特定人群膳食指南已在第六章相关章节中有所涉及，此处不再赘述。以下仅介绍素食人群膳食指南。

7.2.1　素食的概念
广义上讲，素食是指不包含肉、家禽和鱼的膳食。但除此之外，素食这个概念还可以进一步细分为六个分支（见表7-1）。

表 7 - 1　各类素食者

素食者	食用的食品	禁食食品	备注
乳蛋素食者	谷物、豆类、蔬菜、坚果、植物种子、乳制品、蛋类	肉类、禽类、鱼类；蛋素食者不吃乳制品；乳素食者避免吃蛋类食品	如果食用过多富含脂肪的乳制品和蛋类食品，可能导致脂肪摄入量过高
绝对素食者	谷物、豆类、蔬菜、坚果、植物种子	肉类、禽类、鱼类、乳制品、蛋类制品；添加了少量动物类制品的食品，如酪蛋白和乳清，或者是涉及动物加工的食品，如白糖、啤酒、醋等，一般避免食用	需要食用维生素 B_{12} 强化食品或维生素 B_{12} 补充剂；如日晒不足，可能还需要维生素 D 强化食品
长寿型素食者	谷物、豆类、蔬菜（坚果、植物种子、水果食用量较少）；广泛食用海洋蔬菜和豆类食品，经常食用亚洲调味品；有时食用海产类食品	肉类、禽类，有时也包括鱼类、乳制品、蛋类，或者茄属蔬菜、热带水果，以及加工处理过的甜味品	长寿型素食儿童可能需要食用维生素 B_{12} 强化食品或维生素 B_{12} 补充剂。如日晒不足，可能还需要维生素 D 强化食品
水果型素食者	水果，属于水果类的蔬菜、番茄、鳄梨、小胡瓜、茄子、坚果、植物种子	肉类、鱼类、禽类、乳制品、蛋类、谷物、豆类、多种蔬菜等	一些稍事变通的此类饮食者可能并不拒食谷物或豆类。如果严格地只食用水果，很难制定出满足营养需要的食谱。这种素食方式不适于儿童
未加工食物型素食者	蔬菜、水果、坚果、植物种子、刚发芽的谷物、刚发芽的豆类，这一切都只能在未加工状态下食用。有些此类型素食者也会使用新鲜的动物乳制品	肉类、鱼类、禽类、任何经过加工烹饪的植物食品	此类膳食方式中未加工食物占百分比实际上可能相差较大，少至 50%，多达 100%。未加工的膳食不适于儿童
天然营养型素食者	强调食用天然蔬菜和水果，包括全谷物、豆类、坚果，或者发芽的谷物、种子和豆类	不尽相同，有些人避免食用肉类、乳制品和蛋类食品	强调食物搭配，或避免食用某些食物组合

7.2.2 素食者膳食指南

1. 关键推荐

（除动物性食物，一般人群膳食指南的建议均适用于素食人群）

①谷类为主，食物多样，适量增加全谷物。

②增加大豆及其制品的摄入，每天 50 ~ 80g，选用发酵豆制品。

③常吃坚果、海藻和菌菇。

④蔬菜、水果应摄入充足。

⑤合理选择烹调油。

2. 日常生活中如何实现

（1）提高全谷类食物摄入量。

①主食餐餐不能少。

素食者应更好地享用主食如米饭、面食等，每餐不少于 100g，不足部分也可利用茶点补充。

②全谷物天天有。

选购食物，应特别注意加工精度，少购买精制米、精白粉；适当选购全谷物食物，如小米、全麦粉、嫩玉米、燕麦等。

（2）合理利用大豆食物。

①三餐换着吃。

早餐豆浆，午餐黄豆芽菜，晚餐炖豆腐或炒豆干可轻松满足大豆类食品的推荐摄入量。

②发酵豆制品不可少。

常见发酵豆制品有腐乳、豆豉、臭豆腐、酸豆浆、豆瓣酱、酱油等。

③合理搭配。

将大豆类与谷类食物搭配食用，发挥蛋白质互补作用，提高蛋白质的营养价值；制作工艺影响营养价值，喝豆浆、吃豆腐等豆制品要比吃整粒熟大豆的营养价值高。

（3）选对油。

素食人群缺乏 n–3 多不饱和脂肪酸，因此建议其在选择食用油时，应注意选择富含 n–3 多不饱和脂肪酸的食用油，如紫苏油、亚麻籽油、菜籽油、豆油等。烹炒用菜籽油或大豆油，凉拌用亚麻籽油或紫苏油，煎炸用调和油。

（4）菌菇海藻和新鲜蔬果不可少。

新鲜蔬果对素食者尤为重要，其富含各种营养成分；海藻含有十分丰富的矿物质，富含长链 n–3 多不饱和脂肪酸（DHA、EPA、DPA）；菌菇类含有丰富的营养成分和有益于人体健康的植物化合物，如蛋白质、糖类、膳食纤维、维生素、矿物质以及菌多糖等。

✱**知识链接**

素食人群易缺乏的营养素及其主要来源

$n-3$ 多不饱和脂肪酸：亚麻籽油、紫苏油、部分海藻。

维生素 B_{12}：发酵豆制品、菌菇类，必要时服用维生素 B_{12} 补充剂。

维生素 D：强化谷物、每天适量光照。

钙：绿色蔬菜如西兰花等，杏仁、用石膏做的豆腐；对于乳素食者来说，乳制品是膳食钙的重要来源。

铁：菠菜、蚕豆、扁豆、黑木耳富含铁，维生素 C 有利于植物性铁的吸收，可多摄入富含维生素 C 的蔬菜水果，利用铁制炊具烹饪。

锌：豆类、全谷物类、坚果、菌菇类。

7.3　中国居民平衡膳食宝塔及餐盘

概　述

膳食宝塔是中国居民理想的膳食模式。

膳食宝塔包含我们每天应吃的主要食物种类，共分五层，各层位置和面积不同，反映出各类食物在膳食中的地位和比重。

平衡膳食餐盘是中国居民一餐需要摄入的食物。

儿童平衡膳食算盘用算珠个数来表示膳食中食物的分量，用色彩来区分食物类别。

中国居民平衡膳食实践包括中国居民膳食宝塔（2016）、中国居民平衡膳食餐盘（2016）和儿童平衡膳食算盘三个可视化图形，指导大众在日常生活中进行具体实践。

7.3.1　中国居民膳食宝塔

1. 膳食宝塔的内容

膳食宝塔包含我们每天应吃的主要食物种类，共分五层。

第一层：谷薯类 250～400g。其中全谷物和杂豆 50～150g，薯类 50～100g。

第二层：蔬菜和水果，蔬菜 300～500g（其中深色占一半），水果 200～350g。

第三层：鱼、禽、蛋、瘦肉等，畜禽肉 40～75g，水产品 40～75g，蛋类 40～50g。

第四层：奶类和豆类食物，奶及奶制品 300g、大豆及坚果类 25～35g。

塔顶：烹调油和食盐，盐 <6g、油 25～30g。

膳食宝塔各层位置和面积不同，这在一定程度上反映出各类食物在膳食中的地位和应占的比重。

膳食宝塔图外侧为水和身体活动的形象，强调足量饮水和增加身体活动的重要性。在温和气候条件下生活的轻体力活动的成年人，男性每日至少饮水 1.7L，女性每日至少饮水 1.5L，在高温或强体力劳动的条件下，应适当增加。建议成年人每天进行累计相当于步行 6 000 步的身体活动，如果身体条件允许，最好进行 30min 中等强度的运动。

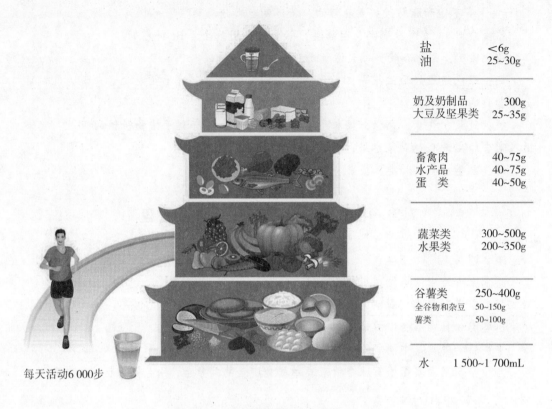

盐	<6g
油	25~30g
奶及奶制品	300g
大豆及坚果类	25~35g
畜禽肉	40~75g
水产品	40~75g
蛋 类	40~50g
蔬菜类	300~500g
水果类	200~350g
谷薯类	250~400g
全谷物和杂豆	50~150g
薯类	50~100g
水	1 500~1 700mL

每天活动6 000步

图 7-2　中国居民平衡膳食宝塔（2016）

2. 膳食宝塔建议的食物量

膳食宝塔建议的各类食物摄入量都是指食物可食部分的生重。各类食物的质量不是指某一种具体食物的质量，而是一类食物的总量，因此在选择具体食物时，实际质量可以在互换表中查询。如建议每日 300g 蔬菜，可以选择 100g 油菜、50g 胡萝卜和 150g 圆白菜，也可以选择 150g 韭菜和 150g 黄瓜。

膳食宝塔中各类食物的建议量都有一个范围，下限为能量水平 7.53MJ（1 800kcal）的建议量，上限为能量水平 10.88MJ（2 600kcal）的建议量。

3. 膳食宝塔的应用

（1）确定自己的能量水平。

膳食宝塔建议的每人每日各类食物适宜摄入量范围适用于一般健康成年人，在实际应用时要根据个人年龄、性别、身高、体重、活动强度、季节等情况适当调整。

目前，由于人们膳食中脂肪摄入的增加和日常身体活动的减少，许多人的能量摄入超过了自身实际需要。体重是判定正常成人能量平衡的最好指标，每个人应根据自身的体重变化来调整食物的摄入，主要应调整的是含能量较多的食物。

（2）根据自己的能量水平确定食物需要。

膳食宝塔建议的每人每日各类食物适宜摄入量范围适用于一般健康成年人，按照 7 个能量水平分别建议了 10 类食物的摄入量，应用时要根据自身的能量需要进行选择（见表 7-2）。食物摄入建议量均为食物可食部分的生重。

表 7-2 不同能量水平建议的食物摄入量 单位：g/d

能量水平	6.69MJ (1 600kcal)	7.53MJ (1 800kcal)	8.37MJ (2 000kcal)	9.20MJ (2 200kcal)	10.04MJ (2 400kcal)	10.88MJ (2 600kcal)	11.72MJ (2 800kcal)
谷类	225	250	300	300	350	400	450
大豆类	30	30	40	40	40	50	50
蔬菜	300	300	350	400	450	500	500
水果	200	200	300	300	400	400	500
肉类	50	50	50	75	75	75	75
乳类	300	300	300	300	300	300	300
蛋类	25	25	25	50	50	50	50
鱼虾类	50	50	75	75	75	100	100
食用油类	20	25	25	25	30	30	30
食盐	5	5	5	5	5	5	5

膳食宝塔建议的各类食物摄入量是一个平均值。每日膳食中应尽量包含膳食宝塔中的各类食物，但没必要每天都严格按照膳食宝塔建议的各类食物量吃。例如，不需要每天都吃 75～100g 鱼，改成每周吃 2～3 次鱼、每次 150～200g 较为切实可行。实际上平日喜欢吃鱼的就多吃些鱼、愿吃鸡的就多吃些鸡，重要的是一定要经常遵循膳食宝塔每层中各类食物的大体比例。在一段时间内，比如一周，各类食物摄入量的平均值应当符合膳食宝塔的建议量。

（3）食物同类互换，调配丰富多彩的膳食。

人们吃多种多样的食物，不仅是为了获得均衡的营养，也是为了使饮食更加丰富多彩，以满足人们的口味享受。假如人们每天都吃同样的 50g 肉、40g 豆，难免久食生厌，那么合理营养也就无从谈起了。膳食宝塔包含的每一类食物中都有许多品种，虽然每种食物所含的营养成分不完全相同，但同一类中各种食物所含的营养成分基本上相近，在膳食中可以互相替换。应用膳食宝塔可把营养与美味结合起来，按照同类互换、多种多样的原则调配一日三餐。

同类互换就是以粮换粮、以豆换豆、以肉换肉。如大米可与面粉或杂粮互换，馒头可与相应量的面条、烙饼、面包等互换；大豆可与相应量的豆制品互换；瘦猪肉可与等量的鸡肉、鸭肉、牛肉、羊肉、兔肉互换；鱼可与虾、蟹等水产品互换；牛奶可与羊奶、酸奶、奶粉或干酪等互换。

多种多样就是选用品种、形态、颜色、口感多样的食物和变换烹调方法。例如每日吃 40g 豆类及豆制品，掌握了同类互换、多种多样的原则就可以变换出多种吃法，可以全量互换，即全换成相当量的豆浆或豆干，第一天喝豆浆，第二天吃豆干；也可以分量互换，如 1/3 换豆浆，1/3 换腐竹，1/3 换豆腐。早餐喝豆浆，中餐吃凉拌腐竹，晚餐喝酸辣豆腐汤。

（4）要因地充分利用当地资源。

我国地域辽阔，各地的饮食习惯及物产不尽相同，只有因地制宜充分利用当地资源才能有效地应用膳食宝塔。例如牧区乳业资源丰富，可适当提高乳类摄入量；渔区可适当提高鱼及其他水产品摄入量；农村山区则可利用山羊乳以及花生、瓜子、核桃、榛子等资源。在某些情况下，由于地域、物产或经济所限无法采用同类互换时，也可以暂用豆类代替乳类、肉类，或用蛋类代替鱼类、肉类；不得已时也可用花生、瓜子、榛子、核桃等坚果代替大豆或肉类、鱼类、乳类等动物性食物。

（5）要养成习惯，长期坚持。

良好的饮食习惯对健康的影响十分深远。平衡膳食不仅关系当前的营养和健康，而且能惠及一生甚至下一代。孕妇的膳食营养不仅影响胎儿的发育，还会影响出生后的婴儿，甚至长大成人后的健康。

饮食对健康的影响是长期积累的结果，所以不能期望合理营养产生"立竿见影"的保健效益，必须持之以恒才能出现显著的效果。我们应当努力养成良好的饮食习惯，根据膳食宝塔建议的膳食模式安排好一日三餐，坚持不懈，贯彻一生。

7.3.2　中国居民平衡膳食餐盘

（1）食物多样，谷类为主。平均每天 250 ~ 400g（每餐 75 ~ 160g），其中全谷物 50 ~ 150g（每餐 15 ~ 60g），薯类适量。

（2）餐餐有蔬菜类。吃不同蔬菜，平均每天 300 ~ 500g（每餐 100 ~ 200g），每天吃 5 种以上，新鲜深色叶菜占到一半。

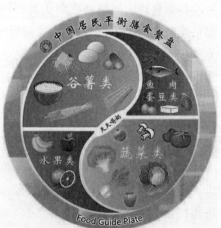

（3）天天吃水果。多吃新鲜水果，平均每天 200 ~ 350g（每餐 70 ~ 150g），果汁不能代替水果。

（4）吃适量鱼肉蛋和豆类。动物性食物平均每天 120 ~ 200g（每餐 35 ~ 80g），优选鱼和禽，吃多种豆制品。

（5）一天一杯奶。选择多种乳制品，达到 300g 鲜奶量（每餐 100 ~ 120g）。

7.3.3　中国儿童平衡膳食算盘

中国儿童平衡膳食算盘适用于所有儿童，其食物分量适用于中等身体活动水平下8～11岁儿童。

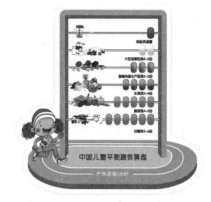

算盘用色彩来区分食物类别，用算珠个数来示意膳食中食物分量。

算盘分6层，从上往下依次为油盐类、大豆坚果奶类、畜禽肉蛋水产品类、水果类、蔬菜类、谷薯类。

橘色算珠：谷物 5～6 份。一份生重谷物 50～60g，做熟后，盛入标准碗（3.3 寸碗）中约为半碗；一份馒头（80g）约为一个成人的拳头大小；土豆、红薯含水量高，1 份生土豆或红薯切块放入标准碗约为大半碗。每天各种谷物要换着给孩子吃。

绿色算珠：蔬菜 4～5 份。一份蔬菜为 100g，像菠菜和芹菜，大约可以轻松抓起的量就是一份。100g 新鲜青菜、菠菜洗净切过后，双手一捧的量约为 100g。所有蔬菜的分量都按 100g 生重的可食部分来计算。青菜、菠菜等叶菜类烫熟之后，只剩下半碗多。各种蔬菜，适合凉拌的凉拌，不适合凉拌的可清炒或蒸。

蓝色算珠：水果 3～4 份。一份水果约为半个中等大小的苹果、梨。香蕉、枣等含糖量高的水果，一份的重量较小。瓜类水果水分含量高，一份的重量大。孩子如在学校吃午餐，不妨给他带一份水果到学校，可以作为下午的加餐来吃；晚上饭后半小时也可以再吃点含糖低的水果。

紫色算珠：动物性食品 2～3 份。一份肉为 50g，相当于普通成年人手掌心（不包括手指）的大小及厚度，包括猪肉、鸡肉、鸭肉、鱼肉等。考虑到鱼骨等不能吃的部分，带刺的鱼段（65g）比鱼肉的量多一些，约占整个手掌；虾贝类脂肪较少，一份 85g。肉类首选鱼虾、禽肉，也是要各种肉类换着吃，做汤或炒菜均可。

黄色算珠：大豆、坚果和奶制品 2～3 份。一份大豆相当于一名成年女性单手能捧起的量，约等同于小半碗豆干丁或 2 杯（约 400mL）豆浆。豆干可以加入饭菜中，豆浆可以早上喝。一份奶制品约相当于一杯牛奶或两小盒（每盒 250mL）酸奶，牛奶早上或晚上睡前喝兼可，而酸奶用来拌水果沙拉不错。坚果的话，一份葵花籽和花生仁，约为中等成年女性单手捧的量，可为孩子准备一个专门放坚果的小盒，防止坚果摄入过量。

儿童挎水壶跑步，鼓励儿童多喝白开水，不忘天天运动、积极锻炼身体。

7.4　膳食调查与评价

概　述

膳食调查最常用的方法有称重法、24h 回顾法、记账法。

24h 回顾法方便、快捷，适合于个人的膳食调查。

膳食调查结果评价包括膳食结构评价、能量和营养素摄入量评价、能量来源分布评价、蛋白质来源评价等四个方面。

膳食调查既是营养调查工作中的一个基本组成部分，又是相对独立的内容。进行膳食调查的目的主要是了解不同地区、不同生活条件下，某人群或某个人的饮食构成及习惯，了解膳食中存在的主要问题。在一定时间内，调查群体或个体通过膳食所摄取能量和营养素的数量以及质量；根据食物成分表计算出每人每日各种营养素的平均摄入量，以此来评定正常营养素需要得到满足的程度。

膳食调查常用的方法有称重法、24h 回顾法、记账法、询问法、频率法、膳食史法及化学分析法等。调查者须选择一种能正确反映个体或人群当时食物摄入量的方法，必要时也可联合使用多种方法。

7.4.1　膳食调查方法——24h 回顾法

24h 回顾法是目前获得个人膳食摄入量资料最常用的一种调查方法，通过询问被调查对象过去 24h 实际的膳食情况，对其食物摄入量进行计算和评价。

1. 调查前准备

（1）调查时间。

由于我国居民日常膳食中食物种类较多，各种食物的摄入频率相差较大，因此使用 1 天 24h 回顾法所获得的调查结果在评价调查对象膳食营养状况时变异较大，在代表一定群体的膳食调查设计中，一般选用连续 3 天 24h 回顾法（每天询问调查对象 24h 的进餐情况，连续进行 3 天，具有较好的食物摄入代表性）。此外，由于调查对象工作日和休息日的膳食常常会有很大差异，因此，连续 3 天 24h 回顾法的调查时间应该是选择相连的两个工作日和一个休息日连续进行。

（2）调查表。

在调查前根据调查目的和调查对象设计好调查用的工作表格，可以是纸质的调查表格，也可以是电子化调查表格。调查人员在调查中所使用的调查表格应包括表 7 - 3 所含的内容，并对各调查项进行编码，以便数据的计算机录入。

表7-3 24h 回顾法调查表

姓名____ 性别____ 年龄_____ 生理状况_____ 劳动强度_____ 人日数_____ 个人编码_____

进餐时间	食物名称	原料名称	原料编码	原料质量（g）	是否可食部

注：①生理状况：正常、孕妇、乳母。②劳动强度：分为轻体力活动（一般指办公室工作、修理电器钟表、售货员、服务员、实验操作、讲课等）、中等体力活动（一般指学生日常活动、机动车驾驶、电工安装、车床操作、金属制造等）、重体力活动（一般指非机械化农业劳动、炼钢、舞蹈、体育运动、装卸、采矿等）。③进餐时间：分为早餐、上午零食、午餐、下午零食、晚餐、晚上零食。④根据调查目的也可在表中添加进餐地点、制作方法和制作地点等内容。

（3）食物成分表。

调查到的各种食物的原料名称，要通过查中国食物成分表填写出相应的原料编码。

（4）食物模型和图谱。

调查中可使用食物模型和图谱以及各种食品大小的参考重量，从而对回忆的摄入食物进行重量估计。

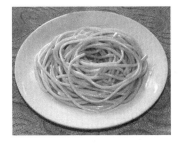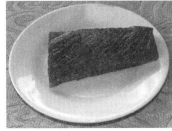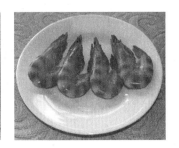

（5）计算器或计算软件。

数据整理涉及大量的数据计算，为了保证计算的准确性和高效性，要借助于计算器或相关的计算软件。

（6）熟悉调查对象家中（或地区）常用的容器和食物信息。

如碗、盘子、杯子或瓶子，或者馒头、苹果、梨等，熟悉其容量或重量的大小，了解被调查者居住地市场上主副食供应的品种、价格以及食物生熟比值和体积间的关系，做到能较准确地按照食物的体积估计出食物的重量及生食与熟食的比值。

2. 调查程序

（1）调查对象的告知。

与调查对象做好沟通与预约。调查人员在调查前应向调查对象简要介绍调查内容，明确告知回顾调查的时间周期和调查地点。家庭调查应该入户进行询问。

（2）调查内容。

调查内容应包括调查对象的基本信息、进餐时间、食物名称、原料名称及原料重量等。

（3）询问和记录调查对象的食物摄入信息。

调查人员在调查过程中，可按进餐时间顺序进行询问，对于每一餐次，可按照主食、副食、饮料、水果等类别依次来帮助调查对象对进食内容进行回忆，避免遗漏。家庭成员共同进餐时，应注意每名家庭成员摄入食物的比例分配。

调查人员在调查过程当中，应注意询问一些容易被忽略的食物，如两餐之间的零食，同时也应注意询问调查对象在外就餐情况。

多种原料组成的食物，如果在食物成分表中无法找到该种食物，则应该分别记录原料的名称并估计每种原料的重量。

调味品和食用油的用量少，24h回顾法中很难准确估计其摄入量，常采用称重法作为补充以准确定量。

（4）核查和完善表格。

调查人员在调查完成后要及时对调查表的内容进行检查和复核，并按照食物成分表准确填写记录每种食物的原料编码。

3. 优缺点

特点：通过询问进行膳食调查，调查人员要具备一定的询问技巧并熟悉相关食品知识，这样才能获得比较准确的结果。

优点：方便、快捷；面对面进行调查，应答率较高。常用于个人的膳食调查和评价。

缺点：调查结果相对粗糙。24h回顾法误差的主要原因是调查对象对食物量的判断不准确，易出现漏报、误报等。

4. 注意事项

（1）每次入户调查的时间应控制在较短时间内。以是否准确、有效完成膳食调查为依据，一般控制在40min以内。

（2）年龄太小或太大的不宜作为调查对象，一般7岁以下的儿童和70岁以上的老人不列为调查对象。

7.4.2　膳食调查结果评价

1. 膳食结构评价

膳食宝塔是中国居民的理想膳食模式，对膳食结构的评价可参考膳食宝塔的模式进行。程序如下：

（1）食物归类。

把食物按膳食宝塔归类，见表7-4。分为谷类、薯类及杂豆，蔬菜类，水果类，畜禽肉类，鱼虾类，蛋类，奶类及奶制品，大豆类及坚果类，烹调油和食盐10类。

表7-4 24h各类食物的摄入量 单位：g

食物类别	谷类、薯类及杂豆	蔬菜类	水果类	畜禽肉类	鱼虾类	蛋类	奶类及奶制品	大豆类及坚果类	烹调油	盐
膳食摄入量										
膳食宝塔推荐量										

在进行食物归类时，有些食物要进行折算才能相加，例如，计算乳类摄入量时，不能将鲜奶与奶粉的食用量直接相加，应按蛋白质含量将奶粉折算成鲜奶量后再相加。同样，各种豆制品也需要折算成黄豆的量。

（2）计算各类食物的摄入量。

对各类食物归类后计算出摄入量合计值，并把食物调查表填写完全。

把膳食宝塔建议的不同能量水平的食物摄入量填入最后一行。

（3）比较和分析。

将被调查者24h所消耗的各类食物与膳食宝塔的推荐食物种类进行比较，评价食物的种类是否齐全、多样化；还需要评价各类食物的消费量是否达到膳食宝塔建议摄入量的要求。

（4）评价和建议。

评价时需要注意，膳食宝塔建议的每人每日各类食物适宜摄入量适用于一般健康人群，应用时要根据被评价者的性别、年龄和活动强度选择合适的食物建议摄入量。

评价各类食物摄入量是否满足人体需要，是否达到平衡膳食要求，并针对膳食中存在的问题给出合理化建议。

2. 能量和营养素摄入量评价

应用中国居民膳食营养素参考摄入量（DRIs）对膳食调查结果中的能量和营养素摄入量进行评价，程序如下：

（1）计算能量和营养素摄入量总和。

查询中国食物成分表，可以得到每种食物以每100g可食部计的各种能量和营养素含量，并计算出一定质量的食物原料能量和营养素含量（见表7-5）。计算公式为：

食物原料中某营养素含量 = $\sum$ [食物质量（g）×EP×食物营养素含量/100g]

表7-5 食物营养成分计算表

餐次	食物名称	质量（g）	蛋白质（g）	脂肪（g）	碳水化合物（g）	能量（kcal）	钙（mg）	铁（mg）	维生素A（μgRAE）	维生素B₁（mg）	…
早餐											
小计											
⋮											
合计											

（2）膳食营养素评价。

把表7-5各种食物中的能量、蛋白质、脂肪、碳水化合物、维生素、矿物质等营养素，分别逐一相加，就可得到一日膳食总能量和营养素摄入量。通过与DRIs进行比较，可评价个体或群体是否达到了标准要求。

表7-6　营养素摄入量与推荐摄入量比较表

	摄入量	推荐摄入量（RNI）	占推荐摄入量的比例（%）	可耐受最高摄入量（UL）
能量（kJ）				
蛋白质（g）				
脂肪（g）				
碳水化合物（g）				
⋮				

3. 能量来源分布评价

（1）计算三大营养素供能比。

先计算出蛋白质、脂肪、碳水化合物三种营养素提供的能量，再计算出各自所占总能量的比例。

提供能量百分比 = 各类营养素提供能量 ÷ 能量总和 × 100%

（2）三大营养素供能比评价。

根据DRIs推荐的膳食能量来源比例——蛋白质的能量占10%～15%，脂肪的能量占20%～30%，碳水化合物的能量占55%～65%，对膳食调查结果进行评价。

表7-7　三大营养素供能比

	蛋白质	脂肪	碳水化合物
实际值			
参考值	10%～15%	20%～30%	55%～65%

（3）计算三餐能量供能比。

将早、中、晚三餐所有食物提供的能量分别按餐次累计相加，得到每餐摄入的能量，然后除以全天摄入的总能量得到每餐提供能量占全天总能量的比例。

（4）餐次比评价。

按照成人三餐能量分配的适宜比例（早餐25%～30%，午餐30%～40%，晚餐30%～40%），对三餐餐次比进行评价。

4. 蛋白质来源评价

分别计算动物性食物、豆类的蛋白质含量。评价膳食中优质蛋白质（豆类蛋白质和动物性蛋白质）占总蛋白的比例，一般来说，优质蛋白质占总蛋白质的比例应达到1/3 以上，特殊生理人群要达到 1/2 以上。

7.5 体格测量与评价

概 述

BMI 是评价营养状况的常用指标。

腰围、腰臀比是判定中心性肥胖的指标。

上臂肌围是评价蛋白质—能量营养不良的常用指标。

测量皮褶厚度可判断人体的肥胖程度和营养状况。

7.5.1 身高

身高是站立位足底到头部最高点的垂直距离。身高与遗传、环境因素有关，主要反映身体骨骼发育情况，成人身高的测量数据可用于计算健康体重或体质指数。

身高在一天中会发生变化，波动幅度在 1～2cm，所以测量身高一般在上午 10 时左右为宜，此时的身高为全天的中间值。

1. 使用仪器

符合国家标准生产的身高坐高计。使用前校对 0 点，以钢尺测量刻度 1m 误差不得大于 0.1cm；同时检查立柱是否垂直，连接处是否紧密，有无晃动，零件有无松动等。

2. 测量方法

（1）被测量者。

站姿：取立正姿势，站在踏板上，挺胸收腹，两臂自然下垂，脚跟靠拢，脚尖分开约 60°，三点成一线、两点成水平，即脚跟、臀部及两肩胛间与立柱相接触；耳郭上缘与眼眶下缘呈水平位。

（2）测量者。

手扶滑测板轻轻向下滑动，直到底面与头颅顶点相接触，确认姿势正确后读数。

3. 读数与记录

读数时测量者的眼睛与滑测板底面在同一个水平面上，读取滑测板底面对应立柱所示数值，以 cm 为单位，精确到 0.1cm。

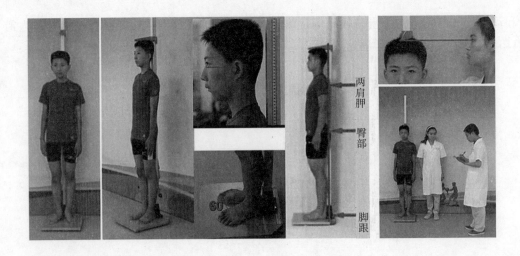

7.5.2 体重

在生长发育阶段，体重是反映蛋白质和能量营养状况的重要指标；对于成人，体重变化主要反映了能量的营养状况。

1. 使用仪器

符合国家标准生产的电子或机械的体重秤。注意使用前要检验准确度和灵敏度。准确度要求不超过 0.1kg。

2. 测量方法

（1）被测量者。

测量前排空大小便，穿着短袖短裤，站立于体重秤踏板中央，两腿均匀负重，免冠、赤足、穿贴身内衣裤。

（2）测量者。

立于被测者的前方，观察指针读数变化。

3. 读数与记录

指针稳定后读数，准确记录体重秤读数，精确到 0.1kg。

成人体重的评价

1. 体质指数

体质指数是评价 18 岁以上人群营养状况的常用指标。它不仅敏感地反映体形的胖瘦程度，而且与皮褶厚度、上臂肌围等营养状况指标相关性较高。计算公式为：

$BMI = 体重（kg）/身高^2（m^2）$

表 7 - 8 成人体质指数评价标准

判断	WHO 成人标准	中国标准
正常范围	18.5 ~ 24.9	18.5 ~ 23.9
消瘦	< 18.5	< 18.5
超重	25.0 ~ 29.9	24.0 ~ 27.9
肥胖	≥30	≥28

2. 标准体重评价法

（1）标准体重的计算。

①Broca 改良公式：标准体重（kg）= 身高（cm）- 105

②平田公式：标准体重（kg）=［身高（cm）- 100］×0.9

（2）标准体重百分比的计算。

标准体重百分比（%）= 实际体重÷标准体重×100%

（3）休重评价标准：

表 7 - 9 体重评价标准

体重范围	评价
>（标准体重 + 50% ×标准体重），即 >150%	重度肥胖
（标准体重 + 30% ×标准体重）~（标准体重 + 50% ×标准体重），即 130% ~ 150%	中度肥胖
（标准体重 + 20% ×标准体重）~（标准体重 + 30% ×标准体重），即 120% ~ 130%	轻度肥胖
（标准体重 + 10% ×标准体重）~（标准体重 + 20% ×标准体重），即 110% ~ 120%	超重
（标准体重 - 10% ×标准体重）~（标准体重 + 10% ×标准体重），即 90% ~ 110%	正常体重
（标准体重 - 20% ×标准体重）~（标准体重 - 10% ×标准体重），即 80% ~ 90%	轻度营养不良
（标准体重 - 30% ×标准体重）~（标准体重 - 20% ×标准体重），即 70% ~ 80%	中度营养不良
<（标准体重 - 30% ×标准体重），即 <70%	重度营养不良

7.5.3 胸围

胸围反映胸廓的大小和肌肉的发育情况。

1. 使用仪器

符合国家标准生产的软尺。使用前校正器材，用标准钢尺校对，每米误差不超过 0.2cm。

2. 测量方法

（1）被测量者。

自然站立，两足分开与肩同宽，肩放松，两肩自然下垂，呼吸平静。

（2）测量定位。

对于男性和尚未发育的女性，软尺下缘在胸前沿、乳头上缘；对于已发育的女性，软尺在乳头上方与第四肋骨平齐。

（3）测量者。

将软尺上缘经肩胛下角下缘向胸前围绕一周。

3. 读数与记录

在被测量者呼气末期读数，以 cm 为单位，精确到 0.1cm。

7.5.4　腰围

腰围与腹内脂肪含量相关，是反映腹部脂肪分布的重要指标，腰围作为腹部肥胖诊断指标已得到广泛认可。

1. 使用仪器

符合国家标准生产的软尺。使用前校正器材，用标准钢尺校对，每米误差不超过 0.2cm。

2. 测量方法

（1）被测量者。

自然站立，保持自然呼吸状态，勿用力挺胸或收腹。

（2）测量定位。

选肋骨下缘与髂棘连线的中点，一般左右各定一个点。

（3）测量者。

位于被测量者的前方或右前方，将软尺轻轻贴住皮肤，经过双侧标记点，围绕身体一周。

3. 读数与记录

在被测量者呼吸末期读数，以 cm 为单位，精确到 0.1cm，两次测量误差不超过 1cm。

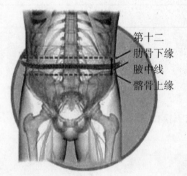
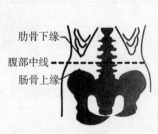
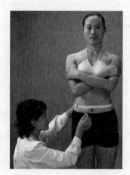

图 7-3　腰围的测量方法

4. 腰围的评价

正常成人的腰围判断标准如表 7-10 所示。

表 7 - 10　正常成人的腰围判断标准

性别	WHO	亚洲	中国
男性	<94	<90	<85
女性	<80	<80	<80

7.5.5　臀围

臀围是臀部的最大围度，是反映臀部脂肪分布的最大指标。

1. 使用仪器

符合国家标准生产的软尺。使用前校正器材，用标准钢尺校对，每米误差不超过 0.2cm。

2. 测量方法

（1）被测量者。

自然站立，臀部放松，呼吸自然。

（2）测量定位。

臀部的最高点或股骨大粗隆水平。

（3）测量者。

测量者用软尺置于测量点，水平围绕一周进行测量。

3. 读数与记录

以 cm 为单位，精确到 0.1cm。

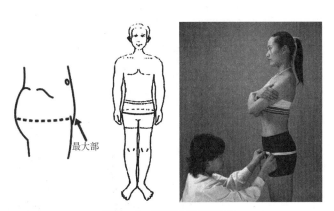

图 7 - 4　臀围的测量方法

4. 臀围的评价

用腰臀比进行评价。计算公式为：

腰臀围比值（WHR）＝腰围值÷臀围值

评价：男性 WHR＞0.9 为肥胖，女性 WHR＞0.8 为肥胖。

7.5.6 上臂围

上臂围分为上臂紧张围和上臂松弛围，两者差值越大说明肌肉发育状况越好，反之说明脂肪发育状况良好。

1. 使用仪器

符合国家标准生产的软尺。使用前校正器材，用标准钢尺校对，每米误差不超过0.2cm。

2. 测量方法

（1）上臂紧张围：指上臂肱二头肌最大限度收缩时的围度。让被测量者斜平举左上臂，角度约为45°，手掌向上握拳并用力曲肘，用软尺在上臂肱二头肌最粗处绕一周进行测量，软尺围成的围径要与上臂垂直，松紧度要适宜，测量误差不超过0.5cm。

（2）上臂松弛围：指上臂肱二头肌最大限度松弛时的围度。在测量上臂紧张围后，将软尺保持原位不动，让被测量者将上臂缓慢自然下垂，软尺在上臂肱二头肌最粗处绕一周进行测量。测量误差不超过0.5cm。

3. 读数与记录

以cm为单位，精确到0.1cm。

4. 上臂围的评价

上臂肌围（AMC）是评价蛋白质—能量营养不良的常用指标，计算公式为：

AMC = AC（cm）－3.14×TSF（cm）

AMC为上臂肌围，AC为上臂松弛围，TSF为肱三头肌皮褶厚度

正常参考值：男性为24.8cm，女性为21.0cm。

评价：

实测值占正常参考值90%以上，为正常；

实测值占正常参考值80%～90%，为轻度蛋白质—能量营养不良；

实测值占正常参考值60%～80%，为中度蛋白质—能量营养不良；

实测值低于正常参考值的60%，为重度蛋白质—能量营养不良。

7.5.7 皮褶厚度

测量皮褶厚度是测量和评定人体组成的简便方法，人体脂肪大约有2/3贮存在皮下组织，测量皮下脂肪的厚度不仅可以了解皮下脂肪的厚度，判断人体肥胖情况，而且可以用所测得的皮下脂肪厚度推测全身的脂肪数量，来评价人体组成的比例，间接反映能量的变化。

测量部位包括上臂肱三头肌部（肢体）、

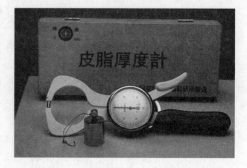

肩胛下角部（躯干）、腹部（腰腹）。

1．使用器材

皮脂厚度计。使用前需校正：指针调至"0"后，须将皮脂厚度计两个接点间的压力调节至国际规定的 $10g/mm^2$ 的范围内。

2．测量方法

（1）肱三头肌皮褶厚度。

①被测量者。

穿着背心和短裤。上肢自然下垂。

②测量定位。

被测量者左上臂背侧中点上约 2cm 处（左肩峰至尺骨鹰嘴连线的中点）。

③测量者。

以左手拇指、食指和中指将被测量者部分皮肤和皮组织夹提起来。右手握皮脂厚度计，在该皮褶提起点下方用皮脂厚度计测量其厚度，右手拇指松开皮脂厚度计卡钳钳柄，使钳尖充分夹住皮褶。

注意：测量时皮脂厚度计与上臂垂直，不能把肌肉夹提起来。

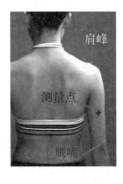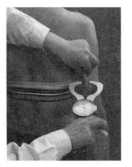

（2）肩胛下角部（躯干）皮褶厚度。

①被测量者。

穿着背心和短裤。上肢自然下垂。

②测量定位。

被测量者左肩胛骨下角部下方约 2cm 处。

③测量者。

顺自然皮褶方向将皮褶纵向捏起测量其厚度，读法同测量肱三头肌时的读法。

注意：皮脂厚度计要与水平成 45°。

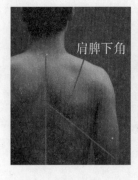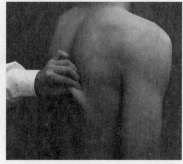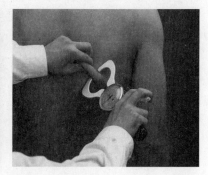

（3）腹部皮褶厚度。

①被测量者。

穿着背心和短裤。上肢自然下垂。

②测量定位。

距脐左侧1cm处的皮肤和皮下组织。

③测量者。

用左手拇指及食指将皮肤和皮下组织沿着与正中线平行的方向捏起，用皮脂厚度计测量距拇指约1cm处的皮褶根部厚度。

注意：不能把肌肉夹提起来。

3. 读数与记录

在皮脂厚度计指针快速回落后立即读数，连续测量三次，取平均值，任两次之间所测的数值，误差不应超过5%。

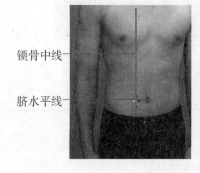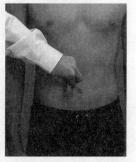

4. 皮褶厚度的评价

（1）肱三头肌皮褶厚度。

正常参考值：男性8.3mm，女性15.3mm。

评价：

实测值占正常值90%以上，为正常。

实测值占正常值80%~90%，为轻度营养不良。

实测值占正常值60%～80%，为中度营养不良。

实测值低于正常值的60%，为重度营养不良。

（2）肩胛下角部（躯干）皮褶厚度。

表7-11 肩胛下角部（躯干）皮褶厚度的评价标准

性别	消瘦	正常	肥胖
女性	<20mm	20～50mm	>50mm
男性	<10mm	10～40mm	>40mm

（3）腹部（腰腹）皮褶厚度。

表7-12 腹部（腰腹）皮褶厚度的评价标准

判断	男性（mm）	女性（mm）
异常瘦	4	8
瘦	5	12
一般	10	20
肥胖	13	25
过分肥胖	18	30
异常肥胖	28	40

7.6 营养配餐与食谱编制

概　述

营养配餐可以通过食谱来表达。

计算法是食谱编制最早采用的方法，也是食谱编制方法的基础。

交换份法的核心是把能产生90kcal能量的食物称为一个交换份，用不同种类的食品进行互相交换。

通过食物互换，可以以一日食谱为模本，设计出一周、一月食谱。

7.6.1　营养配餐

营养配餐是根据用餐人员的不同特点，运用营养学的基本知识，配制适合不同人群合理营养要求的餐饮产品的过程。

营养配餐是实现平衡膳食的一种措施，是通过食谱来表达的。营养配餐可将各类人群的膳食营养素推荐摄入量，具体落实到用餐人员一日、一周或一个月的膳食中，使他们能按需要摄入足够的能量和各种营养素，同时又防止能量或营养素过剩。可结合当地食物的品种、季节、经济条件和烹饪水平，合理选择各种食物，达到平衡膳食。

1. 营养食谱编制的依据

（1）中国居民膳食营养素推荐摄入量。

中国居民膳食营养素推荐摄入量是营养配餐中能量和主要营养素的确定依据。编制营养食谱时，首先需要以各营养素的推荐摄入量（RNI）为依据确定需要量，一般以能量需要量为基础。制定食谱后，还需要以各营养素 RNI 为依据评价食谱的制定是否合理，如果与 RNI 相差 < 10%，说明编制的食谱合理可用，否则需加以调整。

（2）中国居民膳食指南和膳食宝塔。

膳食指南的原则就是食谱设计的原则，营养食谱的制定需要根据膳食指南考虑食物种类、数量的合理搭配。膳食宝塔则是膳食指南量化和形象化的表达，是人们在日常生活中贯彻膳食指南的工具。膳食宝塔建议的各类食物数量既以人群的膳食实践为基础，又兼顾食物生产和供给的发展，具有实际指导意义。

（3）食物成分表。

食物成分表是营养配餐工作必不可少的工具。参考食物成分表，在编制食谱时才能将营养素的需要量转化为食物的需要量，从而确定食物的品种和数量。

（4）营养平衡理论。

例如，蛋白质、脂肪和碳水化合物之间的比例要适宜和平衡，即碳水化合物占 55% ~ 65%，脂肪占 20% ~ 30%，蛋白质占 10% ~ 15%。膳食中优质蛋白质与一般蛋白质保持一定的比例。此外，人体的摄入能量和消耗能量也要平衡。

（5）合理的膳食制度。

两餐的间隔时间一般为 4 ~ 5h。三餐食物的能量适宜分配原则为：早餐 25% ~ 30%，午餐 30% ~ 40%，晚餐 30% ~ 40%。

2. 营养配餐的要求

（1）主食。

主食是指膳食中以谷薯类烹饪原料为主，主要提供碳水化合物的正餐食品，如米饭、馒头、面条等，以及杂豆和红薯、芋头等薯类。

①成品应尽量多样化。原料品种达到 5 种以上，做到细粮与粗粮的合理搭配、干与稀的合理搭配、谷类和薯类的合理搭配。

②宜以薯类代替部分主食。适量选用全谷类、干豆类及营养强化烹饪原料。

（2）副食。

副食是膳食中不以谷薯类烹饪原料为主，除主食以外的正餐食品。副食主要分为荤食和素食，荤食指畜、禽、鱼、蛋、奶及其制品，素食主要指各种蔬菜、水果和豆类及其制品。合理地搭配各类副食品，能取长补短，使人体获得较为全面的营养，对健康大有益处。

①动物性食品搭配力求品种多，多选用鱼、虾等水产类，畜肉、禽肉应以瘦肉为主，少用肥肉、荤油。

②多搭配深色蔬果。蔬菜首选新鲜绿叶蔬菜，适量搭配花果根茎类及菌藻类。蔬菜、水果不应完全相互代替。

③适量搭配豆类及乳类。

7.6.2　食谱编制原则

将每日各餐主食和副食的品种、数量、烹饪方法、用餐时间排列成表格，成为营养食谱。在编制食谱过程中，需要特别注意以下原则：

1. 保证营养平衡

膳食品种和数量要充足，既要满足人体所需的能量和营养素需要，又要防止其过量。对于儿童和青少年、孕妇和乳母、老年人等特殊人群，应符合他们的生理特点和营养需要。

各营养素之间的比例要适宜，膳食中能量来源及其在各餐中的分配比例要合理。要保证蛋白质中优质蛋白质占适宜的比例，要以植物油作为油脂的主要来源，同时还要保证碳水化合物的摄入，各矿物质之间也要配比适当。

食物的搭配要合理。注意主食与副食、杂粮与精粮、荤与素等食物的平衡搭配。

膳食制度要合理。一般应该定时定量进餐，成人一日三餐，儿童三餐以外再加一次点心，老人也可在三餐之外加点心。

2. 食物多样

每天应从膳食宝塔每一层食物中选用 1～3 种适量食物，组成平衡膳食；对同一类食物可更换品种和烹调方法，如以粮换粮，以豆换豆，以菜换菜。尽量做到主食有米、有面、有杂粮，副食有荤、有素、有汤，注意菜肴的色、香、味、形。

3. 安全卫生

食物要新鲜卫生，符合国家安全标准，注意防止食物再污染。少食用腌腊制品。

4. 餐次分配合理

应该定时定量进餐，成人一般为一日三餐。三餐食物的能量适宜分配原则为：早餐 25%～30%，午餐 30%～40%，晚餐 30%～40%。实际应用中，可根据职业特点、劳动强度进行调整。三餐的食物分配比例也可以为 1/3、1/3、1/3 或 1/5、2/5、2/5。

5. 要考虑用餐人员的习惯和口味，及时更换调整食谱

在可能的情况下，膳食要多样化，尽可能照顾不同用餐人员的饮食习惯。注意烹调方法，做到色香味美、口感宜人、形状优雅。每 1～2 周可更换一次食谱，食谱执行一段时间后应对其效果进行评价，以不断调整改进食谱。

6. 考虑季节和市场供应情况，兼顾价格因素

主要是熟悉市场可供选择的原料，并了解其营养特点。食谱既要符合营养要求，又要考虑用餐人员经济上的承受能力。

7.6.3　食谱编制方法——计算法

计算法是食谱编制最早采用的方法，也是食谱编制方法的基础。它主要是针对用餐人员的营养素需要情况，根据膳食组成，计算蛋白质、脂肪和碳水化合物的推荐摄入量或适宜摄入量，参考每日维生素、矿物质的 RNI 等值，查阅食物营养成分表，选定食物种类和数量。

（1）确定用餐人员的每日能量需要量。

根据用餐人员的年龄、性别、劳动强度和生理状态，通过查中国居民膳食营养素参考摄入量确定。例如办公室男性职员按轻体力劳动计，其能量 RNI 为2 250kcal。能量推荐摄入量标准只是提供了一个参考的目标，实际应用中还需根据用餐人员的具体情况加以调整，如根据用餐人员的身高、体重、体形等情况确定不同的能量需要量。

（2）计算产能营养素每日需要量。

根据我国居民适宜的膳食能量构成，三种产能营养素占总能量比例是：蛋白质占10% ~15%，脂肪占20% ~30%，碳水化合物占55% ~65%。再结合本地生活水平调整产能营养素占总能量的比例，由此可确定三种产能营养素的每日需要量。

根据产能营养素的每日需要量及其能量折算系数，可求出全日蛋白质、脂肪、碳水化合物的需要量。食品中产能营养素的能量折算系数分别是：碳水化合物 4.0kcal/g，脂肪 9.0kcal/g，蛋白质 4.0kcal/g。计算公式为：

产能营养素每日需要量 = 全日所需总能量×供能比÷能量折算系数

例如，某人每日能量需要量为 1 800kcal，求三大营养素的每日需要量。

解：三种产能营养素占总能量的比例取中等值，分别为蛋白质 15%、脂肪 25%、碳水化合物 60%，则三种产能营养素各应提供的能量如下：

蛋白质：1 800kcal×15% =270kcal

脂　肪：1 800kcal×25% =450kcal

碳水化合物：1 800kcal×60% = 1 080kcal

三种产能营养素每日需要量如下：

蛋白质：270kcal÷4kcal/g = 67.5g

脂　肪：450kcal÷9kcal/g =50g

碳水化合物：1 080kcal÷4kcal/g =270g

（3）计算产能营养素每餐需要量。

知道三种产能营养素每日需要量后，就可以根据三餐的能量分配比例计算出三大产能营养素的每餐需要量。

例如，根据上一步的计算结果，按照三餐供能比例 30%、40%、30%，其三餐各需要摄入的产能营养素需要量如下：

早餐：蛋白质 67.5g×30% = 20g，脂肪 50g×30% = 15g，碳水化合物 270g×30% =81g

中餐：蛋白质 67.5g×40% = 27g，脂肪 50g×40% = 20g，碳水化合物 270g×

40% = 108g

晚餐: 蛋白质 67.5g × 30% = 20g, 脂肪 50g × 30% = 15g, 碳水化合物 270g × 30% = 81g

(4) 确定主食的品种和质量。

由于粮谷类是碳水化合物的主要来源, 因此主食的品种、数量主要根据各类食物中碳水化合物的含量确定。主食的品种主要根据用餐者的饮食习惯来确定, 北方习惯以面食为主, 南方则以大米居多。计算公式为:

主食质量 = 碳水化合物的需要量 ÷ 食物的碳水化合物含量

例如, 根据上一步的计算, 早餐中应含有碳水化合物 81g。若以小米粥和馒头为主食, 并分别提供 20% 和 80% 的碳水化合物。查食物成分表得知, 每 100g 小米粥含碳水化合物 8.4g, 每 100g 馒头含碳水化合物 44.2g, 则:

所需小米粥重量 = 81g × 20% ÷ (8.4/100) = 193g

所需馒头重量 = 81g × 80% ÷ (44.2/100) = 147g

✿知识链接

主副食品种的确定

一般根据日常生活知识 (饮食习惯) 和营养知识来确定主食和副食。将食物按其营养特点分为五大类:

第一类为谷类及薯类。谷类包括米、面、杂粮, 薯类包括马铃薯、甘薯、木薯等, 主要提供碳水化合物、蛋白质、膳食纤维及 B 族维生素。

第二类为动物性食物。包括肉、禽、鱼、奶、蛋等, 主要提供蛋白质、脂肪、矿物质、维生素 A、B 族维生素和维生素 D。

第三类为豆类和坚果。包括大豆和其他干豆类及花生、核桃、杏仁等坚果类, 主要提供蛋白质、脂肪、膳食纤维、矿物质、B 族维生素和维生素 E。

第四类为蔬菜、水果和菌藻类。主要提供膳食纤维、矿物质、维生素 C、胡萝卜素、维生素 K 及有益健康的植物化学物质。

第五类为纯能量食物。包括动植物油、淀粉、食用糖和酒类, 主要提供能量。动植物油还可提供维生素 E 和必需脂肪酸。

每日膳食中选用的食物应达到五大类, 18 种以上。主食类 3 种以上 (米、面、薯类或粗粮若干), 动物性食物 3 种以上 (包括鱼、禽、畜肉, 乳类, 蛋类), 不包括乳类共 100 ~ 150g, 蔬菜 6 种以上 (包括叶、根、茎、花、果菜, 菌藻类 1 ~ 2 种, 绿叶蔬菜占 50%), 成人每日蔬菜 300 ~ 500g, 果类 2 种以上 (包括水果和坚果), 大豆及其制品 2 种, 植物油 2 种。

早餐品种: 牛奶、豆浆、稀饭、馒头、包子 (蒸)、面包、炒粉、肠粉、小菜 (青菜、榨菜、煮黄豆)、鸡蛋 (煮、煎)、面条 (炒、煮)、粉条 (煮、炒) 等。

早餐选择原则: 干湿结合, 荤素结合, 品种多样 (2 ~ 4 种)。

午、晚餐主食: 米饭、面食 (粮谷类)。

午、晚餐副食：鱼、肉、蛋类、青菜（分别计算，组合烹调）。

午、晚餐主食的选择原则：品种要多样，粗细结合。

午、晚餐副食的选择原则：品种要多样，不少于6个品种，荤素结合，干稀结合，避免重复。

例如，一名驾驶员一日食谱的品种可有以下选择：

早餐：

主食：馒头（面粉）、小米粥（小米）。

副食：牛奶、鸡蛋。

午餐：

主食：米饭（粳米）。

副食：瘦猪肉、虾皮、蒜苗、小白菜。

晚餐：

主食：烙饼（面粉）。

副食：瘦猪肉、牛肉、南豆腐、白萝卜、绿豆芽。

水果：苹果、香蕉。

（5）确定副食中动物性食物及豆制品的品种和质量。

副食品种和质量应在已确定主食用量的基础上，依据副食应提供的蛋白质的质量确定。除了谷类食物能提供的蛋白质，各类动物性食物和豆制品都是优质蛋白质的主要来源。

计算步骤如下：

①计算主食中含有的蛋白质质量：

主食中蛋白质质量 = ∑主食的质量×每100g主食中蛋白质含量

②计算副食应提供的蛋白质质量：

副食应提供蛋白质质量 = 应摄入蛋白质质量 − 主食中蛋白质质量

③分配副食中动物性食物及豆制品的蛋白质比例。如设定副食中蛋白质的2/3由动物性食物供给，1/3由豆制品供给，则

动物性食物提供的蛋白质质量 = 应摄入的蛋白质质量×2/3

豆制品提供的蛋白质质量 = 应摄入的蛋白质质量×1/3

④计算各类动物性食物及豆制品的质量。

例如，某用餐者午餐应含蛋白质27g、碳水化合物108g。以馒头、米饭为主食，并分别提供50%的碳水化合物，副食选择的动物性食物和豆制品分别为猪肉和豆腐干，计算猪肉和豆腐干的质量。

已知，每100g馒头和米饭含碳水化合物分别为47g和25.9g，蛋白质分别为6.2g和2.6g，每100g猪肉和豆腐干的蛋白质含量分别为20.2g和16.2g。

解：①先算主食（馒头、米饭）所需质量（根据碳水化合物需要量计算），计算过程略。得出馒头和米饭所需质量分别为115g和208g。

再计算主食中含蛋白质的质量：

主食中蛋白质含量 = 115g × （6.2g/100g）+ 208g × （2.6g/100g）= 12.5g

②计算副食（猪肉、豆腐干）中蛋白质含量：

副食中蛋白质含量 = 27g − 12.5g = 14.5g

③分配副食中动物性食物及豆制品的蛋白质含量：

设定副食中蛋白质的 2/3 应由动物性食物供给，1/3 应由豆制品供给，因此：

猪肉含蛋白质质量 = 14.5g × 2/3 = 9.7g

豆腐干含蛋白质质量 = 14.5g × 1/3 = 4.8g

④计算动物性食物及豆制品的质量：

查猪肉、豆腐干的蛋白质含量，则：

猪肉质量 = 9.7g ÷ （20.2g/100g）= 48g

豆腐干质量 = 4.8g ÷ （16.2g/100g）= 30g

确定了动物性食物和豆制品的质量，就可以保证蛋白质的摄入。

（6）配备蔬菜和水果。

蔬菜的品种和数量可根据不同季节市场的蔬菜供应情况，以及与动物性食物和豆制品配菜的需要来确定，保证每日总量 300 ~ 500g。

例如：青椒炒肉丝（猪肉 48g，青椒 100g），蒜苗炒豆腐干（豆腐干 30g，蒜苗 80g）。

水果：早餐或两餐之间提供，保证每日共 200 ~ 400g。

（7）确定烹调用油的量。

油脂的摄入应以植物油为主，有一定量动物脂肪摄入。由食物成分表可知每日摄入各类食物提供的脂肪含量，将需要的脂肪总含量减去食物提供的脂肪量即为每日植物油供应量。午餐和晚餐的烹调用油分别为 10 ~ 15g，成年人一般要求不超过 30g/d。

植物油的量 = 总脂肪量 − 食物中的脂肪含量

例如，某人午餐主食是馒头、米饭（馒头 115g，米饭 208g），副食是猪肉 48g，豆腐干 30g，分别查出以上食物的脂肪含量，用午餐应提供的脂肪总量（20g）减去它们提供的脂肪量，得出剩余脂肪量，即为所用烹调油质量。

植物油用量：20g − 115g × 1.1% − 208g × 2.5% − 48g × 7.9% − 30g × 3.6% = 8.8g

（8）食谱的初步确定。

按照（5）（6）（7）步骤分别算出三餐主副食的质量，初步形成食谱。

早餐：小米粥 193g、馒头 147g、煮鸡蛋 1 个（60g）、炒黄瓜（黄瓜 50g、植物油 6g）、加餐苹果 200g。

午餐：米饭 208g、馒头 115g、青椒炒肉丝（猪肉 48g、青椒 100g、植物油 4g），蒜苗炒豆腐干（豆腐干 30g、蒜苗 80g、植物油 5g），加餐橘子 100g。

晚餐：米饭 313g、腐竹牛肉煲（牛肉 40g、腐竹 10g、植物油 6g）、凉拌西红柿（西红柿 100g）、清炒小白菜（小白菜 100g、植物油 5g）。

7.6.4 食谱编制方法——交换份法

在营养配餐时，食物交换份法简单、实用、易于操作。该法是将常用食物按其所含营养素量的近似值归类，计算出每类食物每份所含的营养素值和食物质量，然后将每类食物的内容列出表格供交换使用，最后，根据不同能量需要，按蛋白质、脂肪和碳水化合物的合理分配比例，计算出各类食物的交换份数和实际重量，并按各类食物等值交换表选择食物。

（1）食物交换份表。

我国的膳食指南将常用食物划分为谷薯类、动物性食物、豆类和坚果、蔬菜水果类、纯能量食物等五大类食物。食品交换时按所含营养素的特点又可分四大组、八大类，凡能产生376kJ（90kcal）能量的食物称为一个交换份，见表7-13。在每一类食品中又用不同种类的食品依交换份互相交换。但是不同表中的食品，由于所含的营养素的种类和数量差别较大，不能相互交换。

表7-13 每交换份食品的产能营养素含量表

组别	类别	每份重量（g）	能量（kcal）	蛋白质（g）	脂肪（g）	碳水化合物（g）	主要营养素（g）
谷薯组	谷薯类	25	90	2.0		20.0	碳水化合物、膳食纤维
蔬果组	蔬菜类	500	90	4.0		18.0	矿物质、维生素、膳食纤维
	水果类	200	90	1.0		21.0	
肉蛋组	大豆类	25	90	9.0	4.0	4.0	蛋白质
	奶类	160	90	5.0	5.0	5.0	
	肉蛋类	50	90	9.0	6.0		
油脂组	坚果类	15	90	4.0	7.0	2.0	脂肪
	油脂类	10	90		10.0		

（2）各类食物的等值交换份。

谷薯类、蔬菜类、水果类、豆和豆制品、肉蛋类、奶和奶制品、油脂类等食物的等值交换关系，见表7-14。

表 7-14 各类食物能量等值交换表

食物类别	食品名称	重量（g）	食品名称	重量（g）
谷薯类食物（每份提供蛋白质2g、碳水化合物20g、能量90kcal）	大米、小米、糯米	25	绿豆、红豆、干豌豆	25
	高粱米、玉米渣	25	干粉条、干莲子	25
	面粉、玉米面	25	油条、油饼、苏打饼	25
	混合面	25	烧饼、烙饼、馒头	35
	燕麦片、荞麦面	25	咸面包、窝窝头	35
	各种挂面、龙须面	25	生面条、魔芋生面条	35
	马铃薯	100	鲜玉米	200
蔬菜类食物（每份提供蛋白质4g、碳水化合物18g、能量90kcal）	大白菜、圆白菜、菠菜	500	白萝卜、青椒、茭白、冬笋	400
	韭菜、茴香	500	南瓜、花菜	350
	芹菜、莴苣、油菜	500	扁豆、洋葱、蒜苗	250
	葫芦、西红柿、冬瓜、苦菜	500	胡萝卜	200
	黄瓜、茄子、丝瓜	500	山药、荸荠、藕	150
	芥蓝菜、瓢菜	500	慈姑、百合、芋头	100
	苋菜、雪里蕻	500	毛豆、鲜豌豆	70
	绿豆芽、鲜蘑菇	500		
水果类食物（每份提供蛋白质1g、碳水化合物21g、能量90kcal）	柿、香蕉、鲜荔枝	150	李子、杏	200
	梨、桃、苹果（带皮）	200	葡萄（带皮）	200
	橘子、橙子、柚子	200	草莓	300
	猕猴桃（带皮）	200	西瓜	500
豆和豆制品（每份提供蛋白质9g、脂肪4g、碳水化合物4g、能量90kcal）	腐竹	20	北豆腐	100
	大豆	25	南豆腐	150
	大豆粉	25	豆浆	400
	豆腐丝、豆腐干	50		

（续上表）

食物类别	食品名称	重量（g）	食品名称	重量（g）
肉蛋类（每份提供蛋白质 9g、脂肪 6g、能量 90kcal）	熟火腿、香肠	20	鸡蛋（一大个带壳）	60
	半肥半瘦猪肉	25	鸭蛋、松花蛋（一大个带壳）	60
	熟叉烧肉（无糖）、午餐肉	35	鹌鹑蛋（六个带壳）	60
	瘦猪肉、牛肉、羊肉	50	鸡蛋清	150
	带骨排骨	50	带鱼	80
	鸭肉	50	草鱼、鲤鱼、甲鱼、比目鱼	80
	鹅肉	50	大黄鱼、鳝鱼、黑鲢、鲫鱼	100
	兔肉	100	虾、清虾、鲜贝	100
	熟酱牛肉、熟酱鸭	35	蟹肉、水浸鱿鱼	100
	鸡蛋粉	15	水浸海参	350
奶和奶制品（每份提供蛋白质 5g、脂肪 5g、碳水化合物 5g、能量 90kcal）	奶粉	20	牛奶	160
	脱脂奶粉	25	羊奶	160
	奶酪	25	无糖酸奶	130
油脂类（每份提供脂肪 10g、能量 90kcal）	花生油、香油（1 汤勺）	10	猪油	10
	玉米油、菜籽油（1 汤勺）	10	牛油	10
	豆油（1 汤勺）	10	羊油	10
	红花油（1 汤勺）	10	黄油	10
	核桃、杏仁、花生米	15	葵花籽（带壳）	25
	西瓜子（带壳）	40		

（3）不同能量水平的食物交换份。

不同能量水平的食物交换份可参考表 7 – 15。

表 7 – 15　不同能量水平的食物交换份（90kcal = 1 份）

	轻体力劳动				中等体力劳动				重体力劳动			
	女性 1 800kcal		男性 2 250kcal		女性 2 100kcal		男性 2 600kcal		女性 2 400kcal		男性 3 000kcal	
	重量（g）	单位（份）	重量（g）	单位（份）	重量（g）	单位（份）	重量（g）	单位（份）	重量（g）	单位（份）	重量（g）	单位（份）
总交换份数		20		25		23.5		29.5		27		34
谷薯类	250	10	325	13	300	12	400	16	350	14	500	20
大豆类	30	1	40	2	40	2	50	2	40	2	50	2
蔬菜类	300	1	400	1	350	1	500	1	450	1	550	1

（续上表）

	轻体力劳动				中等体力劳动				重体力劳动			
	女性 1 800kcal		男性 2 250kcal		女性 2 100kcal		男性 2 600kcal		女性 2 400kcal		男性 3 000kcal	
	重量（g）	单位（份）	重量（g）	单位（份）	重量（g）	单位（份）	重量（g）	单位（份）	重量（g）	单位（份）	重量（g）	单位（份）
水果类	200	1	300	1	300	1	400	2	400	2	500	2
肉禽类	50	1	75	1.5	50	1	75	1.5	75	1.5	100	2
蛋类	25	0.5	50	1	25	1	50	1	50	1	50	1
水产类	50	1	75	1	75	1	100	1	75	1	100	1
奶类	300	2	300	2	300	2	300	2	300	2	300	2
烹调油	25	2.5	25	2.5	25	2.5	30	3	30	3	30	3

（4）交换份法的食谱编制步骤。

交换份法食谱编制的步骤如下：

①查出每日所需总能量；

②计算食品交换份总数；

③进行食物的三餐分配；

④食谱编制；

⑤食谱调整；

⑥进行互换。

把各类食物分配到三餐中去的原则：

①谷薯类，蔬菜类，肉类、鱼类、禽蛋类均等地分配于三餐中；

②油类和调味品，配合菜肴分配于三餐中；

③水果、乳品尽量分配于上午、下午和晚间加餐中。

例如，一位 36 岁的女性，办公室职员，请用食物交换份法为她编制食谱。

编制食谱：

①查出每日所需总能量。

查 DRIs，成年轻体力劳动女性的每日能量需要量为 1 800kcal。

②计算食品交换份总数。

1 800kcal÷90kcal/份=20 份

或者查表 7-15，1 800kcal 能量需要交换份 20 份。

③进行食物的三餐分配。

查表 7-15，20 份食物交换份由以下食物提供：10 份谷薯类食物交换份、1 份大豆类交换份、1 份蔬菜类交换份、1 份水果类交换份、2.5 份肉蛋等动物性食物交换份、2 份奶类交换份、2.5 份油脂类食物交换份。

根据三餐分配比例确定每餐各类食物的交换份数，一般三餐分配为早餐：中餐：晚餐 =30%：40%：30%，即早、中、晚三餐食物交换份约为6份、8份、6份。主食的分配按照三餐的分配比进行分配。

早餐：

谷薯类：10 份×30% =3 份，由面粉提供，即75g。

肉蛋类：1 份，由鸡蛋提供，即60g。

奶类：2 份，由牛奶提供，即320g。

共6 份。

午餐：

谷薯类：10 份×40% =4 份，由大米提供，即100g。

肉蛋类：0.5 份，由鸡肉提供，即25g。

豆类：1 份，由豆腐干提供，即50g。

蔬菜类：0.4 份，由绿豆芽提供，即200g。

油脂类：1.5 份油脂，由植物油提供，即15g。

共7.4 份。

晚餐

谷薯类：10 份×30% =3 份，分别是2 份面粉（50g），1 份小米（25g）。

肉蛋类：1 份，由猪肉提供，即50g。

蔬菜类：0.6 份，由大白菜提供，即300g。

水果类：1 份，由橘子提供，200g。

油脂类：1 份油脂，由植物油提供，即10g。

共6.6 份。

④食谱编制。

表7 - 16　食谱示例

餐次	食物名称	原料及质量	份数
早餐	面包	面粉，75g	3 份
	煮鸡蛋	鸡蛋，60g	1 份
	牛奶	牛奶，320g	2 份
午餐	米饭	大米，100g	4 份
	鸡肉炒豆腐干	鸡肉，25g	0.5 份
		豆腐干，50g	1 份
		植物油，10g	1 份
	炒绿豆芽	绿豆芽，200g	0.4 份
		植物油，5g	0.5 份

（续上表）

餐次	食物名称	原料及质量	份数
晚餐	花卷	面粉，50g	2 份
	小米粥	小米，25g	1 份
	白菜炒肉	大白菜，300g	0.6 份
		猪肉，50g	1 份
		植物油，10g	1 份
	橘子	橘子，200g	1 份

⑤食谱调整（略）。

⑥食物互换。

按照食物互换的原则，对食物进行互换，可设计出一周食谱。

表 7 – 17　早餐互换

换前	换后
面包（面粉75g）	馒头（面粉75g）
煮鸡蛋（60g）	酱牛肉（35g）
牛奶（320g）	酸奶（260g）

表 7 – 18　午餐互换

换前	换后
米饭（大米100g）	发糕（面粉50g、玉米面50g）
鸡肉炒豆腐干（鸡肉25g、豆腐干50g、植物油10g）	酿豆腐（猪肉25g、南豆腐150g、植物油10g）
炒绿豆芽（绿豆芽200g、植物油5g）	炒胡萝卜（胡萝卜80g、植物油5g）

表 7 – 19　晚餐互换

换前	换后
花卷（面粉50g）	米饭（大米75g）
小米粥（小米25g）	
白菜炒肉（白菜300g、猪肉50g、植物油10g）	韭菜炒鸡蛋（韭菜250g、绿豆芽50g、鸡蛋60g、植物油10g）
橘子（200g）	苹果（200g）

食物交换份法是一个比较粗略的方法，实际应用中，可将计算法与食物交换份法结合使用，首先用计算法确定食物的需要量，然后用食物交换份法确定食物种类及数量。通过食物的同类互换，可以以一日食谱为模本，设计出一周、一月食谱。

第8章　运动营养

8.1　运动的相关概念及分类

概　述

按能量代谢，运动可分为有氧运动和无氧运动。

按生理功能和运动方式，运动可分为关节柔韧性运动、抗阻力运动及身体平衡和协调性练习。

有益健康的身体活动应该是中等强度及以上，频率是每周3~5天。

8.1.1　身体活动的概念

身体活动指由于骨骼肌收缩产生的机体能量消耗增加的活动。进行身体活动时，人体会产生心跳、呼吸加快，循环血量增加，代谢和产热加速等反应。这些反应是身体活动产生健康效益的生理基础。

8.1.2　身体活动的分类

1. 按日常活动分类

根据身体活动的特点和内容，可分为职业性身体活动、交通往来身体活动、家务性身体活动和运动锻炼身体活动四类。

职业性身体活动指工作中的各种身体活动，职业和工作性质不同，能量消耗不同。

交通往来身体活动指家中到工作、购物、游玩等地点的来往途中的身体活动。采用的交通工具不同，能量消耗不同。

家务性身体活动指各种家务劳动，能量消耗较大的有洗衣服、擦地，能量消耗较小的有做饭、清洗台面。

运动锻炼身体活动是身体活动的一部分，属于休闲活动的一种形式。锻炼涉及有计划、有条理和反复的动作，目的在于增进或维持身体素质的一个或多个方面。应大力提倡通过运动锻炼弥补人们身体活动量的不足，中等和高强度的身体活动有益于健康。

2. 按能量代谢分类

身体活动的本质是肌肉收缩做功，肌肉收缩的直接能量来源是三磷酸腺苷（ATP），ATP的供应途径主要分为无氧和有氧两种代谢过程。身体活动也可分为有氧代谢运动和无氧代谢运动，简称有氧运动和无氧运动。

表 8 - 1　有氧运动与无氧运动的区别

	有氧运动	无氧运动
运动强度	低	高
持续时间	3min 以上	2min 以内
能量来源	糖分与脂肪为主，少量蛋白质	糖分
供能特点	慢，持久	快，不持久
代谢废物	少，被血液快速带走	多，乳酸易累积，导致疲劳
典型运动	快走、慢跑、游泳	赛跑、举重

（1）有氧运动。

有氧运动也叫耐力运动，指以躯干、四肢等大肌肉群参与为主的、有节律、时间较长、能够维持在一个稳定状态的身体活动，如长跑、步行（4km/h 的中等速度）、骑自行车、游泳、爬山、水上运动、滑雪、滑冰等，以及乒乓球、羽毛球等各种球类运动。

有氧运动有助于增进心肺功能、降低血压和血糖、增加胰岛素敏感性、改善血脂和内分泌系统的调节功能，提高骨密度、减少体内脂肪蓄积、控制不健康的体重增加。

（2）无氧运动。

无氧运动一般为肌肉的强力收缩活动，因此不能维持一个稳定的状态。运动中用力肌群的能量主要靠无氧酵解供应。无氧运动也可发生在有氧运动末期，是抗阻力肌肉力量训练的主要形式。举重、赛跑、跳高、跳远、投掷等属于爆发性的无氧运动。

无氧运动同样有促进心血管健康和改善血糖调节能力等方面的作用，特别是对骨骼、关节和肌肉的强壮作用更大，不仅可以保持或增加瘦体重、延缓身体运动功能丧失，还有助于预防老年人的骨折和跌倒及其造成的伤害，也有助于多种慢性疾病的预防控制。

3. 按生理功能和运动方式分类

（1）关节柔韧性活动。

关节柔韧性活动是指通过躯体或四肢的伸展、屈曲和旋转活动，锻炼关节的柔韧性和灵活性。关节柔韧性活动对循环、呼吸和肌肉的负荷小，能量消耗低，故有助于预防跌倒和外伤、提高老年人的生活质量。

（2）抗阻力活动。

抗阻力活动又称肌力训练，指肌肉对抗阻力的重复运动，具有保持或增强肌肉力量、体积和耐力的作用，如举哑铃、俯卧撑、引体向上等。

抗阻力活动有助于保持和促进代谢，改善血糖调节能力，对骨骼系统形成的机械刺激也有益于骨健康，可以延缓老年人肌肉萎缩引起的力量降低，预防跌倒，提高独立生活能力。

（3）身体平衡和协调性练习。

身体平衡和协调性练习是指改善人体平衡和协调性的组合活动，如体操、拳操、舞蹈等。此类运动可以改善人体运动能力，预防跌倒，提高生活质量。

8.1.3 身体活动强度

身体活动强度指单位时间内身体活动的能耗水平或对人体生理刺激的程度，分为绝对强度（物理强度）和相对强度（生理强度）。

代谢当量（音译为梅脱）指相对于安静休息时身体活动的能量代谢水平，1梅脱相当于每分钟每千克体重消耗3.5mL的氧，或每千克体重每分钟消耗1.05kcal（44kJ）能量的活动强度。一般以大于等于6Met为高强度；3~5.9Met为中等强度；1.1~2.9Met为低强度。

相对强度属于生理范畴，更多地考虑个体生理条件做某种身体活动的反应和耐受力。

当人体剧烈运动时，人体消耗的氧量和心率可达极限水平，此时的耗氧量称为最大耗氧量，相应的心率即为最大心率。最大心率＝220－年龄。一般认为当心率达到最大心率的60%~75%时，身体活动水平达到了中等强度。

代谢当量、最大耗氧量和最大心率百分比均可用以评价身体活动的强度，实际中可根据具体情况选择，而自我感知运动强度更侧重于考虑个体的差异性，可供人们把握活动强度时参考。

8.1.4 身体活动总量与健康效益

身体活动总量是个体活动强度、频度、每次活动持续时间以及该活动计划历时长度的综合度量，上述变量的乘积即为身体活动总量。身体活动总量是决定健康效益的关键。10min以上的中等强度有氧活动和中等负荷的肌肉力量训练应作为身体活动总量的主要内容。

每周150min中等强度或75min高强度，即每周8~10Met·h的身体活动总量可以增进心肺功能、降低血压和血糖、增加胰岛素的敏感性、改善血脂、调节内分泌系统、提高骨密度、保持或增加瘦体重、减少体内脂肪蓄积、控制不健康的体重增加。

根据目前的科学证据，对有益健康的身体活动总量，强调身体活动强度应达到中等及以上，频度应达到每周3~5天。

日常生活中的身体活动，包括家务劳动，降低疾病风险的有力证据还不多，但增加这些活动可以增加能量消耗，有助于体重的控制，对老年人而言，适当的活动对改善健康和生活质量也有作用。

✲小贴士

有益健康的身体活动原则

合理选择有益健康的身体活动量（包括活动的形式、强度、时间、频度和总量），应遵循以下四项基本原则：

（1）动则有益：对于平常缺乏身体活动的人，只要改变静态生活方式、增加身体活动水平，便可使身心健康状况和生活质量得到改善。

（2）贵在坚持：机体的各种功能用进废退，只有经常锻炼，才能获得持久的健康效益。

（3）多动更好：低强度、短时间的身体活动对促进健康的作用相对有限，逐渐增加身体活动时间、频度、强度和总量，可以获得更大的健康效益。

（4）适度量力：多动更好应以个人体质为度，且要量力而行。体质差的人应从低强度开始锻炼，逐步增量；体质好的人则可以进行活动量较大的体育运动。

8.2 运动的营养需求

概 述

糖类是运动中最主要也是最理想的能量来源。

补充糖类有利于运动前的能量储备、运动中的能量利用以及运动后的疲劳恢复。

耐力性运动消耗较多脂肪，需要及时补充。

8.2.1 一般运动员的营养需求

1. 蛋白质

运动员在训练和比赛时，尤其在大运动量的情况下不仅消耗大量能量，也使体内蛋白质分解代谢加强，甚至会出现负氮平衡。因此，保证量足质优的蛋白质摄入对补充运动员的损耗、增强肌肉力量、促进血红蛋白合成及加速疲劳恢复等均具有重要意义。但蛋白质终究不是运动员的主要能源，而且高蛋白膳食可导致尿氮排出增加，造成体内蛋白质的代谢产物如氨、尿素、尿酸等的大量堆积，加重肝、肾负担，同时使体内水分、矿物质（尤其是钙）耗竭，对运动成绩及运动员健康均不利，故不宜过多摄入。运动员蛋白质的参考摄入量每日为 1.5 ~ 2.5g/kg BW，动物性蛋白占 50% ~ 65%。

2. 糖类

糖类是运动员最理想的能量来源。对于运动员来说，不论是持久性运动，还是短时间的激烈运动，所消耗的肌糖原和肝糖原都不能由脂肪或蛋白质替代，特别是增加脂肪将产生大量酮体，并使糖原储备下降，可导致机体疲劳、肌力减弱及运动效率降低，因此，激烈且长时间的运动，会增加糖类的需求量，这不仅表现在训练期和比赛期，在恢复期也是如此。有人研究，当运动量达到 85% ~ 90% 最大吸氧量时，全部能量来自糖类。如果体内糖储备不足，将直接影响运动员的体力和耐力，因此，建议在运动前、运动中适当补给葡萄糖，这有利于维持运动中的血糖水平。一般来说，比赛前服糖以 1g/kg BW 为宜。对于持久性耐力运动，可在赛前数天或赛前 2h 补充。运动中糖类的利用受下列因素影响：运动强度、持续时间、运动项目、膳食结构、环境因素、男女性别等。随着运动医学的发展，糖类作为运动员的能量来源已越来越受到重视。对于大运动量训练，按 9～10g/（kg·d）供应糖类，有利于运动前的能量储备、运动中的能量利用以及运动后的疲劳恢复等。

3. 脂肪

脂肪是运动员理想的能量储备形式。在轻、中度运动时，脂肪约提供机体 50% 的能量需要，在持久运动时脂肪可以提供约 80% 的能量需要。但因为脂肪的 β 氧化过程是不完全氧化，代谢时耗氧量高，而且会产生酸性代谢产物，对运动员的耐力以及运动后的体力恢复不利。一般来说，运动员膳食中脂肪提供的能量占总能量的 25%～30% 比较合适。

4. 能量

运动员的能量代谢主要取决于运动强度、频度和持续时间三个要素，同时也受运动员的体重、年龄、营养状况、训练水平、精神状态及训练时投入程度等因素的影响。不同运动项目的能量代谢特点也不同。例如投掷、举重等是要求爆发力量强的项目，运动强度在短时间内骤然增大，单位时间内能量消耗也最大，但其动作频度低，持续时间短，体力容易恢复。而长跑、竞走等项目虽然运动强度较小，但动作频度高、持续时间长，总能量消耗较多。不同国家、不同运动项目制定的运动员能量供给量也不同。我国一般项目运动员的能量需要为 209～250kJ/kg BW，国家体育总局为运动员制定的饮食标准中能量供给量为 184MJ/d。运动员的能量来源主要为碳水化合物。当运动员体内有足够的碳水化合物和脂肪作为能源时，蛋白质几乎不被动用。随着运动负荷的增强，对碳水化合物的利用也在增加，当运动强度达到 85%～90% 最大吸氧量时，全部能量来自碳水化合物。随着运动强度的增加和时间的延长，对脂肪的利用也逐渐增加。建议膳食能量的供给量应增加 10%～15%。其中碳水化合物占总能量的 50% 左右，蛋白质占总能量的 15%～20%。

5. 矿物质和维生素

运动员大量出汗，将体内的矿物质和维生素尤其是水溶性维生素随汗排出，而出现一些缺乏病。如缺铁性贫血和锌缺乏病的出现，主要是由膳食不足和出汗引起的，这些缺乏病均能影响运动成绩和体力恢复。但在运动员体内宏量元素、微量元素和维生素都不缺乏的情况下，如果大量补充钙、镁、锌、硒、铜、铁以及维生素 B_1、维生素 B_2、维生素 B_6、维生素 C 等，将影响胃肠道对这些营养素的吸收，增加汗液、尿和粪便中的排泄量，对提高运动成绩并无明显作用，甚至会引起不良反应，影响这些营养素的体内平衡，不利于运动与健康。因此，维生素和矿物质的补充不能过多，只要补足因大运动量出汗所造成的损失即可，即在补水的同时，补充适量的矿物质与维生素。

6. 水分与电解质的要求

运动员在高温和高湿度环境中进行大运动量或持久耐力运动，主要依靠大量出汗使机体散热，但随之也可导致身体水分和电解质的不断流失。运动员的出汗量受许多因素影响，如运动强度、持续时间、环境温度和相对湿度。出汗率虽有个体差异，但可超过 2L/h。大量出汗可使机体失水，进而影响运动成绩乃至损害健康。因此，运动期间补充水分与电解质就成为运动员营养的首要问题。一般认为，运动初期不需补液，此后视情况少量多次补充效果好。所补充的饮料常由葡萄糖水、钠盐和钾盐组成，这些饮料应符合等渗的要求。

8.2.2 运动员的营养搭配

1. 平衡膳食

运动员的膳食应能提供运动员训练、比赛和生活所需要的全部营养，而且应该遵循合理搭配和食物多样化的原则。膳食组成中应包括：① 粮食、油脂（以植物油为主）、食糖及薯类；② 乳及乳制品（必须保证有发酵乳供给）；③ 动物性食品（鱼、肉、家禽、蛋类）；④ 豆类及豆制品（包括鲜豆浆）；⑤ 新鲜蔬菜和水果；⑥ 菌藻类；⑦ 坚果类。

2. 高碳水化合物膳食

碳水化合物是人体最重要的供能物质，能在任何运动场合参与 ATP 合成，糖原储备不足将导致运动机体疲劳。糖原储备水平高者跑步速度快，运动到衰竭的时间延长。从事长时间耐力训练和比赛的运动员应在运动前、运动中和运动后采取高碳水化合物膳食和注意休息，以增加糖原储备和加速运动后糖原储备的恢复。运动前后碳水化合物的补充应以复合碳水化合物为主，运动中可选用含葡萄糖、果糖、低聚糖的复合糖液。

3. 高能量密度和高营养素密度膳食

为避免食物体积过大，增加胃容量，影响运动，运动员应该选择能量密度和营养素密度高的食物。

4. 注意食品的色、香、味、形状和硬度

根据运动员的营养需要特点，提供营养丰富又为运动员喜爱的食物。食品加工中应注意保持主副食品的色、香、味、形和一定的硬度，以促进食欲和消化吸收。同时还要注意食物的多样化以增进食欲。

5. 采用少量多餐

由于运动员膳食结构中碳水化合物比例较高，而碳水化合物在胃中的排空速度较快，会使运动员易产生饥饿感，因此应该采用少量多餐的进餐方式，如三餐两点制或三餐三点制。

✱知识链接

运动员三餐营养搭配

① 早餐：自由搭配，保证健康。

碳水化合物食物：全麦面包、早餐五谷、汤面、白面包。

奶类：低脂芝士、低脂奶、加钙豆浆、乳酪。

水果：橙、苹果、香蕉。

肉类：偶尔进食火腿，烹煮时少用油。

蔬菜：菜汤面等。

② 午餐：以碳水化合物食物为主。

低脂肪动物性食物：如猪排、牛排、瘦肉、鸡蛋、禽、鱼等。

蔬菜与水果：多食绿色或深色蔬菜，餐后水果 1~2 份。

③ 晚餐：遵循午餐原则。

④ 餐间补充：

健康小吃：苹果、饼干、面包、低脂奶、豆浆、果汁、水。

⑤ 就餐时间安排：

大运动量训练：运动前 4h。

中运动量训练：运动前 3h。

少运动量训练：运动前 2h。

微运动量训练：运动前 1h。

运动前后的食物选择：

① 运动前的食物选择：高碳水化合物，低脂肪，适量蛋白质，足够水分，分量适当，熟悉的食物，符合卫生。

② 训练或比赛中：跟随水分补充。

③ 训练或比赛后：运动后 2h 内，1kg 体重补充 1.5g 碳水化合物；运动后每丢失 0.5kg 体重，水分补充 500mL 以上。

8.3 不同运动项目的营养指导

概 述

不同运动项目有不同的特点，需要强化不同的营养物质。

合理的营养既能保持良好的运动能力，又能促进体力恢复。

合理营养，将有助于运动健身时机体内环境的稳定，对全面调节器官的功能，并使代谢过程顺利进行有着重要意义。合理营养应能全面适应运动时营养的消耗，使体内营养既得到补充，又有充分的营养储备，从而使人们保持良好的运动能力，促进其体力恢复。运动时营养不足或过剩，都可使机体机能下降，运动能力降低，甚至会产生某些运动性疾病。此外，运动时的营养状况还会对机体免疫功能、训练适应性以及疲劳的消除等产生一定的影响。

8.3.1 快速运动的营养指导

运动特点：运动强度大、运动时间短，能量输出功率高，主要依靠高能磷酸系统与糖原无氧酵解供应，产生大量酸性代谢产物。例如短跑运动，运动员体内 ATP - CP

和糖酵解供能占能量系统的98%。

营养指导：运动员的营养摄入应符合体内能源物质迅速发挥作用的要求，使ATP和磷酸肌酸（CP）的再合成加速，所以，膳食中应含丰富易吸收的糖类、维生素C和维生素 B_1、维生素 B_2 等营养素。此外，由于短时间内形成的酸性代谢产物在体内堆积，神经活动高度紧张，故还应向运动员供给含丰富蛋白质与磷的食物。为使体内碱储备充足，运动员也应多吃蔬菜、水果等碱性食物。

8.3.2　耐力性运动的营养指导

运动特点：运动强度小、运动时间长。单位时间能量消耗小，但总能量消耗大，能量代谢以有氧化为主，主要靠脂肪提供，肌糖原消耗增加，蛋白质分解加强。如长距离步行、长跑、马拉松跑、长距离游泳、长距离滑雪等。

营养指导：为使运动员的血红蛋白和呼吸酶维持在较高水平，应供给较多的蛋白质、铁、维生素 B_1、维生素 B_2、维生素C等。为了既保证食物热量又缩小食物体积，以减轻胃肠负担，食物中的脂肪量可适当提高，热量可占总热量的30%～35%。此外，耐力性运动员出汗较多，在运动中和运动后补充水和电解质很重要。

8.3.3　力量型运动的营养指导

运动特点：此种运动要求肌肉有较强的爆发力，以发展肌力为主，运动强度大。

营养指导：消耗的蛋白质和维生素 B_2 较多，特别是在训练初期，蛋白质的供应量应提高到2g/（kg·d）左右，占热量的百分比应达18%左右，其中优质蛋白质不低于1/3。另外，为保证神经肌肉的正常功能，常量元素钾、钠、钙、镁的补充也很重要。

8.3.4　技巧性运动的营养指导

运动特点：体操、击剑、射击、乒乓球等项目对技巧和灵敏性的要求比较高，以速度、协调为主，运动中神经活动异常活跃，能量消耗中等。

营养指导：碳水化合物需求中等，蛋白质、维生素和钙、磷等矿物质应当充足。一些对视力损伤较严重的运动项目，如游泳、跳水等，应注意维生素A和胡萝卜素的供给，必要时可适量补充鱼肝油等。

8.3.5　球类运动的营养指导

运动特点：球类项目，如足球、篮球、排球等，要求运动员的机体既是力量型的，又要有良好的灵敏性、反应性和技巧等。

营养指导：膳食应供给充足的碳水化合物、优质蛋白质（12%～15%）、维生素 B_1、维生素C和钙、磷等营养素，饮料中应含有一定浓度的电解质和维生素。

8.4 不同人群选择运动项目的营养指导

概 述

对于一般人群，推荐每日进行 6～10 千步当量的身体活动，经常进行中等强度的有氧运动。

不同生理阶段的人群因生理特点不同而推荐不同的运动项目，运动的营养指导也存在差异。

不同人群由于年龄、性别等不同，其新陈代谢、生理机能、能量的消耗，都会表现出不同的变化和需求特点。不同性质的运动项目，不同强度、不同运动量的体育活动其能量的供应途径不同，需要的营养素也各有特色。

8.4.1 一般成人的身体活动推荐量

合理选择有益健康的身体活动量，应遵循"动则有益、贵在坚持、多动更好、适度量力"的四项原则。我国全民健康生活方式行动推出的身体活动技术指导方案，提出了生活出行加运动，每天累计"一万步"的理念。

1. 每日进行 6～10 千步当量的身体活动

运动强度除用代谢当量（Met）表示外，也可用千步当量表示，1Met·h 相当于 3 千步当量。4km/h 中速步行 10min 的活动量为 1 千步当量。各种活动都可用千步当量换算其强度，见表 8-2。

表 8-2 完成相当于 1 千步当量的各种活动所需时间

	活动项目	强度（Met）	千步当量时间（min）	强度分类
步行	4km/h，水平硬表面；下楼、下山	3.0	10	中
	4.8km/h，水平硬表面	3.3	9	中
	5.6km/h，水平硬表面；中慢速上楼	4.0	8	中
	6.4km/h，水平硬表面；0.5～7kg 负重上楼	5.0	6	中
	5.6km/h 上山；7.5～11kg 负重上楼	6.0	5	高
骑自行车	<12km/h	3.0	10	中
	12～16km/h	4.0	8	中
	16～19km/h	6.0	5	高

（续上表）

	活动项目	强度（Met）	千步当量时间（min）	强度分类
家居	整理床铺、搬桌椅	3.0	10	中
	清扫地毯、手洗衣服	3.3	9	中
	扫地、扫院子、拖地板、吸尘	3.5	8	中
	和孩子做游戏，中度用力（走/跑）	4.0	7	中
文娱体育	排球练习、舞厅跳舞（如华尔兹、狐步、慢速舞蹈）	3.0	10	中
	早操、工间操、家庭锻炼（轻或中等强度）	3.5	9	中
	太极拳，乒乓球练习、踩水（中等用力）	4.0	8	中
	羽毛球练习、高尔夫球、小步慢跑、舞厅快舞（如迪斯科、民间舞蹈）	4.5	7	中
	网球练习	5.0	6	中
	一般健身房运动、集体舞（骑兵舞、邀请舞）、蹲起	5.5	5	中
	走跑结合（慢跑少于10min）、篮球练习	6.0	5	高
	慢跑、足球练习、轮滑旱冰	7.0	4	高
	跑（8km/h）、跳绳（慢）、游泳、滑冰	8.0	4	高
	跑（9.6 km/h）、跳绳（中速）	10.0	3	高

达到千步当量时间短，意味着活动强度高。反之，则活动强度低。

推荐健康成人每日身体活动量总量应达到 6~10 千步当量，其中应有 4~6 千步当量中等强度有氧运动。各种身体活动的能量消耗都可用千步当量数结合体重和活动时间来计算，1 千步当量身体活动约消耗 22 kJ/kg BW（0.525 kcal/kg BW）。

2. 经常进行中等强度的有氧运动

推荐身体活动量，按照物理强度计算应达到每周 8~10Met·h。8Met·h 相当于以 6~7km/h 的速度慢跑 75min，10Met·h 相当于 5~6km/h 的速度快走 150min。

身体活动量 8~10Met·h 即相当于 24~30 千步当量。

进行中等强度活动时，需要 5~10min 才能启动包括心跳、呼吸加快，循环血量增加，代谢加速，产热增加等身体反应。因此，每次活动至少应达到 10min，才能更有效地产生健康效益。每个人可根据自己的需求，选择适当形式的中等强度活动。

选择适合个人体质的运动时间和强度。中等强度的有氧运动，以每天进行、坚持不懈为佳。如个人或环境条件有限，可以有间断，但不应超过 2d，每周达到 5~7d。如进行高强度锻炼，频度可以更低些，建议每周至少 3d。建议每次活动时间应达到 10min 以上，每天活动的总时间可以累计。

3. 积极参加各种体育和娱乐活动

可以在锻炼身体过程中，融入更多娱乐和文化的内容，把有氧耐力和肌肉力量锻炼的运动量累加后计入每周的活动量目标。

4. 维持和提高肌肉、关节功能

肌肉和关节功能直接影响心血管和代谢系统的健康，随年龄的增长而减退，即用进废退。活动可分为两类，一类为针对基本运动功能的练习，如抗阻力活动、关节柔韧性活动等；另一类为结合日常生活活动所设计的功能练习，如上下台阶、步行、前后踱步、蹲起、坐起、弯腰、转体、踮脚伸颈望远、拎抬重物、伸够高物等。一套体操或舞蹈练习，在一定程度上也可以理解为功能性训练。

身体活动中肌肉对抗的阻力大小不同，可重复的收缩次数不同，负荷强度也不同。健康成人的适宜阻力负荷应能重复 8～20 次，可根据个人体质情况选择。同一组肌肉高负荷的抗阻力活动不宜连续进行 2d，建议每周 2～3 次，隔日进行。抗阻力活动也可按千步当量计算，20min 中低负荷的阻力活动相当于 1～3 千步当量。

肌肉关节不宜过于频繁屈曲和伸展。关节的柔韧性练习可以结合日常活动或有氧运动进行，每周 2～3 次。

5. 日常生活"少静多动"

建议在日常生活和工作中应尽可能培养"少静多动"的生活习惯，保持较多的身体活动，如步行、骑车、上下楼和其他消耗体力的活动以保持健康体重。不强调一定要达到中等强度，也不要求每次至少持续 10min。所有活动的千步当量数可以累加计算总的活动量。

8.4.2 青年女性运动营养指导

1. 青年女性适合选择的运动项目

适合青年女性的运动项目有：有氧健身操、瑜伽、舞蹈、游泳、乒乓球、羽毛球、跑步、跳绳、野外活动等。

2. 运动的营养指导

表 8-3 青年女性运动的营养指导

能量	以保持理想体重为原则，碳水化合物占 65%，脂肪占 20%～30%，蛋白质占 10%～15%。大强度运动后 30min 内，应立即补糖 1.5g/kg，以利于肌糖原的合成，加速疲劳消除与促进体能恢复
蛋白质	每日摄入量保持在 1.2g/kg 左右。补充大豆蛋白，其中异黄酮具有类似雌激素的作用，对女性有特殊功效

（续上表）

脂肪	保证适量脂类摄入，少可能出现月经紊乱、闭经等问题，因此运动后女性脂肪补充不能少于正常女性营养需要量
维生素	补充维生素 E、胡萝卜素、维生素 C、类黄酮等，加强抗氧化能力。建议增加富含维生素、番茄红素的新鲜水果和蔬菜的摄入量
矿物质	及时补充铁、钙

8.4.3　老年人运动营养指导

1. 老年人适合选择的运动项目

由于老年人个体差异较大，因此，老年人在参加体育锻炼前要进行全面的身体健康检查，以便合理地选择运动项目及确定适宜的运动量。适合老年人的运动项目有散步、慢跑、太极拳、大众健身操、交谊舞等，老年人运动时运动强度、运动量一般都不宜太大。

2. 运动的营养指导

表 8 - 4　老年人运动的营养指导

能量	膳食平衡、规律，营养齐全，低能量、低脂肪（不是无脂肪）的膳食。少食多餐，定时定量，一日四餐为宜。能量补充与运动强度、运动时间有关，以保持理想体重为原则，碳水化合物占 50%～70%。注意增加粗杂粮的供给
蛋白质	占 10%～15%，考虑老年人蛋白质的代谢特点，减轻老年人肝、肾功能的负担，注意优质蛋白的补充
脂肪	占 20%～25%，胆固醇为 300mg/d 以下
维生素	适当增加维生素的摄入量，缓解疲劳，促进运动后的恢复
矿物质	补充钙、铁、锌。限制钠盐的摄入，5～6g/d。运动前、中、后适量补水，出汗较多时，补充淡盐水

第9章 社区营养

9.1 社区营养概述

概 述

社区营养是在社区内开展营养相关的工作。

社区营养师应当具有良好的沟通能力、综合服务能力、独立工作能力、组织管理能力等。

社区营养的主要工作是调查社区人群营养状况，研究营养与疾病的关系，分析营养与健康的关系，监测和干预社区营养、社区营养的教育和咨询等方面。

9.1.1 社区

1. 定义

我国学者一般认为社区（community）是若干社会群体（家庭、氏族）或社会组织（机关、团体）聚集在某一地域里所形成的一个生活上互相关联的大集体。

2. 构成要素

（1）人口。社区是由一个以某种生产关系为基础而组织起来的人口集体。对于人口的多少，并无一定的要求。WHO认为，一个有代表性的社区，其人口数在10万~30万。

（2）地域。人口集体或居民群进行生产和生活活动时，有一定的地理区域范围。至于其面积无一定的标准。WHO提出的社区面积为$5 \sim 50 km^2$。

（3）生活服务设施。社区生活服务设施有学校、医院、文化广场、商业网点、交通、通信等。这些生活服务设施可以满足居民的物质需要和精神需要。

（4）生活方式和文化背景。社区居民有某些共同的需要，如物质生活、精神生活、社会生活等，也有某些共同的问题，如生活、卫生、教育、环境问题等。他们往往有一些共同的生活方式，因此他们不仅具有一定的共同利益，而且具有特有的文化背景、行为准则，以维持人际关系的互相协调。

（5）管理机构。为满足社区居民的需要和解决社区面临的问题，社区应制定一定的生活制度和规章制度，为谋求规章制度的具体落实，社区还设立各种管理机构，如街道办事处、居委会以及各种社团组织。

因为社区人群、地域的大小往往有较大的不同，所以社区的界定有很大的弹性，但任何社区一般都具有以上五个要素条件，使社区成为一个有组织的社会实体。在我国，社区一般按行政区域来划分，如城市社区指街道、居委会；农村社区一般指乡、镇、村。

3. 分类与功能

（1）空间功能。社区为人们的生存和发展提供了空间。没有这个空间，人们就无法生产、繁衍，更无法发展。因此，空间功能是社区最基本、最主要的功能之一。

（2）连接功能。社区在为人们提供空间的基础上，将具有不同文化背景、生活方式、人生观和价值观的个人、家庭、团体聚集在一起，提供彼此沟通交流的机会，提倡共同参与社区活动、互相援助，从而将居民密切联系起来，构成一个小社会。

（3）社会化功能。社区不仅将具有不同文化背景、生活方式的居民连接在一起，还通过不断的社会化过程，相互影响，逐步形成社区的风土人情、人生观和价值观。

（4）控制功能。社区通过各种规章制度、道德规范有效地维持社区的秩序，保护社区居民的安全。

（5）传播功能。社区因拥有密集的人口，从而成为文化源、知识源、技术源、信息源，为传播提供了条件。各种信息在社区内外，以各种方式迅速传播、辐射，为人们及社区本身的发展创造了基础。

9.1.2　社区营养

1. 定义

社区营养（community nutrition）指在社区内，运用营养科学理论、技术及社会性措施，研究和解决社区人群营养问题，包括食物生产和供给、营养素需要量、膳食结构、饮食行为、社会经济、营养政策、营养教育及营养性疾病预防等方面的工作。

2. 目的

社区营养的目的是通过开展营养调查、营养干预、营养监测、营养教育等社区营养工作，提高社区人群的营养知识水平，改善膳食结构，增进健康，进一步提高社区人群的生活质量，同时为国家或当地政府制定食物营养政策、经济政策及卫生保健政策提供科学依据。

3. 社区营养的主要特点

（1）全程性。

社区营养工作服务的对象是人，人的各个生命过程都需要营养。从健康到疾病，从疾病到康复，从少年到老年，甚至从出生前到死亡，人们无时无刻都可能面对各种各样的营养问题。解决居民的这些营养问题，满足他们的健康需要是社区营养承担的工作之一。

（2）全员性。

社区营养针对的是社区的全体居民，不分年龄、性别、种族、信仰、文化程度、社会职业、健康状况和疾病类型等。无论任何因素都不影响居民享有接受社区营养服务的权利。

（3）综合性。

社区营养服务所提供的是多层次和多方位的服务。多层次的特点是由服务对象的性质决定的。一个人，会有生理、心理和社会三方面的健康需求，这些要求中任何一个方面都可能涉及营养问题，如果居民没有得到满足，都不是真正意义上的健康。因此，只有通过社区营养满足多层次需要的服务，才可能减轻或消除服务对象面临的各种影响健康的问题，保证人的全面健康。多方位的特点体现在社区营养包括了营养方面疾病的防治、健康教育和健康促进等各个方面的综合和一体化的服务。

（4）个性化。

在社区营养服务中，要求社区营养师必须视服务对象为一个个性化的人，由于这个服务对象的人格特征所呈现的生活质量，与其他人可能有许多不同，让服务对象真正了解自己，充分调动服务对象的积极性，最大限度地发挥服务对象在促进营养健康方面的潜能，是社区营养师在社区营养保健活动中应该提供的、突出个性特质的帮助。

（5）协调性。

在社区营养服务的具体工作中，仅仅靠社区自身服务机构和人员是远远不够的，它需要各级各类相关机构的支持和保障，还需要大批社区骨干分子的积极参与。因此，社区营养师在社区营养服务中，不仅是营养内容的直接提供者，还应协调各机构和成员之间的关系，使居民享受到最广泛的卫生资源。

（6）持续性。

社区营养服务在提供具体服务项目时，除了一些阶段性任务，更多地要考虑服务的持续性问题。无论是对个体、家庭、单位，还是对某个特定人群，服务都要不断延续和深化下去，这样才能保证保健效果持久。

（7）便捷性。

社区营养服务的获得必须是直接的、具体的和方便的，它体现在对服务对象距离上的接近、使用上的方便和价格上的合理等。社区营养师对自己服务的区域和人员比较熟悉，了解各方面的优势和缺陷，用其所长，补其所短，使居民最终得到满意实惠的服务。

（8）实效性。

社区营养服务必须保证服务居民的时间。由于社区人群个性和职业的多样性，寻求解决健康问题的时间是不固定的，甚至是随意的。社区营养师除了正常的值班时间外，为了居民的方便还要有一些灵活的服务时间。但无论在任何时间段，所提供的营养保健服务都应该是可靠的和有效的。

4. 社区营养的范围和对象

（1）范围。

社区营养研究的范围涉及面很广，常按地域划分为城市社区和农村社区。城市社区还可按功能划分为企业、事业单位、机关、学校、居民生活区等。

①城市社区。城市社区经济较发达，随着工业发展和商品经济的繁荣，城镇社区居民的平均收入水平高于农村居民，生活条件相对优越。其主要营养问题是营养过剩导致高血压、冠心病、糖尿病等慢性病的发病率高于农村。另外城市人口密度远远高于农村，人口老龄化问题也比农村突出。

②农村社区。农村社区人口相对分散，在经济不发达地区，大部分农民经济收入偏低，因营养摄入不足而导致蛋白质营养不良、缺铁性贫血、佝偻病等营养缺乏病发病率高于城市。

（2）对象。

社区营养服务的对象是社区营养工作涉及的所有人群，其中婴幼儿、学龄前儿童、青少年、孕妇、乳母、老年人等易感人群为主要服务对象。

9.1.3 社区营养师的角色能力要求

1. 社区营养师的角色要求

社区营养师的工作范围，决定了其在社区服务中将扮演多种角色，其主要角色有6个。

（1）照顾者：向社区居民提供各种照顾服务，包括生活方面的营养照顾及特殊情况下的营养照顾。

（2）教导者：向社区居民提供各种营养方面的健康教育和健康指导服务，包括个人教育、人群教育、单位的指导。

（3）咨询者：向社区居民提供有关公共卫生、营养保健及营养疾病防治方面的咨询服务，解答社区居民有关营养的疑难问题。

（4）管理者：根据社区的具体情况及居民的需求，设计、组织各种促进和维护社区居民营养健康的活动。

（5）协调者：协调社区内各类人群的关系，加强社区人员之间、家庭之间和机构之间的协调和配合，调动全体居民的积极性，共同促进和维护社区人群的营养健康。

（6）研究者：社区营养师不仅要向社区居民提供各种营养和保健服务，还要注意观察、探讨、研究和营养相关的问题，为社区营养的发展及社区服务的不断完善贡献自己的力量。

2. 社区营养师的能力要求

社区营养师的角色和工作范围，决定其应具备较高的素质，即每个营养师都应具有7种能力。

（1）良好的沟通能力。

社区营养工作的开展不仅需要合作者的支持、协助，还需要其服务对象的理解、配合。社区营养师的主要合作者包括其他社区卫生服务人员、社区的管理者、服务对象及服务对象的家属或照顾者，面对这些具有不同年龄、家庭、文化及社会背景的合作者，社区营养师必须具有社会学、心理学及人际沟通技巧方面的基本知识，掌握与各种对象交往、沟通的基本技能，以便工作更好地开展。

（2）综合的服务能力。

根据涉外公共营养师的职责及角色要求，社区营养师应具备营养教育、营养管理等多方面知识和技能。社区营养师面对的服务对象是不同性别、年龄、性格、健康状况等的各类人群。因此，只有具备了综合服务能力，才能胜任社区营养工作，满足社区各类人群的需求。

（3）独立工作的能力。

社区营养师在工作中，常常处于独立工作状态，即到每个社区居民家庭中独立地进行各种营养调查、营养咨询、营养指导等，其间可能遇到各种情况和问题，这就要求营养师具备较高的独立判断问题、解决问题的能力以及应变能力。

（4）一定的预见能力。

社区营养师要善于发现一些潜在的营养问题或食品卫生方面可能出现的问题，并提前采取相关的预防措施。

（5）组织管理的能力。

社区营养师在向社区居民提供直接营养服务的同时，还要调动社区的一切积极因素，开展各种形式的健康促进活动。社区营养师有时要负责人员、物资和各种活动的安排；有时要组织本社区有同类兴趣或问题的机构人员学习，如老人院中服务员的培训或餐厅人员消毒餐具的指导。这些均需要一定的组织管理能力。

（6）调研科研的能力。

社区营养师不仅担负着向社区居民提供社区营养服务的职责，也肩负着发展社区营养、完善营养学科的重任。因此，社区营养师应具备科研的基本知识，能独立或与他人共同进行社区营养科研活动。在社区营养实践中，善于总结经验提出新的观点，探索适合我国国情的社区营养模式，推动我国社区营养事业的发展。

（7）自我防护的能力。

社区营养师的自我防护能力主要包括两个方面。①自我法律意识。社区营养师常常在非医疗机构场所提供有风险的营养健康服务，所以应具有法律意识。不仅要完整、准确地记录个体情况和服务内容，还要在提供一些服务前与个人或家属签订有关协议书，以作法律依据。②自我人身防护意识。社区营养师在家庭提供营养服务时，应避免携带贵重物品，并注意自身的防护。

9.1.4　社区营养的工作内容

1. 调查社区人群营养状况

（1）了解社区人群食物的消费水平。通过调查了解社区人群的食物消费水平，并将其营养素的摄入量与膳食营养素参考摄入量（DRIs）进行比较，判断膳食结构是否合理，营养是否平衡等。

（2）寻找社区人群存在的营养问题。调查中主要寻找出可能存在的营养问题，进而提出改善措施，并为修订人群营养素推荐摄入量和政府制定切实可行的食物营养政策提供科学依据。

2. 研究营养与疾病的关系

通过营养流行病学调查，研究人群的健康与营养因素之间的关系，如长期营养素摄入不足引起的营养缺乏病（缺铁性贫血、夜盲症、脚气病、癞皮病等），以及与营养过剩有关的慢性病（冠心病、糖尿病、肥胖、肿瘤等）。

3. 分析营养与健康的关系

运用营养流行病学调查和统计学方法，分析各种因素对社区人群营养状况及疾病发生的影响，如年龄、职业、文化程度、食物生产、家庭收入、饮食行为、生活习惯、社会心理、生态环境等，为有目的、有针对性地采取防治对策提供科学依据。

4. 监测和干预社区营养

社区营养监测是指在一定的范围内，通过对有关营养状况指标的定期监测、分析和评价，及时发现人群中存在的营养问题及其产生的原因，以便采取特定的营养干预措施改善营养问题。通过社区营养监测、干预和评价，不仅能掌握人群营养状况的变化趋势，以利于进一步修改完善现行计划或制定下一步的行动计划，而且还可对营养状况恶化的可能性作出预警，如自然灾害可能造成粮食生产不足，根据监测数据的预警，可尽早采取弥补措施。

5. 社区营养的教育和咨询

营养教育和咨询服务是社区营养经常性的工作内容，主要向社区群众宣传营养知识及国家的营养政策，如"中国营养改善行动""中国食物与营养发展纲要""中国居民膳食指南""中国居民平衡膳食宝塔"等。通过营养方面的宣传教育活动，提高社区广大群众营养知识水平，争取达到科学饮食、合理营养、增进健康的目的。

9.2　社区营养调查

概　述

社区营养调查的方法有阅读、观察、访谈、讨论、问卷等，其中问卷是最常用的方法。

调查问卷的问题包括开放式问题、封闭式问题和量表应答式问题。

社区营养需求评估的内容包括社区领域资料和健康状况资料。

9.2.1　社区营养调查的方法

1. 阅读

查阅以往的健康档案或各种记录、书面材料等获取各种相关信息，例如卫生服务年鉴、人口普查资料、流行病学资料、医院出入院记录、门诊就诊人数及类别等。

2. 观察

直接观察社区的基本情况，如地理特征、社区布局、街道规划、居住条件、道路交通、商业流通、环境绿化、服务设施等。

3. 访谈

对社区各层次人群分别进行访问、座谈。通过亲身的体验和观察，社区营养师可以了解本社区大致的风土人情，还可以了解社区居民对营养的认识和理解、自我保健的意识和能力等。

4. 讨论

组织调查对象在一定的时间内，围绕主题进行专题讨论。营养师将现场讨论的内容完整地记录下来，也是一种收集资料的方法。专题讨论的对象常常选择本社区居民的代表、行政人员、卫生人员等。

5. 问卷

要寻求一个比较准确的调查结果，还可以应用问卷法，例如调查膳食营养状况、患病率或探讨各种因素与疾病、营养间的数量依存关系，可以采用现场调查、信函调查、电话调查等方法。调查中要注意科学地设计问卷，最好进行正式的随机抽样调查，使最终得到一个具有代表性的调查结果。问卷调查不仅可以明确社区营养问题及其范围和严重程度，还可以确定首先解决的问题、目标人群的有关特性、采取干预措施的可能性等。

9.2.2 问卷调查的开展

1. 调查表编制的基本原则

（1）相关性。即表格中所有的问题都应与调查研究的主题有关，否则会产生大量无效信息，干扰对调查结果的分析。

（2）客观性。即所有的问题都不允许带有调查者的某种主观倾向和暗示，应能够让被调查者做出真实的回答。

（3）适宜性。即表格所设计的问题的内容、用语均能为被调查者接受和理解，避免使用专业术语来提问，要通俗易懂。

（4）全面性。即表格问题的设计应完全对应于研究框架，各个变量的选择准确且无缺失，所有需要在调查中了解的信息都要在调查表中反映出来。同时，在封闭性问题中给出的答案应包括所有的可能回答。

（5）设计合理性。表格中一个问题转到另一个问题时，应注意逻辑关系。询问的问题应从一般到个别、从容易到困难。

（6）可比性。如果想将本调查与其他调查结果相比较，应该考虑其他调查中提出的问题是否与表格中的问题相对应。

2. 调查表的分类

分为一览表和单一表两种。一览表是将许多调查单位同时列在一个表上，用于调查项目较少的调查。单一表是每个调查单位填写一份调查表，可容纳较多的调查项目，优点是便于整理、错误少，是最常用的调查表。调查表按填写方式不同，又可分为询问调查表和自填调查表两种。

3. 调查表的内容

包括调查表名称、封面信、指导语、被调查者基本情况、主体问题、答案、编码、作业记载等。

（1）封面信。

作用是向被调查者介绍和说明调查者的身份、调查内容、调查目的和意义等。

首先，要说明调查者的身份，最好能附上单位的地址、电话号码、邮政编码、联系人姓名等。其次，要说明调查的大致内容和进行这项调查的目的，尽可能说明对整个社会，尤其是对包括被调查者在内群众的实际意义。最后，要说明调查对象的选取方式和对调查结果保密的措施，在信的结尾处，一定要真诚地感谢被调查者的合作与帮助。

（2）指导语。

用来指导调查对象填写问卷的一组说明。

（3）主体问题。

从形式上看，可分成开放式问题、封闭式问题和量表应答式问题。

从内容看，第一类是有关行为或事实的问题，第二类是有关态度、意见、看法等方面的问题，第三类是有关被调查者个人背景资料的问题。

①开放式问题：是一种不提供可选择的答案，让被调查者自由地用自己的语言来回答或解释有关想法的问题类型。最大的优点是可让被调查者自由发挥，缺点是对被调查者要求高、费时，且回答率低和统计分析困难。

②封闭式问题：是一种需要被调查者从一系列答项中作出选择的问题，分为两项式问题和多项式问题。目前的调查表多采用封闭式问题。问题的数量和调查表的长度要适中，以 20min 内完成为宜，最多不超过 30min。

问题的排列原则：一般将简单问题放在前面，复杂难答问题放在后面；同类问题和相关联的问题放在一起；引起被调查者兴趣的问题放在前面，先问行为方面的问题，再问态度、意见和看法的问题。

（4）答案。

要与问题一致，注意答案具有穷尽性和互斥性。穷尽性是指答案要包括所有可能的情况，或加上"其他"。互斥性是指答案相互之间不能交叉重叠或相包含。

①填空式，常用于一些事实性的能定量的问题。

②二项选择式，给出"是"和"否"两个答案。

③多项选择式，给出两个以上备选答案。

④排序式，让被调查者对列出的选项进行排序，以了解被调查者对某些事情重要性的看法。

⑤尺度式，将选项分成两个极端，中间分成若干个等距离线段，要求被调查者在适当位置上打"×"。

4. 调查表的修改

任何调查问卷都不能一次设计成功，往往要经过若干次修改，初稿用于一次预调查，而不能直接将它用于正式调查。

9.2.3 社区营养需求评估的内容

1. 社区领域资料

（1）人口组成状况：包括社区人口总数、出生率、性别及比例、年龄组成及分布、民族特征、人口增长率、婚姻状况及平均结婚年龄等。

（2）地理特征状况：主要指与人的健康相关的内容，包括社区的类型（城市或农村）、面积、地理位置、气候条件、土壤特征、水资源及水质情况、动植物生态状况、空气污染程度等。

（3）风俗习惯状况：主要收集社区人群的不良生活方式，例如地域性的不良饮食习惯、嗜好等。

（4）教育程度状况：包括社区整体受教育人口数、不同文化程度（文盲、小学、中学、大学及以上）人口比例、教育资源及教育经费的投入、社区儿童及适龄人口上学率、学校类型、学校分布、师资情况、教学空间、人们的教育理念和接受教育的习惯等。

（5）经济水平状况：包括社区整体的经济发展情况、主要支柱产业、社区就业人员比例、无业人员比例、个人平均收入等。

（6）文化底蕴状况：包括社区的整体风尚和传统、价值取向、健康信念、宗教信仰等。

（7）职业特征状况：不同职业人口比例，例如管理人员比例、科技人员比例、服务人员比例、工人比例、军人比例等。

（8）居住条件状况：包括居民人均居住面积、室内生存条件（布局、通风情况、厨房和洗手间的环境等）。

（9）服务保障状况：包括服务机构的组织，服务人员的结构，财力资源，服务的内容、时间、对象、方式、管理、投诉等。例如卫生机构的质量和数量，交通设施和交通工具的方便使用，商业机构的布局和质量保证，文化娱乐和福利机构服务内容。

（10）健康促进情况：在建立全面的社区居民健康营养档案的基础上，社区组织开展有的放矢的健康教育和健康促进活动的情况，具体包括调查健康教育的覆盖率、安全用水普及率、计划免疫覆盖率、妇女产前检查率、儿童系统健康检查率、儿童生长工具检查率等情况。社区资源调查表可参考表9-1。

表 9 - 1 社区环境与社区资源调查表

社区环境状况				
社区总面积				
总人口		常住人口		暂住人口	
办事处（镇）		居委（村）		派出所	
社区类型	（1）住宅区 （2）商贸区 （3）工业区 （4）乡镇之圩镇 （5）乡村			
地形地貌				
经济资源				
共同经济来源	无 [ ] 有 [ ]（请列明上年度）			
总收入				
其中：工业		物业管理		其他	
公共设施				
距最近公共汽车站距离（米）				
社区内学校间数				
其中：大学		中学		中专	
小学		幼儿园		托儿所	
敬老院（老人活动中心）间数				
影剧院间数				
公园个数				
公共运动场所个数				
机构性资源				
社会福利机构				
社会慈善机构				
群众协会（团体）				
宗教团体				
私立诊所		社会医疗机构			
医院（卫生院）				
相关人力资源				
居委会工作人员				
学校工作人员				
宗教团体工作人员				
义工团体人员				
其他志愿人员				

2. 健康状况资料

（1）个人健康状况。

个人一般资料：姓名、性别、年龄、婚姻、职业、文化程度、个人收入等。

现在健康状况：饮食习惯、个人嗜好、睡眠状况、运动方式等。

既往健康状况：既往病史，过敏史，家族史，曾发生的不舒适、就医行为等。

一般心理状态：生活态度、应激能力、情绪表现、人格特征和人际关系等。

（2）家庭状况。

家庭一般资料：家庭形态、家庭地址、家庭组成、成员姓名、婚姻状况、家庭关系、从事职业、经济状况、文化背景、社会阶层、价值取向、宗教信仰、业余活动等。

现在健康状况：主要饮食习惯、生活习惯等。

既往健康状况：既往主要疾病史、遗传病史、过敏史、死亡人口及原因、一般就医习惯等。

（3）社区人群健康状况。

包括居民平均寿命、结婚率、离婚率、低体重儿出生率、主要健康问题、主要不良生活习惯、人群营养不良的发病率和患病率、主要营养疾病的患病原因、营养不良人群的构成比例、死胎率、婴儿死亡率、儿童死亡率等。

9.3 社区营养干预

概　述

需要收集各种背景资料才能确定社区营养干预内容。

社区营养干预方案需要制订计划，明确各环节内容，协调好各部门。

9.3.1 社区营养干预方案的设计

1. 社区营养干预内容的确定程序

（1）收集各种定量和定性背景资料。

社区背景资料的相关内容见社区营养调查，但获得社区资料的主要途径有三种。

①收集现有的统计资料。可从政府行政部门（卫生、财政、统计、环境、交通等）、卫生服务机构（医院、疾病控制中心、妇幼保健院等）、科研学术部门（院校、研究所）及其他部门现有相应的统计报表、体检资料、学术研究报告或调查数据中获得所需的信息。在利用现有资料时应注意对所获得的资料进行质量评价，检查发表的时间是否符合客观实际，论据是否充分，经确定资料可靠后再进一步分析数据，同时还应注意某些特殊的资料是否存在保密问题。

②定性资料的收集。常用以下两种方法。

访谈法：调查人员带着问题面对面地向某些人征求意见和看法。访谈的对象包括领导者、社区居民、医务人员及专家等，内容可包括与营养相关的主要疾病和健康问题、造成这些问题的主要原因、解决这些问题的方法等，并对访谈过程作好记录。

专题小组讨论：根据调查目的确定讨论主题，讨论的对象可以是本社区的居民代表、行政管理人员、卫生人员等，通常 6～12 人为一组围绕主题进行 1h 左右的讨论，主持者或者制定人员对讨论过程作好记录。

③定量资料的收集。为获得人群发生某种事件的数量指标（如患病率）或探讨各种因素与疾病、营养之间的数量依存关系的研究为定量研究。定量资料的获取方式有现场调查、信函调查、电话调查。现场调查可通过面对面调查和自填式调查两种方式进行。面对面调查具有形式比较灵活、对调查对象文化程度要求不高、问卷回收率较高、准确性较高等特点。自填式调查一般较节省时间、人力及物力，但问卷回收率较低，内容也不够准确。信函调查和电话调查一般覆盖面较广，但回收率较低。

（2）确定社区存在的主要营养问题。

通过对收集到的营养问题资料进行整理和分析，要力图弄清以下问题：①哪个社区存在营养不良？②社区中的哪些人患营养不良？③该人群患何种营养不良或营养缺乏？④该人群营养不良的程度如何？⑤该人群出现营养不良的原因是什么？

（3）建立营养不良的因果关系模型。

营养不良或营养缺乏病往往由多种原因引起，有直接原因，也有间接原因。为了清楚地表示营养不良或营养缺乏病的原因，可绘制一个简单的致病原因示意图。通过致病原因示意图，可对营养不良的原因及相互之间的关系一目了然。

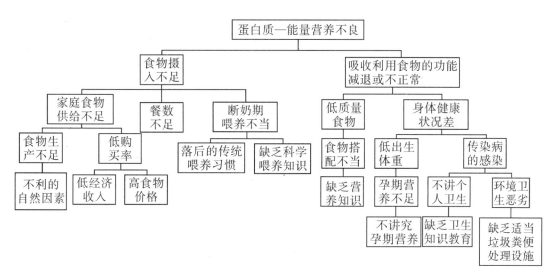

图 9－1　蛋白质—能量营养不良的原因示意图

（4）制定计划总目标和具体分目标。

①制定原则。制定社区营养干预项目目标的原则有三个：a. 项目目标应描述得非常准确、清楚，使项目执行者明确该做什么；b. 项目目标应有一定衡量标准，以便能辨别活动是否开展得顺利，这些标准应包括项目所花的时间及活动应达到的质量等；

c. 项目目标要根据当地条件而制定，做到切实可行。

②制定程序。制定程序包括三个步骤：a. 在现状调查与分析的基础上，对所存在的营养问题进行综合分析，找出当地急需解决的重大问题；b. 在制订计划前应首先明确项目目标，项目目标是陈述希望通过开展相关活动所要获得的结果和成果；c. 针对项目目标选择可行的干预措施和具体活动安排，有时项目目标也可制定总目标和分目标。

③制定要求。制定项目目标要符合四个要求：a. 目标要明确；b. 有时间要求；c. 有衡量指标；d. 要切实可行。

（5）列出人力物力保障的清单表格。

①人力清单：包括培训班师资、家庭菜园农业技术指导员等。

②物力清单：社区营养宣传资料，蔬菜种子、化肥等。

（6）安排项目活动具体时间和方法。

如何时进行社区动员、何时举办培训班、何时家庭随访等。

（7）预算进行活动的经费支出。

估计每一项活动所需的费用和项目的总费用。经费预算包括现场组织管理、培训班、现场调查、实验室检查、营养教育材料制作印刷、采购实物和工具等。

（8）列出各参加的组织和人员名单。

包括所有项目执行组织机构、领导及各协作单位的参加人员名单。

（9）确定项目执行计划的评价方案。

包括过程评价、效果评价。

2. 社区营养干预项目计划的要求

（1）有针对性：项目计划应符合目标人群的特点，具有较强的针对性。通过安排的活动计划能够实现项目目标。

（2）有可行性：计划能否在执行过程中顺利开展，主要取决于计划活动所涉及的资源、技术、经费、时间、社区的参与性等是否符合或满足要求。

（3）目标明确：活动计划应能够针对项目所选定的高危人群产生效果。

（4）成本较低：经费开始要选择最低限度的经费开支，应优先选用既花钱少又效益高的措施。

（5）易于评价：活动计划能较好地体现预期的项目目标，有一定的评判标准和可测量性。

9.3.2　社区营养干预方案的实施

1. 制订社区营养干预计划

（1）制订年计划表和日程表。

年计划表是指导工作人员一年的工作安排，应注意尽量不要与节假日及其他重要工作相冲突；日程表是管理项目的重要手段，工作人员每天要按日程进行工作，并对每天做的事情（工作例会、现场动员、现场调查、家庭访问等）作详细的工作记录。

（2）协调部门间的配合方式。

社区营养工作的开展是在当地政府的领导下进行的，与农业、商业、教育、卫生等部门共同协作，各部门间要明确任务，共享资源、互通有无，建立良好的工作关系。

（3）明确执行中的管理内容。

执行过程中要做好各个方面、各个环节的管理工作，包括：①建立完整项目的档案、收支账目；②认真执行项目报告制度，包括项目的工作进展报告、经费报告、总结报告及评价报告；③严格落实计划的各项活动及时间安排；④对实施阶段的情况进行监测，及时发现问题进行修正。

2. 评价社区营养干预计划

（1）评价的意义：干预计划执行过程中或结束后，营养师对各项措施的效果进行评价。评价是一个连续的过程，是衡量项目进展和效率的有效工具。社区营养监测与改善项目执行结束后均需进行评价，这也是对工作执行成功程度进行系统的鉴定。

（2）评价的目的：通过评价可知道该项目取得了什么成绩，是否达到预期目标，营养项目的资源是否正确利用，有何成果，存在什么问题，为下一阶段的计划提供重要的科学依据。

（3）评价的内容：营养改善措施主要围绕四个方面进行。

①投入。需对开展项目所投入的资源（经费、食物、材料、交通等）和服务方面（劳动力、后勤等）进行评价，如经费是否到位、使用是否合理、是否做到低成本高效益等。

②结果。对与投资有关的结果，以及对项目执行系统进行评价，例如覆盖率百分比、增加食物生产、增加家庭收入、增加食物购买力等是否达到预期目标。

③效果。评价一系列改善措施对营养健康状况的改变，以及产生精神行为和生理变化的效果，如知识提高、目标组行为和能力改变、观念转变、营养不良发病率降低、死亡率的变化、儿童生长发育改善等。

④效益。评价由改善措施增强人体健康所带来的远期社会效益，例如提高劳动生产率，增加智力、体力，延长寿命，提高生活质量，降低医疗保健成本等。

3. 选择社区营养干预方法

（1）选择社区营养干预措施的原则。

①重要性原则。根据营养问题的重要程度选择社区营养干预措施，要优先考虑解决重要营养问题的干预措施。

②作用性原则。干预措施对解决营养不良问题的作用是最重要的选择标准，力争所选择的措施能够在解决营养不良问题中发挥最佳的作用。

③难易度原则。干预措施还要根据其评估的难易程度、实施的难易程度、参与性和成本效益几个方面来选择，并对相应的干预效果进行优、良、差排序后择优选择。

（2）选择营养干预的主要步骤。

营养干预活动主要可分为五个步骤。

①确定受影响最大的高危人群，即与营养问题关系密切或处于营养不良状态的目

标人群。该人群可根据以下特征确定：a. 年龄组（如0~6岁组等）；b. 职业分组（工人、农民、渔民组等）；c. 社会经济水平（低收入、中等收入等）；d. 居民情况（移民、定居）；e. 民族等。

②营养干预的选择及排序标准。营养干预选择及排序时主要从三个方面考虑：a. 特定目标人群营养不良的程度、性质和原因；b. 干预项目涉及的范围、拥有的资源、社区参与等因素；c. 干预措施的意义、干预的有效性、实施的可行性、成本效益，易于评估。

③确定相应的干预手段和措施。根据社区营养不良的原因进行全面细致的分析，通过营养不良因果关系模型确定相应的干预手段，如营养教育、食物的强化和补充营养素等。

④确定有效的干预手段和措施。对选择的干预手段进行简单的排序。

⑤深入研究最终确定干预措施。已确定的干预措施在纳入项目前，应按标准要求仔细分析其可行性，同时查阅文献，向有关专家和社区人群代表咨询，最终确定营养干预措施。

9.4 社区营养健康档案

概　述

健康与营养档案包括个人健康与营养档案、家庭健康与营养档案和社区健康与营养档案。

建立健康与营养档案可采用SOAP形式进行问题描述及问题进展记录。

三代成员的家系图是家庭健康与营养档案的重要组成部分。

社区健康与营养档案包括社区基本资料、社区卫生服务资源、社区卫生服务状况、社区居民健康状况等项内容。

9.4.1 健康与营养档案的建立

1. 个人健康与营养档案

个人健康与营养档案常体现的主体框架是以问题为导向的记录。

（1）个人健康与营养问题记录的内容。

健康与营养档案在记录上广泛采用以问题为导向的记录方式（Problem – Oriented Medical Record，POMR），它是1968年由Weed首次提出的，用该记录方式所收集的资料简明、条理清楚、重点突出，便于统计和与同行间交流。它不仅用于个人健康与营养档案中，也用于家庭健康与营养档案中。POMR个人健康与营养档案的主要内容一般包括：个人的基本资料、问题目录、问题描述和记录、病程流程表等项内容。

①个人的基本资料，包括五个方面。a. 人口学资料，如年龄、性别、受教育程度、职业、婚姻状况、种族、社会经济状况、身份证号码等；b. 健康行为资料，如吸烟、饮酒、饮食习惯、运动、就医行为、滥用药物等；c. 生物学基础资料，如血压、脉搏、心率、身高、体重、腰围、臀围等；d. 临床基本资料，如主诉、现病史、过去病史、

家族病史（可以通过三代成员的家系图进行描述）、个人史（药物过敏、月经史、生育史），以及主要的既往医疗和生活事件等；e. 临床预防资料，如免疫接种、周期性健康检查记录。

②问题目录，包括主要问题目录和暂时性问题目录。在实际中，一般这两个目录同时以列表的形式进行应用，但如果时间不允许，可只列出主要问题目录，而把暂时性问题记录放入日常健康记录，并要求营养师定期进行小结和随时填写。见表 9 - 2 和表 9 - 3。

表 9 - 2   主要问题目录

问题序号	发生日期	记录日期	问题名称	解决日期	转归
1	1991 年 2 月	1993 年 2 月	低出生体重		
2	1996 年 5 月	1996 年 5 月	缺铁性贫血		
3	2002 年 4 月	2002 年 8 月	丧父		

表 9 - 3   暂时性问题目录

问题序号	问题名称	发生日期	就诊日期	处理结果
1	急性肠胃炎	2004 年 1 月 2 日	2004 年 1 月 2 日	口服黄连素，治愈
2	小腿肌肉拉伤	2006 年 5 月 5 日	2006 年 5 月 6 日	冷、热敷，治愈
3	牙周炎	2007 年 4 月 7 日	2007 年 4 月 7 日	局部滴碘甘油，治愈

③问题描述和记录。一般多采用 SOAP 形式进行问题描述及问题进展记录。这是 POMR 的核心部分，是对个人每一次就诊情况的记录，可分为四个部分。

a. 主观资料（subjective data）。主观资料是由个人或其陪伴者提供的主诉、症状、个人对不适的主观感觉、疾病史、家族史、社会生活史等。营养师对以上情况的描述要尽量使用（或贴近）居民个人的语言。

b. 客观资料（objective data）。营养师用各种方法获得各种真实的资料，包括体检发现、生理学方面的资料、实验室检查结果、心理行为测量结果，以及观察到的居民个人的态度、行为等。

c. 问题评估（assessment）。评估是问题描述中最重要的一部分。内容可以是疾病、生理问题、心理问题、社会问题、未明确原因的症状。

d. 干预计划（plan）。社区处理计划是针对问题而提出的，体现以服务对象为中心，预防为导向，以及生物—心理—社会医学模式的全方位服务。

案例：张某，女，16 岁。患者自述胃部不适已一年，逐渐恐惧进食，近期感觉疲乏无力，心慌气短，头晕目眩。学习效率降低，注意力不集中，烦躁。体检：身高 165cm，体重 42kg，面色及口唇黏膜苍白。血压 90/60mmHg，心率 88 次/分。其 SOAP 表格见表 9 - 4。

表9-4 SOAP书写范例

日期	S-O-A （主观资料—客观资料—问题评估）	P （干预计划）
2006年11月9日	S：胃部不适已一年，逐渐恐惧进食，近期感觉疲乏无力，心慌气短，头晕目眩。学习效率降低，注意力不集中，烦躁。 O：身高165cm，体重42 kg，面色及口唇黏膜苍白。血压90/60mmHg，心率88次/分。 A：根据病史，面色及口唇黏膜颜色和表现症状，可初步考虑为：贫血。 （继续记录S-O-A）	1. 指导就医 （1）血红蛋白测定。 （2）血清铁测定。 （3）血清运铁蛋白饱和度测定。 2. 教育计划 （1）饮食治疗重要性。 （2）药物资料的意义。 3. 心理辅导 心理压力与饮食的关系。 4. 膳食指导 改变不合理膳食的方法。 ……（继续记录P）

④病情流程表，以列表的形式描述营养相关的问题，包括症状、体征、检验、治疗、行为等的动态观察。

（2）个人健康与营养档案的建立方法。

个人健康与营养档案的建立包括四个步骤：

①健康与营养数据的收集。可以通过现存的健康资料、日常的工作记录、系统的社区调查、广泛的健康筛选等获取。

②营养资料的核查和录入。要对档案的所有内容、数据进行仔细核查，将准确的信息建立可靠的数据库。

③健康与营养资料的管理。将资料编号、归类、分档、固定放置，并指定专人管理。

④健康与营养资料的保存。纸类档案资料要注意防止因各种原因的损毁；电子文档要注意保密和备份。

个人健康与营养档案实例见表9-5与表9-6。

表9-5 档案封皮

档案号：	
××市××社区个人健康与营养档案	
姓名：	ID：
性别：	出身年月：
婚姻：	职业：
文化程度：	住址：
联系电话：	社区：
建档日期：	

表 9-6 个人健康调查表示例

一、基本情况

1. 姓名： 王红

2. 性别： (2) (1) 男 (2) 女

3. 文化程度： (5) (1) 小学以下及文盲 (2) 小学 (3) 初中/高中

　　　　　　　　　　 (4) 中专/技校/职高 (5) 大专/大学及以上 (6) 不详

4. 婚姻状况： (1) (1) 未婚 (2) 已婚 (3) 同居 (4) 丧偶 (5) 分居 (6) 离婚

5. 是否吸烟： (2) (1) 是 (2) 否

6. 是否饮酒： (2) (1) 是 (2) 否

二、体格检查

1. 身高（长）（cm）：163

2. 体重（kg）：52

3. 舒张压（mmHg）：82 收缩压（mmHg）：126

4. 脉搏（次/min）：63

三、疾病史

	不知道	是	否	
糖尿病			√	
冠心病			√	
高血压			√	
脑卒中			√	调查日期：2006 年 12 月 5 日
癌症			√	调查员：李明

2. 家庭健康与营养档案

家庭健康与营养档案包括家庭的基本资料、家系图、家庭评估资料、家庭主要问题目录、问题描述和家庭各成员的个人健康与营养档案（其形式与内容同个人健康与营养档案）。

（1）家庭健康与营养问题记录的内容。

①家庭的基本资料包括家庭住址和家庭成员的个人基本资料（姓名、性别、年龄、职业、婚姻等），见表 9-7。

表 9-7 家庭基本信息调查表示例

亲爱的居民，您好！我们这次调查主要是为了制订社区营养改善计划，所以需要您配合提供家庭一些基本情况，以便为我们社区大众健康提供更好的发展和规划。请您真实地回答每个问题，您的信息会保存在社区健康与营养档案中，并不会外泄。多谢您的合作！

××××（单位落款）

姓名： 请勿在编码区填写

1. 家庭地址：　　　　　　　　　　　　　联系电话：

出生日期（阳历）　　年　　月　　日

性别：（1）男　　　（2）女

您的民族：①汉　②回　③蒙古　④满　⑤其他（请注明）

5. 您的文化程度：①文盲　②小学　③初中　④高中或中专　⑤大专及以上

6. 您的职业：

（1）国家机关、党群组织、企事业单位负责人

（2）专业技术人员　　　　　　　　　　（3）办事人员和有关人员

（4）商业、服务业人员　　　　　　　　（5）农林牧渔水利生产人员

（6）生产运输设备操作人员及有关人员　（7）待业者、下岗者

（8）离退休人员　　　　　　　　　　　（9）军人

（10）其他劳动者

7. 您家里有几口人？　　工作人数　　　非工作人数

8. 去年一年您家人均年纯收入是多少？

（1）低于 800 元　　　（2）800 ~ 1 999 元　　　（3）2 000 ~ 2 999 元

（4）5 000 ~ 9 999 元　（5）10 000 ~ 19 999 元　（6）20 000 元以上

②三代成员的家系图。家系图是以符号的形式对家庭结构、成员间关系、病患历史的描述。它是便于营养师迅速把握家庭成员健康与营养状况和家庭生活周期等资料的最好工具，是家庭健康档案的重要组成部分。

家系图一般包含三代人：长辈在上，晚辈在下；同辈中，长者在左，幼者在右；夫妻中男在左，女在右。家系图在绘制时可以从最年轻的一代开始，也可以从中间一代开始，一般是从家庭中首次就诊的病人这一代开始，向上下延伸。

在代表每个人的符号旁边，可再标上成员的出生年月日、重大生活事件发生的时间、遗传病、慢性病等。绘制家系图可一次完成，也可以在照顾病人的过程中逐渐完成。

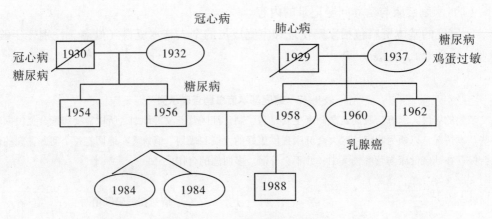

图 9 - 2　某一家庭的家系图示例

③家庭营养问题目录。主要记录家庭和家庭生活周期各阶段存在或发生的较为重大的生理、心理和社会问题，家庭功能评价结果等，见表9-8。家庭营养问题的诊断、家庭营养问题的记录，都需要征得居民的知情和同意方可进行。营养师可与家庭医生一起根据家庭所处生活周期，对家庭提出保健和营养指导的建议，并记录下来。

表9-8　家庭营养主要问题目录

问题序号	问题名称	发生时间性	记录时间	问题摘要	处理及结果	备注
1	子女教育问题	2001 年	2004 年	对子女过于溺爱，子女的个性较强，与子女交流不畅		
2	子女酗酒	2004 年	2004 年	子女经常逃学，去酒吧酗酒		

④家庭成员健康资料（同个人健康与营养档案）。

（2）家庭健康与营养档案建立方法。

家庭健康与营养档案建立的基本程序参照个人健康与营养档案。

3. 社区健康与营养档案

社区健康与营养档案的建立，是把社区视为一个被照顾者，收集社区自身特有的特征与健康特征和健康问题，并进行社区特征和健康需求评价，最终达到以社区为导向进行整体性、协调性医疗保健服务的目的，档案包括社区基本资料、社区卫生服务资源、社区卫生服务状况、社区居民营养状况等内容。

（1）社区基本资料。

①社区自然环境状况，包括社区所处的地理位置、范围、自然气候及环境状况、卫生设施和卫生条件、水源、交通情况、宗教及传统习俗等。社区健康档案中，这部分资料可以用社区地图的形式来表示。

②社区经济和组织状况，包括社区居民的人均收入、消费水平，社区的各种组织机构，尤其是与公共营养服务相关的一些组织和机构，如街道办事处、居委会、健康促进会、志愿者协会等。

③社区居民的动员潜力，指社区内可以被动员起来参与和支持社区居民健康服务活动的人力、物力和财力资源。这些资源是靠营养师来发现或开发的。

（2）卫生服务资源。

①社区卫生服务机构，指社区内现存、直接或间接服务于社区居民的专业卫生机构，如医院、社区卫生服务中心、门诊部、私人诊所、护理院、防疫站、妇幼保健院

等医疗保健机构及健康教育机构等。营养师对这些资料的掌握，有利于充分利用社区内资源。

②社区卫生人力资源，指社区中公共营养师、各类医务人员及卫生相关人员的数量、年龄结构、职称结构和专业结构等。

（3）居民营养状况。

①社区的人口学资料，包括社区的总人口数、年龄性别构成、负担人口比例、职业、受教育程度、婚姻构成、文化构成、出生率、死亡率、人口自然增长率、平均寿命、种族特征等。

②社区患病情况资料。

9.4.2 健康与营养档案的管理

1. 保证健康与营养档案的有效性

档案对营养事件发生的时间、背景等资料的描述要精确和真实。档案记录的字迹要清楚，便于辨认。相关记录应该保证具有法律效力，既往法律中的诉讼案件对严谨规范的健康营养记录起了很大的促进作用。

2. 保证健康与营养档案的连续性

健康与营养档案应保持动态连续性，营养师要阶段性总结，对营养干预的思路进行梳理，定期复习居民的健康情况、营养改善情况、管理效果等，为今后一段时间的管理计划提供资料基础。

3. 保证健康与营养档案的全面性

档案对相关问题的描述要完整，除了记录营养调查资料外，还要记录相关干预措施，如饮食指导、健康教育内容等，个别内容需要根据居民病人的特殊健康状况加以添加，如随访表等，并要周期性地检查和填补健康与营养检查记录。

4. 保证健康与营养档案的规范性

（1）健康与营养档案排序。

①封面包括档案编号、计算机编号（一般采用7位数编号，如：2010001，其中2为组别，01为户数，0001为人口数）、基本情况（户主姓名、家庭人口、家庭地址、管辖街道、居委会、联系电话）、建档日期、建档机构（区、街、社区卫生服务机构）、资料目录（编号、资料名称、建档时间、撤档时间、备注等）。

②内容，依次为家庭成员目录表、问题目录、基础档案、专项档案、家庭评估资料、居民死亡原因医学证明报告卡。

（2）健康与营养档案保存。

由于健康与营养档案所记录的内容可能会涉及居民的隐私，所以应注意保护，服务对象的营养和健康记录资料宜对居民个人开放，并且字迹清楚可读。几乎所有的人都希望他们的健康记录资料由专人管理，并放在安全可靠的地方。为提高健康与营养档案保管的可靠性，应设置专门的档案柜，个人健康与营养档案按编号放置，一个家庭成员的健康与营养档案放在一起。如果一个家庭中有两个或以上人员建立档案，则在个人健康与营养档案前面使用家庭健康与营养档案号，为以后家庭其他成员的加入和查找档案提供方便，增加档案管理的灵活性。

5. 保证健康与营养档案的科学性

计算机化电子健康与营养档案是目前越来越被广泛应用的、科学性较强的社区居民健康与营养档案管理方法。

附录 1 中国居民膳食营养素参考摄入量（DRIs）

膳食营养素参考摄入量（Dietary Reference Intakes，DRIs）是为了保证人体合理摄入营养素，避免缺乏和过量，在推荐膳食营养素供给量（RDA）的基础上发展起来的每日平均膳食营养素摄入量的一组参考值，包括：

1. 平均需要量（Estimated Average Requirement，EAR）

EAR 是某一特定性别、年龄及生理状况群体中个体对某营养素需要量的平均值。EAR 是根据某些指标判断可以满足某一特定群体中 50% 个体需要量的摄入水平，但不能满足群体中另外 50% 个体对该营养素的需要。EAR 是制订 RNI 的基础。

2. 推荐摄入量（Recommended Nutrient Intake，RNI）

RNI 是可以满足某一特定性别、年龄及生理状况群体中绝大多数（97%～98%）个体需要的营养素摄入量。RNI 的主要用途是作为个体每日摄入该营养素的目标值。长期摄入 RNI 水平，可以满足身体对该营养素的需要，保持健康和维持组织中有适当的储备。

3. 适宜摄入量（Adequate Intake，AI）

AI 是指通过观察或实验获得的健康群体某种营养素的摄入量。在个体需要量的研究资料不足而不能计算 EAR，因而不能求得 RNI 时，可设定 AI 来代替 RNI。AI 的主要用途是作为个体营养素摄入量的目标，同时用作限制过多摄入的标准。

AI 与 RNI 的相似之处是都用作个体营养素摄入量的目标，能够满足目标人群中几乎所有个体的需要。AI 和 RNI 的区别在于，AI 的准确性远远不如 RNI，有时可能明显地高于 RNI。如长期摄入量超过 AI，则有可能产生毒副作用。

4. 可耐受最高摄入量（Tolerable Upper Intake Level，UL）

UL 是平均每日可以摄入营养素的最高限量。该量对一般人群中几乎所有个体都不至于损害健康，但也并不表示对健康是有益的。UL 并不是一个建议的摄入水平，在制定个体和群体膳食时，应使营养素摄入量低于 UL。当摄入量超过 UL 而进一步增加时，损害健康的危险性随之增大。

5. 宏量营养素可接受范围（Acceptable Macronutrient Distribution Ranges，AMDR）

AMDR 指脂肪、蛋白质和碳水化合物理想的摄入量范围，该范围可以提供这些必需营养素的需要，并且有利于降低慢性病的发生危险，常用占能量摄入量的百分比表示。如果一个个体的摄入量高于或低于推荐的范围，可能引起罹患慢性病的风险增加，或引起必需营养素缺乏的可能性增加。

6. 预防非传染性慢性病的建议摄入量（Proposed Intakes for Preventing Non-communicable Chronic Diseases，PI – NCD）

简称建议摄入量（PI），是以非传染性慢性病的一级预防为目标，提出的必需营养素的每日摄入量。某些营养素如维生素 C、钾等的 PI 可能高于 RNI 或 AI，而另一些营养素如钠可能低于 AI。

7. 特定建议值（Specific Proposed Levels，SPL）

SPL 专用于营养素以外的其他食物成分，一个人每日膳食中这些食物成分的摄入量达到这个建议水平时，有利于维护人体健康。

表 1 中国居民膳食能量需要量

年龄（岁）/生理阶段	能量（MJ/d）						能量（kcal/d）					
	轻体力活动水平		中等体力活动水平		重体力活动水平		轻体力活动水平		中等体力活动水平		重体力活动水平	
	男性	女性	男性	女性	男性	女性	男性	女性	男性	女性	男性	女性
0 ~			0.38MJ/(kg·d)	0.38MJ/(kg·d)					90kcal/(kg·d)	90kcal/(kg·d)		
0.5 ~			0.33MJ/(kg·d)	0.33MJ/(kg·d)					80kcal/(kg·d)	80kcal/(kg·d)		
1 ~			3.77	3.35					900	800		
2 ~			4.60	4.18					1 100	1 000		
3 ~			5.23	5.02					1 250	1 200		
4 ~			5.44	5.23					1 300	1 250		
5 ~			5.86	5.44					1 400	1 300		
6 ~	5.86	5.23	6.69	6.07	7.53	6.90	1 400	1 250	1 600	1 450	1 800	1 650
7 ~	6.28	5.65	7.11	6.49	7.95	7.32	1 500	1 350	1 700	1 550	1 900	1 750
8 ~	6.9	6.07	7.74	7.11	8.79	7.95	1 650	1 450	1 850	1 700	2 100	1 900
9 ~	7.32	6.49	8.37	7.53	9.41	8.37	1 750	1 550	2 000	1 800	2 250	2 000
10 ~	7.53	6.90	8.58	7.95	9.62	9.00	1 800	1 650	2 050	1 900	2 300	2 150
11 ~	8.58	7.53	9.83	8.58	10.88	9.62	2 050	1 800	2 350	2 050	2 600	2 300
14 ~	10.46	8.37	11.92	9.62	13.39	10.67	2 500	2 000	2 850	2 300	3 200	2 550
18 ~	9.41	7.53	10.88	8.79	12.55	10.04	2 250	1 800	2 600	2 100	3 000	2 400
50 ~	8.79	7.32	10.25	8.58	11.72	9.83	2 100	1 750	2 450	2 050	2 800	2 350
65 ~	8.58	7.11	9.83	8.16			2 050	1 700	2 350	1 950		
80 ~	7.95	6.28	9.20	7.32			1 900	1 500	2 200	1 750		
孕妇（早）		+0		+0		+0		+0		+0		+0
孕妇（中）		+1.25		+1.25		+1.25		+300		+300		+300
孕妇（晚）		+1.90		+1.90		+1.90		+450		+450		+450
乳母		+2.10		+2.10		+2.10		+500		+500		+500

表2　中国居民膳食蛋白质、碳水化合物、脂肪和脂肪酸的参考摄入量

年龄（岁）/生理阶段	蛋白质				总碳水化合物	亚油酸	α－亚麻酸	EPA＋DHA
	EAR(g/d)		RNI（g/d）		EAR（g/d）	AI（E%）	AI（E%）	AI（mg）
	男性	女性	男性	女性				
0～			9（AI）	9（AI）		7.3（150mg[a]）	0.87	100[b]
0.5～	15	15	20	20		6.0	0.66	100[b]
1～	20	20	25	25	120	4.0	0.60	100[b]
4～	25	25	30	30	120	4.0	0.60	
7～	30	30	40	40	120	4.0	0.60	
11～	50	45	60	55	150	4.0	0.60	
14～	60	50	75	60	150	4.0	0.60	
18～	60	50	65	55	120	4.0	0.60	
50～	60	50	65	55	120	4.0	0.60	
65～	60	50	65	55	120	4.0	0.60	
80～	60	50	65	55	120	4.0	0.60	
孕妇（早）		+0		+0	130	4.0	0.60	250（200[b]）
孕妇（中）		+10		+15	130	4.0	0.60	250（200[b]）
孕妇（晚）		+25		+30	130	4.0	0.60	250（200[b]）
乳母		+20		+25	160	4.0	0.60	250（200[b]）

注：①a 为花生四烯酸，b 为 DHA。②E% 为占能量的百分比。

表3　中国居民膳食宏量营养素的可接受范围

年龄（岁）/生理阶段	总碳水化合物(E%)	糖*（E%）	总脂肪（E%）	饱和脂肪酸U－AMDR（E%）	n－6 多不饱和脂肪酸（E%）	n－3 多不饱和脂肪酸（E%）	EPA＋DHA（g/d）
0～	60（AI）		48（AI）				
0.5～	85（AI）		40（AI）				
1～	50～65		35（AI）				
4～	50～65	≤10	20～30	＜8			
7～	50～65	≤10	20～30	＜8			
11～	50～65	≤10	20～30	＜8			
14～	50～65	≤10	20～30	＜8			
18～	50～65	≤10	20～30	＜10	2.5～9	0.5～2.0	0.25～2.0
50～	50～65	≤10	20～30	＜10	2.5～9	0.5～2.0	0.25～2.0
65～	50～65	≤10	20～30	＜10	2.5～9	0.5～2.0	
80～	50～65	≤10	20～30	＜10	2.5～9	0.5～2.0	
孕妇（早）	50～65	≤10	20～30	＜10	2.5～9	0.5～2.0	
孕妇（中）	50～65	≤10	20～30	＜10	2.5～9	0.5～2.0	
孕妇（晚）	50～65	≤10	20～30	＜10	2.5～9	0.5～2.0	
乳母	50～65	≤10	20～30	＜10	2.5～9	0.5～2.0	

注：①＊外加的糖。②E% 为占能量的百分比。

表 4 中国居民膳食维生素的推荐摄入量或适宜摄入量

年龄（岁）/生理阶段	维生素 A（μg RAE/d）		维生素 D（μg/d）	维生素 E（AI）（mg α-TE/d）	维生素 K（AI）（μg/d）	维生素 B₁（mg/d）		维生素 B₂（mg/d）		维生素 B₆（mg/d）	维生素 B₁₂（mg/d）	泛酸（AI）（mg/d）	叶酸（mg DFE/d）	烟酸（mg NE/d）		胆碱（AI）（mg/d）		生物素（AI）（mg/d）	维生素 C（mg/d）
	男性	女性				男性	女性	男性	女性					男性	女性	男性	女性		
0 ~	300（AI）		10（AI）	3	2	0.1（AI）		0.4（AI）		0.2（AI）	0.3（AI）	1.7	65（AI）	2（AI）		120		5	40（AI）
0.5 ~	350（AI）		10（AI）	4	10	0.3（AI）		0.5（AI）		0.4（AI）	0.6（AI）	1.9	100（AI）	3（AI）		150		9	40（AI）
1 ~	310		10	6	30	0.6		0.6		0.6	1.0	2.1	160	6		200		17	40
4 ~	360		10	7	40	0.8		0.7		0.7	1.2	2.5	190	8		250		20	50
7 ~	500		10	9	50	1.0		1.0		1.0	1.6	3.5	250	11	10	300		25	65
11 ~	670	630	10	13	70	1.3	1.1	1.3	1.1	1.3	2.1	4.5	350	14	12	400		35	90
14 ~	820	620	10	14	75	1.6	1.3	1.5	1.2	1.4	2.4	5.0	400	16	13	500	400	40	100
18 ~	800	700	10	14	80	1.4	1.2	1.4	1.2	1.4	2.4	5.0	400	15	12	500	400	40	100
50 ~	800	700	10	14	80	1.4	1.2	1.4	1.2	1.6	2.4	5.0	400	14	12	500	400	40	100
65 ~	800	700	15	14	80	1.4	1.2	1.4	1.2	1.6	2.4	5.0	400	14	11	500	400	40	100
80 ~	800	700	15	14	80	1.4	1.2	1.4	1.2	1.6	2.4	5.0	400	13	10	500	400	40	100
孕妇（早）	+0		+0	+0	+0	+0		+0		+0.8	+0.5	+1.0	+200	+0		500	+20	+0	+0
孕妇（中）	+70		+0	+0	+0	+0.2		+0.2		+0.8	+0.5	+1.0	+200	+0		500	+20	+0	+15
孕妇（晚）	+70		+0	+0	+0	+0.3		+0.3		+0.8	+0.5	+1.0	+200	+0		500	+20	+0	+15
乳母	+600		+0	+3	+5	+0.3		+0.3		+0.3	+0.8	+2.0	+150	+3		500	+120	+10	+50

表5 中国居民膳食矿物质的推荐摄入量或适宜摄入量

年龄(岁)/生理阶段	钙 (mg/d)	磷 (mg/d)	钾(AI) (mg/d)	镁 (mg/d)	钠(AI) (mg/d)	氯(AI) (mg/d)	铁 (mg/d) 男性	铁 (mg/d) 女性	锌 (mg/d) 男性	锌 (mg/d) 女性	碘 (μg/d)	硒 (μg/d)	铜 (mg/d)	钼 (μg/d)	氟(AI) (mg/d)	锰(AI) (mg/d)	铬(AI) (μg/d)
0 ~	200(AI)	100(AI)	350	20(AI)	170	260	0.3(AI)		2.0(AI)		85(AI)	15(AI)	0.3(AI)	2(AI)	0.01	0.01	0.2
0.5 ~	250(AI)	180(AI)	550	65(AI)	350	550	10		3.5		115(AI)	20(AI)	0.3(AI)	3(AI)	0.23	0.7	4.0
1 ~	600	300	900	140	700	1 100	9		4.0		90	25	0.3	40	0.6	1.5	15
4 ~	800	350	1 200	160	900	1 400	10		5.5		90	30	0.4	50	0.7	2.0	20
7 ~	1 000	470	1 500	220	1 200	1 900	13		7.0		90	40	0.5	65	1.0	3.0	25
11 ~	1 200	640	1 900	300	1 400	2 200	15	18	10	9.0	110	55	0.7	90	1.3	4.0	30
14 ~	1 000	710	2 200	320	1 600	2 500	16	18	12	8.5	120	60	0.8	100	1.5	4.5	35
18 ~	800	720	2 000	330	1 500	2 300	12	20	12.5	7.5	120	60	0.8	100	1.5	4.5	30
50 ~	1 000	720	2 000	330	1 400	2 200	12	12	12.5	7.5	120	60	0.8	100	1.5	4.5	30
65 ~	1 000	700	2 000	320	1 400	2 200	12	12	12.5	7.5	120	60	0.8	100	1.5	4.5	30
80 ~	1 000	670	2 000	310	1 300	2 000	12	12	12.5	7.5	120	60	0.8	100	1.5	4.5	30
孕妇(早)	+0	+0	+0	+40	+0	+0		+0		+2	+110	+5	+0.1	+10	+0	+0.4	+1.0
孕妇(中)	+200	+0	+0	+40	+0	+0		+4		+2	+110	+5	+0.1	+10	+0	+0.4	+4.0
孕妇(晚)	+200	+0	+0	+40	+0	+0		+9		+2	+110	+5	+0.1	+10	+0	+0.4	+6.0
乳母	+200	+0	+400	+0	+0	+0		+4		+4.5	+120	+18	+0.6	+3	+0	+0.3	+7.0

表6 中国居民膳食微量元素平均需要量

年龄（岁）/生理阶段	维生素A（μg RAE/d）男性	维生素A（μg RAE/d）女性	维生素D（μg/d）	维生素B₁（mg/d）男性	维生素B₁（mg/d）女性	维生素B₂（mg/d）男性	维生素B₂（mg/d）女性	维生素B₆（mg/d）	维生素B₁₂（mg/d）	叶酸（μg DFE/d）	烟酸（mg NE/d）男性	烟酸（mg NE/d）女性	维生素C（mg/d）	钙（mg/d）	磷（mg/d）	镁（mg/d）	铁（mg/d）男性	铁（mg/d）女性	锌（mg/d）男性	锌（mg/d）女性	碘（μg/d）	硒（μg/d）	铜（mg/d）	钼（μg/d）
0~																								
0.5~																	7	7	3.0	3.0				
1~	220	220	8	0.5	0.5	0.5	0.5	0.5	0.8	130	5	5	35	500	250	110	6	6	3.0	3.0	65	20	0.25	35
4~	260	260	8	0.6	0.6	0.6	0.6	0.6	1.0	150	7	6	40	650	290	130	7	7	4.5	4.5	65	25	0.3	40
7~	360	360	8	0.8	0.8	0.8	0.8	0.8	1.3	210	9	8	55	800	400	180	10	10	6.0	6.0	65	35	0.4	55
11~	480	450	8	1.1	1.0	1.1	0.9	1.1	1.8	290	11	10	75	1 000	540	250	11	14	8.0	7.5	75	45	0.55	75
14~	590	440	8	1.3	1.1	1.3	1.0	1.2	2.0	320	14	11	85	800	590	270	12	14	9.5	7.0	85	50	0.6	85
18~	560	480	8	1.2	1.0	1.2	1.0	1.2	2.0	320	12	10	85	650	600	280	9	15	10.5	6.0	85	50	0.6	85
50~	560	480	8	1.2	1.0	1.2	1.0	1.3	2.0	320	12	10	85	800	600	280	9	9	10.5	6.0	85	50	0.6	85
65~	560	480	8	1.2	1.0	1.2	1.0	1.3	2.0	320	11	9	85	800	590	270	9	9	10.5	6.0	85	50	0.6	85
80~	560	480	8	1.2	1.0	1.2	1.0	1.3	2.0	320	11	8	85	800	560	260	9	9	10.5	6.0	85	50	0.6	85
孕妇（早）		+0	+0		+0		+0	+0.7	+0.4	+200		+0	+0	+0	+0	+30		+0		+1.7	+75	+4	+0.1	+7
孕妇（中）		+50	+0		+0.1		+0.1	+0.7	+0.4	+200		+0	+10	+160	+0	+30		+4		+1.7	+75	+4	+0.1	+7
孕妇（晚）		+50	+0		+0.2		+0.2	+0.7	+0.4	+200		+0	+10	+160	+0	+30		+7		+1.7	+75	+4	+0.1	+7
乳母		+400	+0		+0.2		+0.2	+0.2	+0.6	+130		+2	+40	+160	+0	+0		+3		+3.8	+85	+15	+0.5	+3

表 7 中国居民膳食微量元素的可耐受最高摄入量

年龄 (岁)	维生素 A (μg AE/d)	维生素 D (μg/d)	维生素 E (mg α-TE/d)	维生素 B₆ (mg/d)	叶酸 (μg/d)	烟酸 (mg NE/d)	烟酰胺 (mg/d)	胆碱 (mg/d)	维生素 C (mg/d)	钙 (mg/d)	磷 (mg/d)	铁 (mg/d)	锌 (mg/d)	碘 (μg/d)	硒 (μg/d)	铜 (mg/d)	钼 (μg/d)	氟 (mg/d)	锰 (mg/d)
0 ~	600	20								1 000					55				
0.5 ~	600	20								1 500					80				
1 ~	700	20	150	20	300	10	100	1 000	400	1 500		20	8		100	2	200	0.8	3.5
4 ~	900	30	200	25	400	15	130	1 000	600	2 000		30	12	200	150	3	300	1.1	5.0
7 ~	1 500	45	350	35	600	20	180	1 500	1 000	2 000		35	19	300	200	4	450	1.7	8
11 ~	2 100	50	500	45	800	25	240	2 000	1 400	2 000		40	28	400	300	6	650	2.5	10
14 ~	2 700	50	600	55	900	30	280	2 500	1 800	2 000	3 500	40	35	500	350	7	800	3.1	11
18 ~	3 000	50	700	60	1 000	35	310	3 000	2 000	2 000	3 500	40	40	600	400	8	900	3.5	11
50 ~	3 000	50	700	60	1 000	35	310	3 000	2 000	2 000	3 500	40	40	600	400	8	900	3.5	11
65 ~	3 000	50	700	60	1 000	35	300	3 000	2 000	2 000	3 000	40	40	600	400	8	900	3.5	11
80 ~	3 000	50	700	60	1 000	30	280	3 000	2 000	2 000	3 000	40	40	600	400	8	900	3.5	11
孕妇 (早)	3 000	50	700	60	1 000	35	310	3 000	2 000	2 000	3 500	40	40	600	400	8	900	3.5	11
孕妇 (中)	3 000	50	700	60	1 000	35	310	3 000	2 000	2 000	3 500	40	40	600	400	8	900	3.5	11
孕妇 (晚)	3 000	50	700	60	1 000	35	310	3 000	2 000	2 000	3 500	40	40	600	400	8	900	3.5	11
乳母	3 000	50	700	60	1 000	35	310	3 000	2 000	2 000	3 500	40	40	600	400	8	900	3.5	11

注：有些营养素未制定可耐受最高摄入量，主要是因为研究资料不充分，并不表示过量摄入没有健康风险。

附录2　部分名贵中药材营养分析

1. 人参

人参在传统中医里，历来与帝王将相、宫廷养生、治病救人、延年长寿联系在一起，所以几千年来，一直是上至帝王将相，中至达官贵人，下至平民百姓的养生佳品。受中国历代王朝影响，人参市场在中国经久不衰，朝鲜、韩国、日本、越南、新加坡乃至整个亚洲，人参市场延绵数千年，成为保健医疗市场的经典食药。人参俗称"百草之王"，许多国家都产人参，著名的药用人参主要分布在朝鲜半岛北部、中国东北和俄罗斯西伯利亚的东部。我国的吉林人参、朝鲜的高丽参、日本的东洋参、加拿大和美国的西洋参被称为人参的"四大家族"。

（1）人参的分类。

在植物分科中，人参是五加科人参属植物，因为它能益中补气、提高免疫力、抑制癌细胞，所以受到中医与民众的青睐。它与三七、西洋参等药用植物是近亲。

人参的分类有三种方式：一是根据产地来划分，有吉林参、高丽参、西洋参；二是根据炮制方法来划分，有生晒参、红参等；三是根据生长方式来划分，有野山参、林下参、移山参、园参等。

①野山参。

野山参主要产于吉林长白山人迹罕至的地方，其生长过程未经任何人工管理，纯属天然而成，又叫作山参、真人参。野山参芦头长而端正、直立，芦碗多排列紧密，四面环生。主根粗而短，上端有细而深的螺旋纹，中下部光而少皱纹。它大多有两个主根，分叉角度大，粗细与长短不匀称。须根稀疏且细而长，有韧性，不易折断，须根上缀有小米状的小疙瘩，称为"珍珠点"。一般认为自然生长200年以上或重量达200g以上者为老山参，生长100年以上或重量达50g以上者称大山参，重量不够50g者称小捻子、山捻子。其功效为补五脏，安精神，定魂魄，止惊悸，除邪气，明目，开心益智。

②园参。

园参是人工种植而成的人参。其根茎一面或两面生芦碗。主根呈纺锤形或圆柱形，上端有粗横纹，不呈螺旋状，有时通体皆见横纹。中下端有2～3条支根。须根如扫帚状，较短而脆，其上有不很明显的珍珠点。根据炮制方法的不同，有生晒参、红参、白参之分。鲜参洗净直接晒干者即生晒参；蒸制后干燥者称红参；将生参经水烫针刺后浸入浓糖汁中，干燥后称白参或糖参。三种参相比，生晒参的补气力较强，白参补气力稍弱，生津效果较强。红参偏于温补，适于气虚有寒象者。

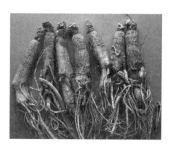

无论是野山参、移山参，还是园参，均具有较好的补气作用。但野山参毫无燥性，且可用于有虚热之象的患者，起到引火归元之效。移山参稍有燥性，园参的燥性最大。

③朝鲜参。

朝鲜参又称高丽参，因加工不同也有红白两种。朝鲜红参呈圆柱形，体直、粗壮且较长，长 10～20cm，芦碗深而完整，质坚体重，断面角质光亮，具有菊花纹，香气浓厚，味甘微苦。朝鲜白参表面呈黄白色，有浅棕色细纹，质松泡，断面黄白色，香气弱，味甘微酸。高丽参同样偏于温补，但药力较红参强。

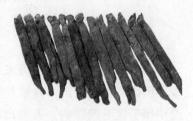

④西洋参。

西洋参又称花旗参，主产于美国、加拿大及法国，西洋参的外形为圆柱形或疙瘩球形，每枝长短粗细不一，顶端芦头短小，表面黄白色，表皮有环纹，断面平坦，呈淡黄色或白色，内层有味甘、微苦。不同于其他参的是，其性寒，具有补气养阴、清火生津的作用。适于热病气阴两伤、烦倦、口渴及阴虚火旺之喘咳痰血者。

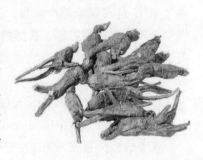

（2）人参的功用。

中医对人参有较多研究，中医经典《神农本草经》中记载，人参："主补五脏，安精神，定魂魄，止惊悸，除邪气，明目，开心益智，久服轻身延年。"《本草纲目》认为人参"主治一切虚证，发热自汗，眩晕头痛，反胃吐食，疟疾，滑泄久痢，小便频数，淋漓，劳倦内伤，中风，中暑，痿痹及诸血证，胎前产后诸证"。

现代研究认为人参有以下药理作用：

①有抗休克作用。人参注射液对失血性休克和急性中毒性休克，比对其他原因引起的休克效果更为显著。

②提高内分泌功能。对垂体—肾上腺皮质功能有促进作用，能增强性腺功能，有促性腺激素样作用，能增加子宫和卵巢重量，还可促进胰岛素的分泌。

③能明显提高免疫功能。对细胞免疫功能和体液免疫功能均有显著的提高作用。

④促进造血功能。

⑤对心血管的作用。增强心肌收缩力，降低心肌耗氧量，减慢心率，增强心输出量和冠脉流量，可使心搏振幅显著增加。在心功能衰竭时，强心作用更显著，并能抗心律失常，扩张血管，抗凝血，抗血栓形成。

⑥能加强大脑皮质的兴奋与抑制过程，增强学习和记忆能力。有显著抗疲劳作用。

⑦降血糖，抗炎，抗过敏，抗利尿，抗衰老，抗氧化及抗应激作用。

（3）人参的性质。

国产人参，味甘、微苦，性微温。高丽人参，味甘，性平，微温。归肺、脾、心经，入胞宫。二者性味、功用大致相同，均能大补元气，复脉固脱，补肺、脾、心、肾气虚，生津止渴，安神益智。但高丽参质优，性温不燥，补气之功强于国产人参。

（4）人参的中医应用。

①出血脱证。

人参有大补元气、复脉固脱之功，为拯危救脱要药。用于妇产科大失血之休克，如异位妊娠破裂、大崩、产后、肿瘤等大出血。症见面色苍白，神疲气短，汗多肢冷，脉细欲绝等虚脱重危证候。常与附子、炮姜、麦冬、五味子等配伍，方如参附汤、独参汤、生脉散以及参麦注射液、人参注射液等。

②月经病。

人参大补元气及心、脾、肾气。月经疾病多用之。

a. 益气摄血固冲任：如气虚月经过多、月经先期、崩漏等出血性月经病。常与黄芪、白术、当归、阿胶、熟地黄等配伍，方如归脾汤、补中益气汤、固本止崩汤等。刘云鹏先生谓："大崩之际，可急用独参汤以止崩防脱。"诚如《傅青主女科》所言："若不急补其气以生血，而先补其血而遗气，则有形之血恐不能遽生，而无形之气必且至尽散。"

b. 益气生血养冲任：如气血亏虚之月经过少，闭经等。多与黄芪、白术、熟地黄、当归等配伍，如经验方十全调经汤。

③带下病。

人参能补益脾气而固摄任带，用于治脾虚带下。常与白术、山药、苍术、甘草等配伍，方如完带汤、参苓白术散等。

④妊娠病。

a. 用于脾胃虚弱之妊娠恶阻，常与白术、半夏、陈皮、砂仁等配伍，方如香砂六君子汤，以补益脾胃，止吐安胎。

b. 用于胎动不安，滑胎，包括免疫性流产，封闭抗体阴性复发性流产。人参补益脾肾元气而能固摄胎元，多与白术、山药、甘草、熟地黄、山茱萸、杜仲、菟丝子等配伍，如经验方固本培育汤。

⑤产后病。

产后气血亏虚，"多虚多瘀"，易生疾病，常见的有恶露不绝、量多，产后腹痛。常与黄芪、白术、甘草、当归、熟地黄、山药、升麻、柴胡、阿胶等配伍，方如《傅青主女科》之加参生化汤、肠宁汤。在治产后发热之小柴胡汤、缺乳之通乳丹、乳汁自出、汗证如补中益气汤，产时大崩导致的血劳之归脾汤等方中，多用为主药，取其大补元气之功效。

⑥杂病。

a. 用于气虚血瘀之症瘕（子宫肌瘤、盆腔炎性包块等）。常与黄芪、白术、三棱、莪术、败酱草、红藤、赤芍、桃仁等配伍，方如《医学衷中参西录》理冲汤加减。

b. 刘云鹏先生治肾阳不足，不能温养冲任、胞宫之宫寒不孕，常用其与菟丝子、巴戟天、肉桂、附子、白术、山药等合用，方如温胞饮；治气血亏虚，不能抗邪之免疫性不孕，与黄芪、白术、当归、熟地黄、紫河车、淫羊藿等配伍，如经验方河车毓麟汤等。《傅青主女科》种子 10 方，有 7 方用人参，可见其为种子要药。

⑦妇科诸虚。

如用治绝经前后诸证，大病、手术、血证后以及肿瘤等脏腑气血诸虚证。方如人参养荣汤、归脾汤、补中益气汤、生脉散以及经验方温阳益气汤等。人参在其中均为主要成分，补气养血而利康复。

总之，人参广泛用于妇科经、带、胎、产、杂病，以上所列，仅为常见病用之者。此外，该药也广泛用于多种虚脱（休克），和各系统多种虚证疾病的治疗，以及中老年保健。然而必须辨证属气血两虚和心、脾、肾气虚者，如面色萎黄、白无华、畏寒肢冷、倦怠气短、心悸失眠、食少便溏、腰酸膝软、气急喘促、舌淡红、脉细虚等。人参大补元气之虚，既能用于治病，又可用于保健，但必须辨证和辨体质。

✤**小贴士**

什么人不适宜用人参

人参养生保健长期服用宜研末冲服，每天1.5～3g，早晨服，既方便，又节省。但感冒及感染发热，阳盛体质，肝胆疾病，包括肝火湿热、肝功能损害、转氨酶和胆红素升高、黄疸等，高血压属肝阳上亢、肝火旺盛者，以及体表局部红、肿、热、痛者和儿童等忌用。

2. 灵芝

灵芝药用在我国已有2 000多年的历史，被历代医药家视为滋补强壮、扶正固本的神奇珍品。《中国药典》2000年版记载灵芝的功用与主治为：补气安神，止咳平喘，用于晕厥不寐、心悸气短，虚劳咳喘。1994年，经卫生部批准，灵芝被列为"国家新资源食品"。

灵芝可分为青灵芝、赤灵芝、黄灵芝、白灵芝、黑灵芝、紫灵芝、云灵芝。赤灵芝和紫灵芝被用作药物。

（1）灵芝生命中的三个阶段。

灵芝为多孔菌科真菌植物，可分为三个阶段。

①子实体阶段：木本或草本，俗称灵芝全草。

②孢子体阶段：孢子体就是灵芝的种子，是极其细微的传宗接代的胞器，单个的孢子极其细小，只有几微米至十几微米，肉眼无法看清，人们平时所见的是由无数个孢子集中起来的，呈粉末状，俗称灵芝孢子粉。

③菌丝体阶段：孢子萌芽后，产生的黄白色丝状物质叫作菌丝体，这是灵芝生命力最旺盛的阶段，就像自然界所有生物的生长规律一样，胚胎阶段是最有活力的生命阶段。

（2）灵芝的分类。

①赤灵芝。

赤灵芝又名丹芝，苦平无毒。

形态特征：木栓质，有柄。菌盖肾形、半圆形或近圆形，表面红褐色，有漆样光泽，有菌柄与菌伞同色或较深。

功效：具有抗肿瘤、预防肿瘤的作用，对心脏机能有益，

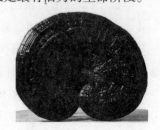

赤灵芝

可提高免疫力，调节高低血压，长食可轻身不老化及延年益寿。科学研究都是以赤灵芝为代表进行的。

②紫灵芝。

紫灵芝又名木芝，甘温无毒。

形态特征：菌伞褐色，紫黑色至近黑色，均匀褐色至栗褐色。

功效：主治耳聋，有益肾脏的强气，强健筋骨使气色好转，长食可轻身不老化及延年益寿。

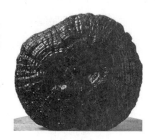

紫灵芝

③黑灵芝。

黑灵芝又名玄芝，淡平无毒。

形态特征：菌盖肾形或类圆形，直径 3 ~ 10cm，厚 5 ~ 7mm。表面灰褐色或褐色，有细微绒毛，并有放射状深皱纹和不明显的环纹，边缘锐，波状，多瓣裂。管口面类白色或黑褐色。

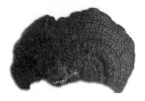

黑灵芝

功效：益肾、利尿、通九窍、聪察、消积；主治急性肾炎、慢性肾炎、消化不良。

④青灵芝。

青灵芝，又名龙芝，酸平无毒。

功效：主要有明目作用，补肝益气，长食可轻身不老化及延年益寿。《抱朴子》云："青者如翠羽"。

⑤白灵芝。

白灵芝，又名玉芝，辛平无毒。

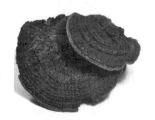

青灵芝

形态特征：该真菌菌肉质白，如马蹄状，生于松树和其他针叶树上。

功效：主治咳逆上气，益肺气，通利口鼻。长食可轻身不老化及延年益寿。

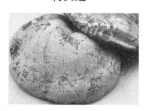

白灵芝

⑥黄灵芝。

黄灵芝，又名金芝，甘平无毒。

功效：主治心腹，亦即胸腹部位疾病，对胰脏引起的脾脏有益，可使心脏的神气安顺，长食可轻身不老化及延年益寿。

（3）灵芝的有效成分。

灵芝的药理成分非常丰富，目前已分离的有数十种。灵芝的有效成分含量因所用菌种、菌种产地、栽培方法、提取工艺、制剂方法不同而各异。其有效成分可分为十大类，包括灵芝多糖、灵芝多肽、三萜类、16 种氨基酸（其中含有 7 种人体必需氨基酸）、蛋白质、甾类、甘露醇、香豆精苷、生物碱、有机酸（主含延胡索酸），以及锗、磷、铁、钙、锰、锌等。

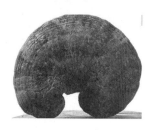

黄灵芝

①灵芝多糖。

灵芝最有效的营养成分是灵芝多糖。由于采用了高科技生物技术，现在的优质灵芝产品可以在最大限度上保留灵芝多糖。灵芝多糖具有多种药理作用，主要有：免疫调节作用、抗肿瘤作用、降血糖作用、抗辐射作用、抗氧化作用、促进核酸和蛋白质合成作用。

②灵芝多肽。

对肿瘤细胞和乙肝病毒内的核酸合成有抑制作用，而且能滋养卵巢、增加胶原蛋白、美容润肤。

③三萜类（灵芝酸）。

灵芝所含三萜类达百余种，其中以四环三萜类为主，灵芝的苦味与所含三萜类有关。三萜类也是灵芝的有效成分之一，三萜类物质的药理作用有止痛、镇静、止咳平喘、祛痰、消炎、抗过敏、解毒、保肝、抑制肿瘤细胞繁殖等。灵芝中的三萜类具有杀死肝癌细胞的作用，也能抑制组织胺的释放，具有保护肝脏和抗过敏作用等。

④核苷、嘌呤类。

能降低血液黏度，抑制血小板聚集，提高血红蛋白，提高血液供氧能力和加速血液微循环，并可镇静、降低血清胆固醇。

⑤氨基酸。

灵芝中所含的 16 种氨基酸是人体所需的营养物质，能起到滋阴补肾和全面调节人体生理功能的重要作用。

（4）灵芝的功效作用。

灵芝的功效在于扶正固本，增强免疫功能，提高机体抵抗力。它不同于一般药物对某种疾病起治疗作用，亦不同于一般营养保健食品只对某一方面营养素的不足进行补充和强化，而是在整体上双向调节人体机能平衡，调动机体内部活力，调节人体新陈代谢机能，提高自身免疫能力，促使全部的内脏或器官机能正常化。其明显表现在五个方面：

①抗肿瘤作用。

自身免疫功能的低下或失调是肿瘤会发生、扩散、转移及较难根治的重要原因。灵芝是最佳的免疫功能调节剂和激活剂，可显著提高机体的免疫功能，增强患者自身的防癌、抗癌能力。灵芝因其可以促进白细胞介素 – 2 等内源性抗癌物质的生成，促进单核巨噬细胞的吞噬功能、提升人体的造血能力尤其是白细胞的指标水平，以及它的某些有效成分对癌细胞具有抑制作用，成为抗肿瘤、防癌以及癌症辅助治疗的优选药物。

②保肝解毒作用。

灵芝对多种理化及生物因素引起的肝损伤有保护作用。无论在肝脏损害发生前还是发生后，服用灵芝都可保护肝脏，减轻肝损伤。灵芝能促进肝脏对药物、毒物的代谢，对中毒性肝炎有确切的疗效。尤其是对慢性肝炎，灵芝可明显消除头晕、乏力、恶心、肝区不适等症状，并可有效地改善肝功能，使各项指标趋于正常。所以，灵芝可用于治疗慢性中毒、各类慢性肝炎、肝硬化、肝功能障碍。

③对心血管系统的作用。

动物实验和临床试验均表明，灵芝可有效地扩张冠状动脉，增加冠脉血流量，改善心肌微循环，增强心肌氧和能量的供给。因此，灵芝对心肌缺血具有保护作用，可广泛用于冠心病、心绞痛等的治疗和预防。对高血脂病患者，灵芝可明显降低血胆固醇、脂蛋白和甘油三酯，并能预防动脉粥样硬化斑块的形成。对于粥样硬化斑块已经形成者，则有降低动脉壁胆固醇含量、软化血管、防止进一步损伤的作用，并可改善局部微循环，阻止血小板聚集。这些功效对多种类型的中风有良好的防治作用。

④抗衰老作用。

灵芝所含的灵芝多糖、灵芝多肽等有着明显的延缓衰老功效。此功效主要基于以下机理：

a. 促进和调整免疫功能。对成年人和老年人而言，这种促进和调整可明显延缓衰老。对处于生长发育阶段的少年儿童而言，则可促进其免疫功能的完善，增强抗病能力，确保其健康成长。

b. 调节代谢平衡，促进核酸和蛋白质的合成。研究表明，灵芝能促使血清、肝脏和骨髓的核酸及蛋白质的生物合成，因此可以有效地抗病防衰老。观察表明，服用灵芝以抗衰老，不仅对老年人有益，对各年龄阶段的人士都适用，因为生长发育的过程，也就是走向衰老的过程。

c. 抗自由基作用。生物体所产生的内源性抗氧化剂或抗氧化剂化酶类物质（如超氧化物歧化酶，SOD）的降低，是人体衰老的一个原因。灵芝多糖有显著的拟 SOD 活性，可显著清除机体产生的自由基，从而阻止自由基对机体的损伤，防止脂质的过氧化，保护了细胞，延缓了细胞衰老。

d. 灵芝多糖能显著促进细胞核内 DNA 合成能力，并可增加细胞的分裂代数，从而延缓了机体的衰老。

⑤抗神经衰弱作用。

据报道，灵芝制剂对神经衰弱、失眠有显著疗效，总有效率高达 87.14% ~100%。一般用药后 10~15 天即出现明显疗效，表现为睡眠改善，食欲、体重增加，心悸、头痛、头晕减轻或消失，精神振奋，记忆力增强。属气血两虚者疗效更好。所以，灵芝对中枢神经系统有较强的调节作用，具有镇静安神的功效，对神经衰弱患者和失眠患者来说是必备佳品。《国家药典》中，灵芝就是有效的安眠宁神之药。

✿小贴士

灵芝食用方法小妙招

灵芝味虽苦，但苦而香，苦可以加入蜂蜜等调味。灵芝主要做法有：

（1）灵芝饮品。

取灵芝（整芝）切片后加清水，放置文火中炖煮 2 小时，取其汁加入蜂蜜即可饮用。

（2）灵芝水煎法。

将灵芝切片，放入罐内，加水煎煮，一般煎煮3～4次。把所有煎液混合，分次口服。

（3）灵芝泡酒。

将灵芝剪碎放入白酒瓶中密封浸泡，三天后，白酒变成棕红色时即可喝，还可加入冰糖或蜂蜜。

（4）灵芝炖肉。

无论猪肉、牛肉、羊肉、鸡肉，都可以加入灵芝炖，按各自的饮食习惯加入调料喝汤吃肉，有益于预防肝硬化。

条件允许者可直接购买利用现代化生物提取技术制成的灵芝健康食品，更利于人体吸收，效果也更明显。

（5）灵芝的适宜人群。

①易疲劳、睡眠差的人群。

灵芝能提高人体能量工厂——线粒体的能量，提高机体耐寒能力，减轻疲劳。对神经衰弱、失眠、多梦等有良好的作用，能使人们入睡快、睡得深、睡得好。

②高血压人群。

灵芝具有抗氧化与清除氧自由基作用，阻止肾酵素与血浆球蛋白发生作用形成血管紧张素，能从根本上调理高血压，稳定血压。

③高血脂人群。

灵芝能通过抗氧化和清除氧自由基的作用来抑制低密度脂蛋白（LDL）的氧化，降低血脂，消除动脉粥样硬化。

④肝功能有问题的人群。

灵芝可减轻有毒物质对肝脏的损伤，能促进肝脏对药物、毒物的代谢，对慢性肝炎、脂肪肝、酒精肝有确切的疗效。

⑤贫血的人群。

灵芝能增强骨髓生产血小板、红细胞和白细胞的能力。

⑥免疫力差的人群。

灵芝能增加免疫系统细胞、组织数量，促进抗体产生；增加吞噬、杀伤细胞数量，增强其功能，还可以调节某些免疫细胞的功能。

⑦患呼吸系统疾病的人群。

灵芝有显著的镇咳祛痰及平喘作用，对缓解此种疾病的咳、痰、喘的症状及防止喘息发作有显著效果。其免疫促进作用，又可有效防止反复的感冒，从而减少此病的复发。

⑧肾功能损害的人群。

灵芝能减轻慢性病的肾脏病变，改善肾功能，减轻毒性物质对肾脏的损害。

⑨内分泌失调的人群。

灵芝中含有大量人体必需的微量元素和氨基酸，以及功能繁多的活性多醣，能均衡体内各种营养素，协同调整内分泌系统。

⑩便秘的人群。

灵芝可以有效地调节肠道内的微生态平衡，促进胃肠蠕动，有效增殖双歧杆菌，抑制腐败菌滋生，提高肠道动力机能，润肠通便。

⑪痛风的人群。

灵芝能降低血液中的嘌呤，减少血液中的尿酸成分，缓解痛风症状。

⑫术后、产后人群。

术后病人和产后妈妈，伤口和部分器官处于新生状态，免疫力非常低，容易感染并发症。灵芝有多种氨基酸、维生素、蛋白质、微量元素，能抵抗病菌，防止伤口被感染。

⑬正在服用中西药物的人群。

灵芝能与西药起到协同作用，服用灵芝，可以用较少的西药剂量，达到最佳的疗效，同时也能减少副作用的产生，减轻肝脏的负荷，保护体内正常细胞、器官不受西药的伤害，以及缩短治疗的时间、延长寿命等。

⑭需要祛斑的人群。

灵芝可以使体内 SOD 的活性与数量大为增加，从而加强对体内氧自由基的清除，阻断氧自由基对皮肤中脂质的氧化反应。另外，灵芝对血液循环的加强以及其中所含有的人体必需氨基酸，都可对面部色斑的清除产生作用。

⑮心脏功能不全的人群。

灵芝可以改善冠脉循环和心肌供血，降低心肌耗氧量，提高机体对缺氧的耐受能力，抵抗心律失常。

❋知识链接一

灵芝提取物可治疗肥胖

也许《爱丽丝梦游仙境》会成为现实：吃一点蘑菇就会让自己缩小。台湾长庚大学的一项研究表明，传统中医使用 2 000 多年的灵芝提取物，可防止小鼠体重增加，并逆转超重小鼠中肥胖相关的炎症和代谢紊乱。这项研究发表在《自然通讯》（*Nature Communications*）杂志上，研究结果为灵芝促进长寿和消化健康的古老声誉提供了进一步佐证。

❋知识链接二

灵芝治哮喘，你知道吗

灵芝能增加气管黏膜上的抗体，增加呼吸系统抵抗病菌及病毒的能力，更有促进气管黏膜上皮再生修复的作用，尤其是对喘息型病例效果更好。因为灵芝多糖能提高有机体非特异性免疫功能，抑制有机体释放组胺及变态慢反应性物质，刺激干扰素的产生及抑制过敏反应，刺激白介素的产生，白介素Ⅱ能抑制有害的过敏反应。灵芝的免疫促进作用，又可有效防止反复感冒，从而减少复发。灵芝能抑制肥大细胞释放出组胺，使支气管平滑肌舒缓，从而减少气喘之症状。灵芝有显著的镇咳祛痰及平喘作用，对缓解此种疾病的咳、痰、喘的症状及防止喘息发作有显著效果。用灵芝食疗药膳方对哮喘康复大有裨益。

3. 蜂胶

（1）蜂胶的来源和性质。

蜂胶是蜜蜂将从植物芽孢或树干上采集的树脂混入其上腭腺、蜡腺的分泌物加工而成的一种具有芳香气味的胶状固体物，可入药。

蜂胶为不透明固体，表面光滑或粗糙，折断面呈砂粒状，切面与大理石外形相似。呈黄褐色、棕褐色、灰褐色、灰绿色、暗绿色，极少数深似黑色。具有令人喜爱的特殊的芳香味。味微苦，略带辛辣味，嚼之粘牙，用手搓捏能软化。温度低于15℃时变硬、变脆、易粉碎；温度超过36℃时质软、有黏性和可塑性；温度达60℃～70℃时熔化成为黏稠流体，并分离出蜂蜡。纯蜂胶不应有其他杂质。

蜂胶生产期多为夏、秋季，我国的胶源植物大致有桦木科、杨柳科、松科、柏科和漆树科中的多数树种，以及桃树、李树、杏树、栗树、橡胶树、桉树和向日葵等。

（2）蜂胶的营养成分。

蜂胶是一种极为稀少的天然资源，素有"紫色黄金"之称，内含二十大类共300余种营养成分。蜂胶的成分中，最具代表性的活性物质是黄酮类化合物，中的槲皮素、萜类及有机酸中的咖啡酸苯乙酯。槲皮素是很多中药材的有效成分，具有广泛的生理和药理作用。蜂胶犹如一个天然的"药库"。

以下仅介绍五种具有代表性的成分：

①黄酮类。

黄酮化合物是自然界中蜂胶特有的有效成分。黄酮类化合物，具有多方面的生理和药理作用，能帮助人体防治多种疾病，使机体各种功能正常化、增强化。蜂胶中的黄酮类化合物，其品种之多、含量之高超过了一般的植物药。对治疗冠心病有效的许多中草药都含有黄酮类化合物，具有活血化瘀作用的中药，也多半含有黄酮类化合物。在此仅介绍蜂胶中两种很有特色的黄酮类化合物——槲皮素和芦丁。

a. 槲皮素有扩张冠状血管、降低血脂、降血压、抗血小板聚集（血小板聚集会妨碍血液的流通，容易引起心脏病、脑卒中等心脑血管疾病）等作用，还有止咳、祛炎、镇痛、抗病毒等作用。不仅对多种致癌物有抑制作用，而且能抑制多种癌细胞等的生长，比如已有试验表明，槲皮素对卵巢癌细胞、结肠癌细胞、骨髓癌细胞、白血病细胞、乳腺癌细胞、淋巴瘤细胞的生长，都有抑制作用。

b. 芦丁，有维生素P样作用。即能软化毛细血管、增强毛细血管的通透性，还能降低胆固醇，对防治心、脑血管硬化很有帮助。

②氨基酸。

蜂胶中含有微量的氨基酸，包括组氨酸、赖氨酸、精氨酸、亮氨酸、谷氨酸、异氨酸、半胱氨酸、苏氨酸、酪氨酸、苯丙氨酸、丝氨酸、蛋白氨酸、脯氨酸、天门冬氨酸、甘氨酸、丙氨酸和缬氨酸等。

③维生素。

蜂胶中含有微量的 B 族维生素：维生素 B_1（硫胺素）、维生素 B_2（核黄素）、维生素 B_3（维生素 pp，又名烟酸）、维生素 B_6（吡多醇）、维生素 B_7（维生素 H）、维生素 B_{12}（钴胺素）和维生素 E（生育酚）等。

④矿物质和微量元素。

蜂胶中含有丰富的矿物质和微量元素。常量元素有：钙、镁、磷、钾、钠、硫、硅、氯、碳、氢、氧和氮 12 种。微量元素有：锌、硒、锰、钴、钼、氟、铜、铁、铝、锡、钛、锶、铬、镍、钡和金等 25 种之多。（硒、锰、钴和钼这四种现被称为长寿元素的物质都可在蜂胶中找到。）

⑤有机酸。

蜂胶中所含的酸类化合物有咖啡酸、茴香酸、对香豆酸、阿魏酸、异阿魏酸、桂皮酸、3，4－二甲氧基桂皮酸、苯甲酸和对羟基苯甲酸等。其中最重要的有三种：

a. 苯甲酸：有防腐、祛痰作用。

b. 阿魏酸：有消炎、止痛的作用。中药用于治疗偏头痛。

c. 咖啡酸：有止血、镇咳、祛痰的作用。美国健康基金会的科学家研究发现，蜂胶中的咖啡酸能抑制培养器皿中结肠肿瘤细胞的增长和发生，因此他们认为，蜂胶中抗肿瘤的活性成分也包括咖啡酸。

（3）蜂胶的功效作用。

①抗菌消炎作用。

在蜜蜂群居的蜂箱或树穴内，适宜的温度并未导致微生物生长或大量繁殖。这是蜂箱或树穴内有蜂胶的原因。因为蜂胶能抑制多种细菌和某些病毒的生长，具有广谱抗生素的作用。

蜂胶能杀菌、消毒、抑菌、防霉、防腐，解决了抗生素只对单一微生物起作用的缺陷，且没有副作用。在日常生活中对皮肤病有很好的治疗效果。蜂胶不仅能单独使用，对致病细菌、病毒、原虫等有抑制或杀灭作用，还能与如青霉素等抗生素合用，提高这些抗生素的抗菌力量，延长其抗菌活性。

临床上，对于口腔、喉咙、鼻腔等炎症，通过口服蜂胶可以得到治愈。耳和脑部的感染、发炎也可以通过口服蜂胶得到治愈。蜂胶对肾炎、尿道炎、膀胱炎、前列腺炎、阴道炎都有很好的疗效。对于大多数的肠胃发炎，病情轻者，口服蜂胶有较好疗效。

②调节血糖，预防和治疗糖尿病及并发症。

a. 蜂胶中的黄酮类和萜烯类物质具有促进外源性葡萄糖合成肝糖原和双向调节血糖的作用，能明显地降低血糖。

b. 蜂胶的广谱抗菌作用、促进组织再生作用，也是有效治疗各种感染的主要原因。

c. 蜂胶是一种很强的天然抗氧化剂，能显著提高 SOD 活性，服用蜂胶不仅可以减少自由基对细胞的伤害，还可防治多种并发症。

d. 蜂胶的降血脂作用，可以改善血液循环，并有抗氧化、保护血管的作用，这是其能控制糖尿病及多种并发症的重要原因。

e. 蜂胶中的黄酮类、苷类等物质，能增强三磷腺苷酶的活性，它是人体能量的重要来源，有供应能量、恢复体力的作用。

f. 蜂胶中的黄酮类和多糖物质具有调节肌体代谢、增强免疫能力的作用，因此它具有提高肌体抗病力，预防并发症的作用。

g. 蜂胶中丰富的微量元素，在糖尿病的防治中也起作用。

③调节血脂、改善血液循环的作用。

糖尿病患者大多伴随血症高脂，血管老化速度比正常人快，很容易引发微循环障碍、脑血栓、心脏病，出现心脑血管系统并发症。

蜂胶中丰富的黄酮类物质有很好的降血脂、降低毛细血管的渗透性、软化血管、保护血管的作用，能保护血管不过早地变脆、变硬、失去弹性，并有效地净化血液，被称为"血管清道夫"。因此，服用蜂胶有利于控制糖尿病患者的视力，预防血管系统并发症出现。

④癌症预防作用。

蜂胶含有丰富的黄酮类和萜烯类物质，有助于抑制肿瘤的形成、生长和转移。综合起来说，蜂胶辅助抑制肿瘤的作用主要体现在以下四个方面：

a. 蜂胶中含有大量能够直接针对肿瘤细胞生长的成分因子。蜂胶所含的二十大类300多种有效成分中，其中被分离出的槲皮素、咖啡酸苯乙酯、鼠李素、高良姜素，以及多糖类等物质，对肿瘤细胞有一定的杀伤作用，对正常细胞的生长影响很小。上述物质在蜂胶中存在且浓度很高。

b. 蜂胶的抗氧化功能可能对肿瘤生长有较好的抑制作用。蜂胶本身是一种良好的抗氧化剂，含有丰富的抗氧化营养成分。因此，蜂胶可以清除自由基的伤害，并减少新的肿瘤细胞产生，同时降低放疗、化疗引起的副作用。

c. 蜂胶具有强化免疫功能的作用。众多研究证明，蜂胶是一种天然的免疫强化剂。蜂胶提取物能够刺激丙种球蛋白活性，增加抗体生成，能够增强巨噬细胞的吞噬能力，从而提高机体的抵抗力，抑制不良细胞的生长。

d. 蜂胶中含有丰富的酶类，对预防和治疗肿瘤有一定的作用。蜂胶中所特含的酶类可以抑制肿瘤细胞的转移，同时控制肿瘤细胞增殖、防止正常细胞癌变并强化机体的免疫功能。

尽管上述研究表明蜂胶可能有抑制肿瘤的作用，但是迷信蜂胶的抗肿瘤作用是不可取的。

⑤调节免疫作用。

蜂胶能强化免疫系统，增强免疫细胞活力，调节机体的特异性和非特异性免疫功能。蜂胶保健品能明显增强巨噬细胞吞噬能力和自然杀伤细胞活性，增强抗体产量，显著增强细胞免疫功能与体液免疫功能，对胸腺、脾脏及整个免疫系统产生有效的功能调整，增强人体抗病力与自愈力。

⑥抗乙肝病毒作用。

蜂胶原液中的黄酮类及萜烯类具有广谱抗菌作用和明显的抗肝纤维化作用，不仅能够杀灭肝炎病毒，对人体的免疫系统也有强化、激活作用。蜂胶中富含高良姜素、山柰酚、槲皮素和异戊基阿魏酸盐等杀病毒的有效成分，对多种病毒（包括乙肝病毒）有着很强的抑制和杀灭作用。

⑦促进细胞再生，修复肝脏细胞。

蜂胶有很好的保肝护肝功效，黄酮类物质、酚和酸类物质，如精氨酸、脯氨酸以及甲基3，4－二邻—咖啡单宁酸盐等可以促进细胞再生，防止肝脏纤维化、修复肝细胞。

⑧对心脑血管系统疾病的预防和保健。

蜂胶对心脑血管系统疾病的预防和保健有良好的效果。研究证明，这是因为蜂胶中的黄酮类化合物如芦丁、槲皮素、高良姜素、咖啡酸、a－儿茶素等具有很强的抗氧化作用，能有效地软化血管、增强血管的韧性，增强心脏的收缩力，降低血脂、血糖和血压，降低血液黏稠度，能有效地抑制血小板、胶原纤维和胆固醇等物质的聚集，清除血管内壁上的堆积物，净化血液，改善血液循环。在这方面，蜂胶与其他药物相比，其作用更加稳定而持久。因此，蜂胶被人们称为"血管清道夫"，很多的心脑血管疾病患者更视其为"健康保护神"。

❋小贴士

鉴别蜂胶的品质

第一，看外观。用手捏住蜂胶胶囊，对着阳光观看，如果颜色呈棕黄色或者棕红色透明状的，蜂胶的含量可能很低，相反，颜色发黑或者深色的不太透明的，蜂胶含量可能较高。

第二，品尝蜂胶的味道。将蜂胶用水溶解，品尝水溶液，真正的蜂胶有淡淡的苦味，当咽下时喉部会有辛辣感，这几乎是所有蜂产品的共性了，辣喉的感觉越强，表明胶的品质就越高。

第三，看杂质。蜂胶胶囊等都是提纯后的蜂胶，里面不应该有杂质，蜂胶能完全溶于水，如果发现蜂胶中有些东西不能溶于水，可能因为蜂胶中掺入了杂质，蜂胶的质量就值得怀疑。

第四，将蜂胶胶囊刺破，用碗或杯盛少许水，将蜂胶液滴在水里，马上沉于底部不散开，水面浮起一层薄薄的白色乳状物，搅动后马上变为白色混浊状为真，不变色的为假。好蜂胶在水中应呈金黄色，这是类黄酮的本色。蜂胶水溶液浓度越高，蜂胶的含量也就越高。

4. 党参

（1）党参的性状。

党参又名辽参，因其故乡在上党而得名。属桔梗科党参属植物，根常肥大呈纺锤状或纺锤状圆柱形，有效部位在植物根部。

党参是中国常用的传统补益药，全世界约有 40 种，中国有 39 种。产自西藏东南部、四川西部、云南西北部、甘肃东部、陕西南部、宁夏、青海东部、河南、山西、河北、内蒙古及东北等地区，朝鲜、蒙古等地区也有。党参主产自渤海湾一带，而辽宁沿海则是北方刺参主产区，因此，通常将北方刺参统称辽参。

药用或食疗用的党参呈椭圆形或类圆形的厚片，表面呈黄棕色或灰黄色，切面呈黄白色或黄棕色，有裂隙或菊花纹，中央有淡黄色圆心。

（2）党参的功效作用。

党参是中国常用的传统补益药，具有补中益气、健脾益肺之功效。用于治疗脾肺虚弱、气短心悸、食少便溏、虚喘咳嗽、内热消渴等症状。《本草从新》记载党参的功效："补中益气、和脾胃、除烦渴。中气微弱，用以调补，甚为平妥。"

①调理肠胃。

党参为补中益气之要药，能纠正病理状态的胃肠运动功能紊乱。

党参具有抗溃疡作用。参水煎醇沉液对应激型、幽门结扎型、消炎痛或阿司匹林所致实验性胃溃疡均有预防和治疗作用。党参抗溃疡作用机制如下：a. 抑制胃酸分泌，降低胃液酸度；b. 促进胃黏液的分泌，增强胃黏液—碳酸氢盐屏障；c. 增加对胃黏膜有保护作用的内源性前列腺素（PGEZ）含量。

②增强机体免疫功能。

党参提取物可增强小鼠腹腔巨噬细胞吞噬巨红细胞的能力。

③增强造血功能。

家兔皮下注射党参水浸膏与醇浸膏或饲喂党参粉，可使红细胞数升高，白细胞数下降，口服较皮下注射相比效力更显著。

④抗应激作用。

党参可提高机体对有害刺激的抵抗能力。

⑤对心血管系统的影响。

a. 党参可强心、抗休克。党参有增强心肌收缩力、增加心输出量、抗休克的作用。

b. 党参可调节血压。党参浸膏、醇提物、水提物均能使麻醉大鼠与家兔的血压显著下降。

c. 党参可抗心肌缺血。党参注射液静脉注射可对抗垂体后叶素引起的大鼠急性心肌缺血。

⑥改善血液。

党参液可抑制 ADP 诱导的家兔血小板聚集，并可降低血高脂症家兔血清中低密度脂蛋白、甘油三酯和胆固醇的含量。

⑦益智作用。

党参能增强和改善小鼠的学习记忆能力。

⑧镇静、催眠、抗惊厥作用。

党参脂溶性皂苷和水溶性皂苷经脑室给药，均能引起清醒家兔的脑电图出现高幅慢波的变化，而静脉给药仅有脂溶性部分有此作用。党参注射液、水提物、甲醇提取物经腹腔注射均能显著减少小鼠的自主活动。党参注射液腹腔注射能明显延长乙醚对小鼠麻醉的时间，增加异戊巴比妥钠阈下催眠剂量引起的睡眠小鼠数，延长异戊巴比妥钠引起的小鼠睡眠时间。党参皂苷也可明显延长环己巴比妥所致的小鼠睡眠时间。党参注射液腹腔注射能明显延长硝酸士的宁和戊四氮所致小鼠出现惊厥的潜伏期。

综上所述，与党参补中益气、健脾功效相关的药理作用为调整胃肠运动功能，抗溃疡，增强机体免疫功能，增强造血功能，抗应激，强心、抗休克，调节血压，抗心肌缺血和抑制血小板聚集等作用。党参还具有益智、镇静、催眠、抗惊厥和养生等作用。

❋ 小贴士

党参药膳好处多

党参的食用方法非常多，可以做党参当归黄芪炖鸡汤、党参花椰菜胡萝卜汤、党参羊肉汤、党参黄芪枸杞酒、党参黄芪炖鸽子等。

日常药膳食用方法：

（1）党参红枣炖排骨。

原料：党参30g，红枣8枚，排骨500g，姜、葱、盐、味精、胡椒粉、料酒各适量。

做法：将党参洗净，切3cm长的段；红枣洗净，去核；排骨洗干净，剁成4cm长的段；将姜、葱洗干净，姜拍松，葱切段，将排骨、党参、红枣、姜、葱、料酒放入炖锅内，加入清水适量，武火烧开，再用文火炖熟，加入盐、味精、胡椒粉调味即成。

功效：补气血、益健康。

（2）鲫鱼党参汤。

原料：鲫鱼1尾（约250g），豆腐4块，党参30g，熟火腿10g，猪瘦肉50g。

做法：将鲫鱼剖净，沥干水，放入油锅炸后待用；猪瘦肉切片；将猪瘦肉片、火腿、党参放锅中，煮沸后加入鲫鱼、豆腐，武火煮沸后，改用文火煮20min，用盐、味精、香菜调味即可。

功效：益气健脾，利水消肿。适用于肾阳虚属水肿，症见腰痛，水肿（腰以下为甚），面色苍白，神疲乏力，舌质淡红、苔白滑。

5. 红景天

（1）红景天的性状。

红景天［别名蔷薇红景天、扫罗玛布尔（藏名）等］，为多年生草本植物，高10～20cm。根粗壮，圆锥形，肉质，褐黄色，根颈部具多数须根，被多数覆瓦状排列的鳞片状的叶。生长在海拔1 800～2 500m高寒无污染地带，其生长环境恶劣，因而具有很强的生命力和特殊的适应性。

红景天富含红景天苷，含有35种微量元素、18种氨基酸、维生素A、维生素D、维生素E和抗衰老活性超氧化物，其营养成分齐全且配比合理，在目前所发现的植物中是罕见的。

中医认为红景天性味寒、甘、涩，归肺经，有补气清肺、益智养心、收涩止血、散瘀消肿的功效。主治气虚体弱、病后畏寒、气短乏力、肺热咳嗽、咯血、白带腹泻和跌打损伤等。

（2）红景天的功效作用。

红景天的应用历史悠久，两千多年前，青藏高原的人就将它入药，以强身健体、抵抗不良环境的影响。民间常用来煎水或泡酒，以消除劳累或抵抗山区的寒冷，还可以防病健体和滋补益寿。因其有扶正固体、补气养血、滋阴益肺的神奇功效，历代藏医将其视为"吉祥三宝"之一。

红景天有补气清肺、益智养心、收涩止血、散瘀消肿的功效，主治气虚体弱、气短乏力、肺热咳嗽、跌打损伤、烫火伤、神经症和高原病等。

①预防高山病。

高原反应是当人从平原进入高原，由低海拔地区进入海拔更高的地区（大于3 000m）时，由于高原低氧环境引起人体缺氧，导致人体对低氧环境适应能力不全或失调而产生的综合征，俗称高原病。研究表明，红景天提取物中的没食子酸、红景天苷和酪醇等物质均能不同程度地提高心肌细胞活力，对抗心肌缺氧损伤，保护心肌细胞；红景天通过增加抗氧化酶活性，降低耗氧量，从而抑制缺氧造成的血液流变性改变等来实现其抗缺氧作用。近年来的研究表明，活性氧（ROS）可能在高原病发生发展中扮演重要角色，缺氧缺血期间，组织抗氧化酶活力降低，ROS和脂质过氧化产物增多，红景天苷通过抑制ROS以及防治其所引起的一系列机体损伤来发挥其高原病防治作用。

②增强运动耐力。

红景天可提升或保持运动员在比赛或训练期间的耐力。动物实验证明，小鼠服食红景天提取物后，能明显延长长途游泳时间，刺激细胞内线粒体中ATP的合成或再合成。这种高能分子合成就是大多数细胞功能的主要能量源，也是运动和呼吸不可缺的。

实验结果显示，虽然线粒体中ATP数量在对照组及红景天实验组同时减少，但其减少速度与服食红景天的小鼠较不显著。这表示红景天提取物可刺激肌肉运动时的ATP合成或再合成，有助增强体能以及促进剧烈运动后身体的恢复。

③预防和治疗糖尿病。

传统医学中，红景天亦用于糖尿病治疗。有关实验显示红景天提取物能有效减低血糖，加速抗氧化活动。提示红景天可能对预防高血糖病症有一定的效用。

④对抗肺炎及哮喘。

临床表明，红景天可明显对抗肺炎及哮喘，对过敏性哮喘有效。

⑤抗癌。

红景天具有抗癌及抗突变的能力。它的抗癌机理在于控制细胞生长周期并使细胞凋亡。红景天能抑制HL-60血癌细胞的分裂过程及降低它们的生存机会。另外，红景天可直接抑制肺癌细胞的生长及扩散。

✱**知识链接**

研究新发现——红景天或可治疗抑郁症

美国《植物医药学》刊登的一项新研究发现，红景天可以治疗抑郁症，而且副作用很小。

与接受 12 周红景天提取物治疗的患者相比，接受舍曲林治疗的患者的抑郁症状改善情况略好点。与安慰剂组参试者相比，服用红景天提取物和接受舍曲林治疗的参试者的抑郁症状改善率分别提高了 1.4 倍和 1.9 倍。然而，接受舍曲林治疗的患者出现副作用（主要为恶心和性功能障碍）的概率比接受红景天提取物治疗的患者高一倍。

研究表明，对抗抑郁药不耐受的患者很快可以接受副作用极小的红景天提取物治疗。抑郁症的草药疗法具有很大优势，但还需要更大规模的实验研究，全面评估草药与传统抗抑郁药物的利弊差异。

参考文献

［1］葛可佑．中国营养师培训教材［M］．北京：人民卫生出版社，2006.

［2］葛可佑．中国营养科学全书［M］．北京：人民卫生出版社，2004.

［3］中国营养学会编．中国居民膳食营养素参考摄入量（2013 版）［M］．北京：科学出版社，2014.

［4］中国营养学会编．中国居民膳食指南（2016 版）［M］．北京：人民卫生出版社，2016.

［5］李菊花．公共营养学［M］．杭州：浙江大学出版社，2005.

［6］蔡美琴．公共营养学［M］．北京：中国中医药出版社，2006.

［7］孙秀发．临床营养学［M］．北京：科学出版社，2004.

［8］杨月欣.21 世纪膳食指南［M］．北京：中国轻工业出版社，2002.

［9］孙远明．食品营养学［M］．北京：科学出版社，2006.

［10］田惠光．保健食品实用指南［M］．北京：化学工业出版社，2005.

［11］金宗濂．保健食品的功能评价与开发［M］．北京：化学工业出版社，2001.

［12］史铁繁．肥胖症临床诊治手册［M］．上海：上海科学技术出版社，2001.

［13］卞华伟．减肥饮食的营养误区［M］．广州：广东人民出版社，2006.

［14］迟家敏．实用糖尿病学［M］．北京：人民卫生出版社，2009.

［15］张钧．运动营养学［M］．北京：高等教育出版社，2010.

［16］孙长颢．营养与食品卫生学［M］．北京：人民卫生出版社，2008.

［17］谢福恩．药食同源——药膳食疗实用手册［M］．广州：广东科技出版社，2012.

［18］于新．药食同源物品使用手册［M］．北京：中国轻工业出版社，2012.

［19］张均田．人参化学、生物学活性和药代动力学研究进展［M］．北京：化学工业出版社，2012.

［20］刘建文．生物资源中活性物质的开发与利用［M］．北京：化学工业出版社，2005.

［21］季宇彬．中药抗衰老有效成分药理与应用［M］．黑龙江：黑龙江科学技术出版社，2004.

［22］周家驹．中药抗癌活性成分［M］．北京：科学出版社，2012.

［23］季宇彬．中药有效成分药理与应用［M］．北京：人民卫生出版社，2011.

后　记

早在 2016 年 10 月，中共中央、国务院印发《"健康中国 2030"规划纲要》的时候，我们便萌发了编写一本营养素知识普及和适合中国人日常保健调理方面的应用读本。在《21 世纪药店》报、中国药店管理学院及广州雅博商学院、武汉大学药店经营管理高级专修班等单位的大力支持下，我们邀请了来自武汉大学、中山大学、CFDA 南方医药经济研究所的专家学者，与多家国内重点营养素生产企业高管、主流连锁药店董事长一道，组织编写了这本《营养素私人定制教程》，希望对健康中国建设和推进我国大健康事业发展有所裨益。

在本书的编写过程中，还得到了浙江台州瑞人堂药业有限公司总经理张翔泓、广州雅博商学院常务副院长赵安锋、贵州济世仁和药业连锁有限公司总经理张霞、黑龙江望奎达仁医药连锁有限公司董事长尹兆义及总经理尹庆祥、安徽省药品零售行业协会秘书长江小玲、湖北普恩堂医药连锁有限公司董事长陈明远、安徽合肥百福生大药房连锁有限公司董事长王向明、黑龙江七台河百信医药有限责任公司董事长于威、吉林延吉中联保健大药房连锁有限公司总经理杨秀峰、黑龙江牡丹江怡安堂大药房董事长程树彬、浙江温州延生堂医药连锁有限公司副总经理王淑妮、辽宁抚珠医药连锁有限公司电商总监李函阳、黑龙江大兴安岭同心堂大药房连锁有限公司董事长何建林、湖北咸丰家家健医药有限公司副总经理张洛嘉、贵州诚惠药业连锁有限公司总经理曾瑛及执行副总黄家友、湖南岳阳经济技术开发区你好大药房运营总监廖红丹、黑龙江延寿百姓大药房连锁有限公司副总经理张红、河南洛阳德心堂药业有限公司总经理李胜利、河南正丹药业有限公司总经理赵海晓、贵州毕节恒泰药业有限责任公司总经理陈敏、贵州金沙药芝林大药房有限责任公司运营总监甘晨晖、河南洛阳万寿堂大药房连锁有限公司总经理李义强、黑龙江富锦同泰医药连锁有限公司董事长刘少林、广东茂名南粤国药医药连锁有限公司总经理张允、四川广源药业有限公司总经理赵诗翔、黑龙江绥棱泰康医药连锁有限公司董事长王国霖及总经理杨冬梅、黑龙江伊春德馨堂医药连锁有限公司董事长孙会民及总经理李世娟等行业人士的大力支持，在此一并致谢！

由于编者水平有限，加之时间仓促，书中错漏之处难免，欢迎广大读者批评指教！

编　者
2017 年 11 月 2 日